ハヤカワ文庫NF
〈NF563〉

レベル4／致死性ウイルス

ジョーゼフ・B・マコーミック＆
スーザン・フィッシャー＝ホウク
武者圭子訳

早川書房
8570

LEVEL 4

Virus Hunters of The CDC

by

Joseph B. McCormick and Susan Fisher-Hoch

Translated by
Keiko Musha
Published 2020 in Japan by
HAYAKAWA PUBLISHING, INC.
This book is published in Japan by
direct arrangement with
JOSEPH B. McCORMICK AND SUSAN FISHER-HOCH.

目次

レベル4／致死性ウイルス

序——コロナ禍によせて——

「ウイルスの世界では、わたしたち人間が侵略者なのである」とは、ウイルスハンターとしてウイルスを追ってきたわたしたちの冒険譚（本書のこと。原書初版は一九九六年）の「はじめに」に書いたメッセージである。わたしたちはこのメッセージが活かされるのを期待したが、現実は明らかにそうなってはいない。本書が出版されたとき、六十億だった世界の人口は、およそ八十億に増え、密集した都市中心部に住む人口は、四十五から五十六パーセントにのぼる。しかもその多くが貧困層である。わたしたちはこの人口増加に対応すべく、ウイルスのすみかに押し入りつづけてきたのだ。ウイルスが数千年にわたって進化し、自然宿主とともに静かに暮らしてきた場所に。ウイルスにとっては、自然宿主が彼らに適応して、病気にならずにいることが重要なのである。そこを蹂躙《じゅうりん》すれば、ウイルスに人間を含む他の種に飛び移ることを許してしまう。この均衡をわたしたちが乱したときが危険なのである。

コロナウイルスと、エボラウイルスおよび麻疹ウイルスを比較すると、ウイルスが別の宿主へ飛び移る仕組みを理解しやすい。エボラウイルスに感染したコウモリは、軽症または無症状である。そのため、宿主であるコウモリとうまく共存する。麻疹ウイルスは、おもに軽度の病気を引き起こす人間のウイルスである。したがって、おもにこどもたちに感染することによって、人間の生態系と持続的に共存できる。だが麻疹ワクチンによって、感染しやすい人口がほぼゼロになり、はしかは病気としては基本的には根絶された。このように、ウイルスは大部分が数百万年以上にわたって自然宿主と共存してきた。だがそれ以外の種に飛び移ると大混乱を起こす。当然ながらウイルスは、宿主を殺してしまうと自らを維持できないが、コウモリのエボラ出血熱や人間のはしかのように軽度の病気なら、うまく宿主と共存していける。

他の種に飛び移った例という意味では、いくつかの例があげられる。HIVウイルスもその一つであり、本書ではそうした例について詳しく説明する。その他の重要な例としては、インフルエンザウイルスがある。インフルエンザウイルスが鳥ウイルスとして発生し、渡り鳥、なかでも水鳥、とりわけアジアの渡り鳥によって世界中に広がったということは、あまり知られていない。感染した鳥たちは、しばしば大きな群れをなして遠方まで移動し、ときどき降り立っては湖や池で餌をとり、水浴びをする。近年ではこうした湖や池は、混合農業の場として人間の居住地になっている。インフルエンザウイルスは、あらゆる種類の水鳥、とりわけアヒル、ガチョウに感染し、アジアで蔓延《まんえん》している。これらの家畜化された群れが、ウイルスを拡散するのである。なかでも特に懸念されるのが、ウイルスがブタに感染し、ブタからヒトに感染する可能性があることだ。二〇〇九年にメキシコの養豚場で発生したH1N1インフルエンザ株の発生は記憶に新しい。わたしたちは池や湖のそばに建てられた中国人の小さな集落を見学した。そういうところでは、ブタが台所の片隅で飼育されていた。食べ残しや食材のクズを捨てるのに便利だからだ。インフルエンザウイルスは頻繁に変異する。遺伝的構造が変化するのである。それにより、呼吸器系に付着するウイルスエンベロープ表面の、とげ状のスパイクが急速に変化するため、最新の菌株による毎年のワクチン接種が必要になる。インフルエンザウイルスの病原性（重症度）も、毎年変化する。おだやかな場合もあれば、一九一八年の流行や、最近では鳥インフルエンザのように重症度の高い独特の変異株になることもある。ほとんどの場合は、わずかに異なる株が出現するだけだが、鳥のすみかから全く新しい株が出現し、パンデミックを引き起こすことがある。人口が増えるにつれて、パンデミックを引き起こす新しい株が出現する可能性も高まるのである。

コロナウイルスは、わたしたちには新しいものではない。その中には、呼吸器感染症を引き起こす、よく知られた七つのヒトウイルスが含まれる。コロナウイルスは大きなグループで、多くの種を宿主とするウイルスだ。最近ではコロナウイルスがこどもに激しい咳を起こすグループの原因としても特定された。しかしながらコロナウイルスには、容易に他の種に飛び移るという特徴がある。COVID-19ウイルスはコウモリの一種か、ヘビを起源とする可能性のあるウイルスだ。コウモリを起源とするコロナウイルスは、多数存在するが、そのほとんどが研究されていない。コロナウイルスの多くは家畜に感染して、ブタ（子ブタでは重度）、ネコ、ウシ、ラット、ニワトリに病気を引き起こし、少なからぬ経済的損失を引き起こす。コロナウイルスはクジラにも発見されたことがある。コロナウイルスのもう一つの特徴は、ゲノム変異を簡単に起こすことである。それが免疫システムを混乱させ、ワクチン開発をむずかしくするのである。わたしたちの免疫システムが攻撃すべきウイルス表面の、つまみ状のノブが不規則に変化し、予測しにくいためだ。

SARS（重症急性呼吸器症候群）とMERS（中東呼吸器症候群）は、近年のコロナウイルスの流行によって引き起こされたもので、コロナウイルスの最近の変異を表している可能性がある。どちらももともとはコウモリに由来するものと思われる。SARSはヒトにとって最も重症度の高いコロナウイルスによる病気である。南アジアおよび東南アジアの熱帯雨林に棲息しているハクビシンによって感染が広がったようだ（訳注／感染源については諸説ある）。このかわいらしい小動物は群れをつくらずひっそりと暮らしているが、中国をはじめとするいくつかのアジアの国々では、珍味として人気のある野生動物肉であり、狩りの対象になっている。一方、MERSはラクダと密接に接触した人たちから発生し、ラクダはこれまたコウモリから感染した可能性がある。ヒトの場合、これらの疾患は比較的重症で、またヒトからヒトへの感染がゆるやかだったことにより、症例の特定および隔離が容易になり、現在のCOVID‐19と比べると感染の広がりは抑えられた。しかし、中国の武漢から出現したCOVID‐19ウイルスは、重症度はそれほど高くないものの、無症候性感染者が多数いるため、追跡が困難であり、感染拡大が起きやすい。ここが大きな課題である。今、これを書いている二〇二〇年三月時点で、COVID‐19パンデミックが宣言された。

したがって、根底にある要因は、大量の未知のウイルスが環境内にあること、人口が増えつづけること、および多くの未知の野生空間への人類の侵入と、それにともなうさまざまな種との交わりである。これがわたしたちを新しい流行に対して無防備にする。このパターンは今回が最後でなく、将来も似たようなことが起こると考えるのが自然だろう。野生動物の肉を珍重する伝統を持つ国々は、アジアとアフリカに多い。武漢の野生動物肉市場でのCOVID-19の発生は、珍味肉市場で売られたハクビシンから起こったSARSの発生に似ている。これらの市場では、動物は売られて食肉処理される前に、時として、ひどく非衛生的で劣悪な環境で生き続ける。COVID-19の発生が、特別な食べ物を必要とする中国の旧正月の前に起こったのは偶然ではないだろう。

現在、わたしたち二人は南テキサスに住んでいる。二〇〇一年からヒューストンにあるテキサス大学健康科学センターの公衆衛生学部の教授として働き、深刻な健康格差のある地域に新しく地域キャンパスを設立した。米国で最も貧しい郡の一つで働くという選択のベースには、医療サービスの行き届いていない世界中のコミュニティで働いてきた経験がある。ここで、地元の人々がスタッフとして参加する臨床研究ユニットと、現在までに五千人の住民によるランダムなコホート（集団）における疫学研究を立ち上げた。その結果、まだあまり研究されていないこのエスニック集団の病気について理解するための広範なデータを収集することができるようになった。そしてこれが全米の多くの科学者との協力につながったのである。ジョーゼフ・B・マコーミック（十八年以上創設学部長だった）は、地域住民が自分たちの健康管理に参加できるように、広範なコミュニティ・アウトリーチ運動を立ち上げ、発展させるのにとくに大きな役割を果たせたと自負している。わたしたたちは二十年あまりの間に一億ドル以上の資金を集め、そのほとんどをコミュニティ・アウトリーチ・プログラムにつぎこんでいる。調査プログラムとアウトリーチ・プログラムは継続中だ。わたしたちは二人とも七十歳代後半になるが、今のところこの活動をやめる予定はない。若い人たちや住民たちと共に働くことで、わたしたちも若く、活動的でいられると思っている。

人類の大失敗は、SARS、エボラ出血熱、MERSといった過去の流行から学ばなかったことだ。数カ月はパニックに陥るが、そのうちに忘れてしまう。またよく言われるように「受益者は金を支払わない」から、これらのウイルスに対するワクチンの開発と治療に早期に投資することも学ばなかった。そのためエボラワクチンは、西アフリカで大流行が起こる十年前に作製されていたにもかかわらず、臨床試験は行なわれていなかった。そして第一段階、および第二段階の試験に一千万ドルまたは二千万ドルをかけてヒトのワクチンを作るのではなく、数千人の命を奪った流行の抑制に百億ドル以上を費やす結果になったのである。そしてようやく、わたしたちはエボラワクチンを取得した。SARSのワクチンも、SARSの流行後に実験室で作製されたが、またしても資金不足の問題から、臨床試験は行なわれていない。いったい、いつになったらわたしたちは学ぶのだろう？

わたしたちの社会には、パニックを引き起こし、さまざまな架空の陰謀論を広める新しい現象、ソーシャルメディアの存在がある。これは科学が最も必要なときに、科学への不信を煽るものだ。わたしたちには、正しくしっかりした根拠のある情報、的確な判断、良質な公衆衛生が必要だが、今これを書いている時点ではそうしたものが不足しているのは明らかだ。感染症のパンデミックは政治問題ではない。これはわたしたちの健康、ときに生存さえ脅かすものだ。わたしたちはこのことを、いつになったら学ぶのだろう?

ジョーゼフ・B・マコーミック
スーザン・フィッシャー゠ホウク

二〇二〇年三月

はじめに

本書は、「レベル4（バイオセーフティレベル4）」で扱われるウイルスを追ってきたわたしたち二人の体験をつづったものである。「レベル4」というのは、さまざまな微生物を分離したり、検査したりする施設のなかで、もっとも厳重な封じ込め設備を擁したところだ。「レベル4」で扱われるウイルスは、人間に感染すると致命的な病気を引き起こし、それらの病気には、多くの場合、治療法がない。そのなかでもとくに有名なのが、エボラ出血熱ウイルスやラッサ熱ウイルスである。そうした精鋭グループのウイルスに、興味をもつ人は多い。だが研究者であるわたしたちにも、その謎めいた複雑な世界は、まだほんの少し垣間見えた段階にすぎない。わたしたちはそうしたウイルスを、理解しはじめたばかりなのである。

この本でわたしたちは、ウイルスに興味をもつ読者に、この危険な微生物がさまざまな環境——病院や自然界、あるいは実験室のなかで、どんなふうに活動しているかを伝えたいと考えた。読者は、ウイルス性出血熱で重体に陥った患者を、かぎりなく原始的な病院で治療するというのがどういうことか、あるいはウイルスの宿主《しゅくしゅ》を人里離れたジャングルや砂漠に探しにいくことや、新しいウイルスの正体を突き止めるために「宇宙服」のような防護服に身を包み、電子顕微鏡をのぞくというのがどういうことか、きっとわかってくれるだろう。わたしたちと一緒になって、ザイールの奥地から、シエラレオネや南アフリカの広漠たる荒地、キンシャサやカラチのような過密な都市にいたるウイルス狩りに、つきあってくれるに違いない。

この本は、ウイルスや、ウイルス性出血熱全般について解説したものではない。過去三十年間にわたって、わたしたちがこの仕事を通して直接、自分たちの目で見、体験してきたことを書いた冒険譚である。登場する人物はすべて実在するし、書かれた出来事はすべて本当にあったことである。ただプライバシーを守るため、患者の名前は変えてある。

わたしたちは成功もし、失敗もしてきた。だが時が経つにつれ、ウイルスを相手に勝利を収めつつあると信じていた戦いが、じつはまだ終わりにはほど遠いということが明らかになってきた。勝ったと思うたびに、本当は戦いの場所が移っただけにすぎないということを思い知らされるのである。新しい流行が起こり、新しいウィルスが出現し、新しい謎が生まれるのだ。

だが、これらレベル4ウィルスの出現の裏にある、本当の原因を見誤ってはならない。それは、わたしたち人類なのである。これらの微生物は、闇に隠れて人間を待ち伏せ、飛びかかるチャンスをうかがっているわけではない。彼らのすみかを蹂躙《じゅうりん》したのはわたしたちであって、その逆ではないのだ。ウィルスは自分たちの生き延びる知恵で、たいていはひっそりと、自然宿主とともに生物学上のバランスをとって暮らしてきた。人間がウィルスに襲われるのは、彼らの棲息地に強引に押し入ったときだけである。見た目と違って、じつはウィルスはめったに「出現《エマージ》」しない。人口増加にともなう人間の居住地域や活動地域の拡大で、隠れ処《が》が脅かされ、ウィルスのほうが無理やり表に出てこざるを得ない状況に追い込まれたということなのだ。人類は、出血熱ウィルスにとっては無用の長物である。彼らが長期にわたって生き延びていく上では、なんの役にも立たない。わたしたちは、将来性のない宿主なのである。わたしたちが死んでしまえば、ウィルスもともに死ななければならないからだ。

ほとんど例外なく、ウィルス性出血熱は、きわめて貧しい人々のあいだに流行する病気である。人跡未踏の森に入り込んだか、野生動物を殺したかしてウィルスに感染した一人の病気が、大流行にまで発展するのは、現代的な現象だ。皮肉なことに、いまや世界中に広まっている西洋医学が、流行に一役買っている。感染した患者の手術や、汚染された注射針の使い回しが原因だ。もちろん、西洋医学が悪いわけではない。西洋医学の浸透によって、多くの人が長生きできるようになり、無数のこどもたちが大人になる前に命を落とさずにすんでいる。しかしながら、世界の多くの地域では、西洋医学の前提になるほかの大事な要素を取り入れずに、ただ技術的なことだけを取り入れたために、悲劇が起こっているのである。医療訓練も行なわれず、安全に対する意識も低くては、結果は目に見えている。

第三世界の国々の手術室には、往々にして、わずかな教育しか受けていない医師があふれ、嘆かわしい条件のもとで手術が行なわれている。多くの患者が同じ注射針で注射を受ける。貧困と教育の欠如によって、西洋でなら個人的な悲劇や医療ミスですむことが、医療従事者を殺し、ほかの患者を殺し、ひいては地域社会全体を危険に陥れるのである。そのような場合、多くは医師が、病を治すどころか広める重大な原因になっている。よく知られたエボラ流行のさいにも、まさにそういうことが起こったのだった。

さて、こうしたウイルスとはべつの、レベル4ウイルスではない、人間にだけ感染するウイルスがある。それらのウイルスにとってはわたしたち人間が自然宿主であり、ウイルスは人間を求めて移動する。したがって明らかに、わたしたちの数が増え、密集して暮らせば暮らすほど、それらのウィルスは効率よく広がることができる。それがエイズウィルスであり、肝炎ウィルスである。こちらのウィルスの脅威も、注射針の使い回しや、未検査の血液を輸血するといった医療行為によって増大する。

出血熱について学んでいくうちに、新しく出現した病気の問題は、医学的、科学的見地からだけでは論ずることができないとわかってきた。過剰な人口や貧困、無節操な都市化といった社会的な問題を、同時に考慮していかなければならない。それらの要因がみな、ウイルスのすみかを脅かしているからだ。新種の病気を広めているのは人間なのだということを、肝に銘じておいてほしい。今、人口増加や貧困といった問題にきちんと対処しなければ、やがて二十世紀の終わりを思い出して、あの頃は健康で平穏な時代でよかったなどと、なつかしむようなことになってしまうかもしれない。繰り返すようだが、ウィルスの世界では、わたしたち人間が侵略者なのである。

この本のなかで、わたしたちは二人とも一人称を使って書いている。ジョーゼフ・B・マコーミックは、自身が直接体験した出来事を記述した。最初の十三章と十五章から十九章、二十六章は、マコーミックの記述である。スーザン・フィッシャー＝ホウクも、やはり自身の体験を記述した。十四章と、二十章から二十五章までは、おもにフィッシャー＝ホウクが記述している。視点が変われば、真実も一つとはかぎらないとの信念から、同じ出来事に関して二人の見解が違う場合、それを無理に統一することはしなかった。『レベル4／致死性ウイルス』は、わたしたち二人の共著である。

ジョーゼフ・B・マコーミック医学博士
スーザン・フィッシャー＝ホウク医学博士

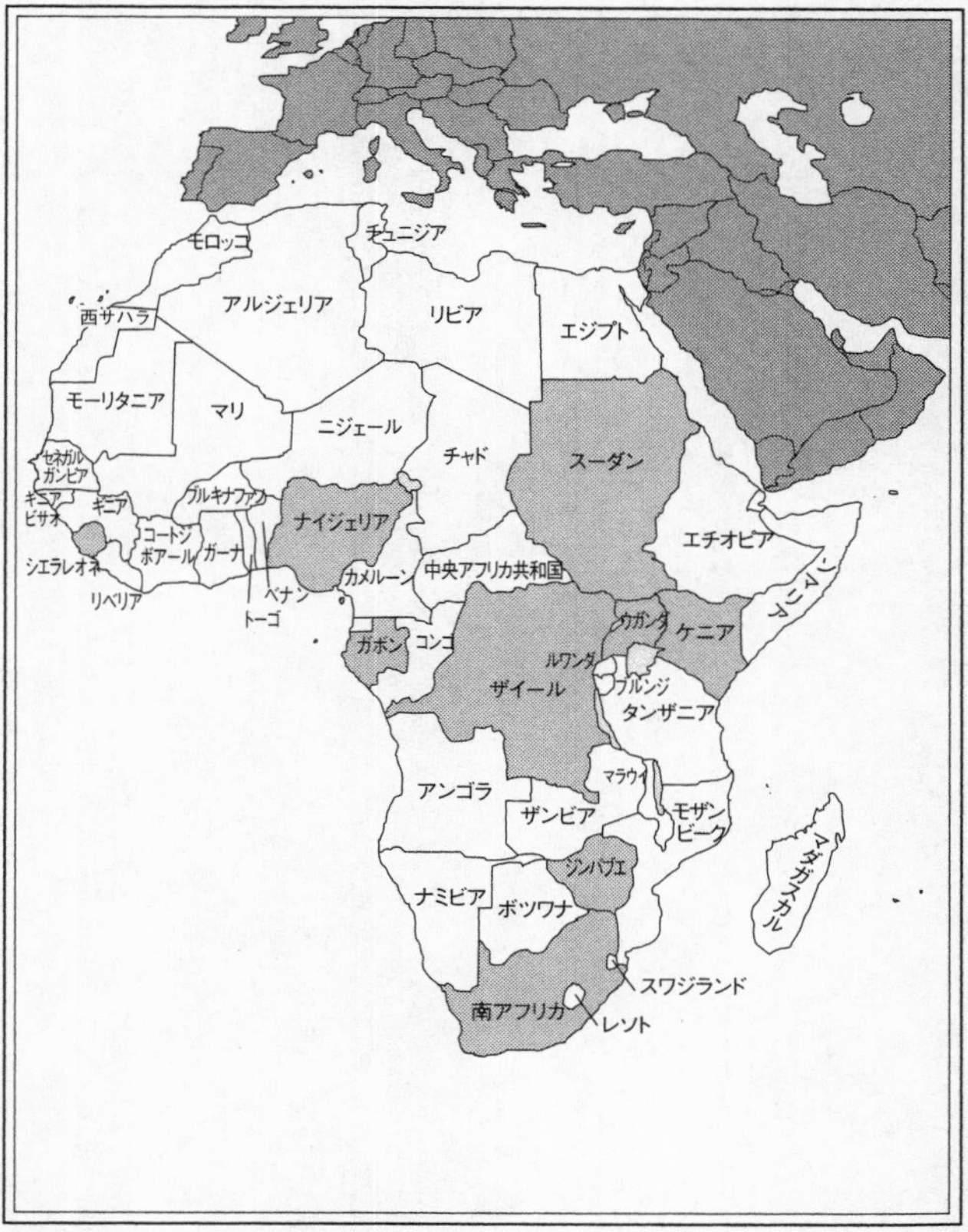
モロッコ
チュニジア
アルジェリア
リビア
エジプト
西サハラ
モーリタニア
マリ
ニジェール
チャド
スーダン
セネガル
ガンビア
ギニア
ビサオ
ギニア
ブルキナファソ
ナイジェリア
コートジボアール
ガーナ
エチオピア
シエラレオネ
リベリア
ベナン
トーゴ
カメルーン
中央アフリカ共和国
ソマリア
ウガンダ
ケニア
ガボン
コンゴ
ルワンダ
ザイール
ブルンジ
タンザニア
マラウイ
アンゴラ
ザンビア
モザンビーク
マダガスカル
ジンバブエ
ナミビア
ボツワナ
スワジランド
南アフリカ
レソト

＊地名は1996年当時

1　ザイール——一九八三年、一九六五年

やりきれない怒りと挫折感に、涙がこみあげてくる。わたしはザイール（現在のコンゴ民主共和国）のキンシャサにあるママ・イェモ病院で、薄汚れたベッドの端に立ち、女性患者が死んでいくのを見守っていた。おそらく、まだ二十五歳くらいだろう。すでに動かない体を、染みだらけのマットレスに横たえている。その裸体をおおうシーツもない。わたしは、耳のまわりをうるさく飛び回るハエをぴしゃりと打った。病棟には三、四十人の女性患者が収容されていた。そのなかの何人かは、わたしの目の前の女性患者と同じくらい重症だった。目の前の患者は、髪が抜け落ちて顔が黄ばみ、目が落ちくぼんでいた。唇の皮があちこち剝《む》けている。舌はかなり痛んだはずだ。近くに寄って見ると、今日なら末期のエイズ患者によく起こるとわかっているカンジダ症で、何カ所もかさぶたができてい

た。皮膚は、まるで絵の描かれていないキャンバスのように骨に張りついている。そのところどころに、エイズ患者によく見られる血管のガン、カポジ肉腫の瘤ができていた。体のそのほかの部分には、ひどい床ずれのために膿《う》んでただれた部分があった。患者の背の高さは普通だったが、体重はせいぜい二十五、六キロといったところだった。

その女性患者の世話をする人間はだれもいなかった。友人も家族も付き添っていない。これはわたしが知っているザイールの慣習とは違っていた。死にゆく者のまわりには家族が集まって、死出の旅立ちができるだけつらくないように気を配るというのがアフリカの慣習だったはずだ。わたしはアフリカで、人々が糖尿病や結核、ハンセン病、それにラッサ熱で死ぬのを見てきた。彼らはいつも、励まし慰めてくれる家族に囲まれていた。末期の患者は病院ではなく、家族のもとで世話をされ、死んでいくというのが普通だった。

だから、わたしがそのとき、目の前にしている光景は新しいものだった。わたしの知っているアフリカとは違う、現代アフリカの悲劇である。たった一人、見捨てられて、死んでいく若い女性……。

どうしてこんなふうになったのだろう。

どんな大異変、どんな文化の変異が、こんな状況をもたらしたのか。

突然、目の前の患者がうめいてわたしのほうに目をあげた。そして痛みにもかかわらず、礼儀正しく挨拶した。

「モヨ・ワンジ（こんにちは、先生）」

そう言いながら、患者の顔がかすかにほほえんだように見えた。二、三の質問になら、まだこたえられるかもしれない。

どこから来たの？　と、わたしはきいてみた。

「ウェンボ・シャマ」と、こたえが返ってきた。

わたしはその町をよく知っていた。そこは一九六五年の九月、四年間の大学生活とブリュッセルでの一年間のフランス語研修を終えて、若いわたしが張り切って着任したところだった。わたしは二十一歳になったばかりで、高校の校長補佐として理科と数学を教えることになっていた。

そのときから、かれこれ二十年が経っていた。

インディアナ州の田舎町の農場に育ちながら、いつかザイールの貧しい人たちに理科を教えるようになろうとは……そんなことを勧めてくれた人は、インディアナ州の片田舎にはだれ一人いなかった。そしてわたし自身はと言えば、ザイールがどこにあるかも（当時はベルギー領コンゴと呼ばれていたが)、正確には知らなかったと思う。近くには大きな町は一つもなく、わたしは農場で、外部との接触はほとんどなく、無邪気に過ごしていた。母はわたしによい教育を受けさせたがっていたが、うちの家族には大学に行った者は一人もいなかった。高校のわたしのクラス全体でも、大学を受けた者は五人しかいなかったような町である。だがわたしは幸運にも、主任牧師のジム・コルバートと、その妻スーと知り合い、おかげで多かれ少なかれ、彼らの庇護下にあった。スーは、教養学部のみの小さな大学、南フロリダ州立大学の出身で、わたしにもそこを受験してはどうかと勧めてくれた。そうは言っても、わたしは大学になど行けるはずがないと思っていた。わが家には、そんな経済的な余裕はなかったのだ。ところがそのとき、メソジスト教会が奨学金を出してくれることになった。

半信半疑ながらも胸を躍らせて、わたしは一九六〇年の秋、小型トランクとスーツケース、それに現金を五十ドルもって、グレイハウンド・バスに乗り込み、フロリダに向けて旅立った。

けれども大学は、わたしの問いかけにこたえてくれるところというよりは、もっと問いかけを増やすところだった。わたしは自分の世界を広げたくなった。わたしは自分が科学に興味があるのに気づき、物理、化学、生物の科目を可能なかぎり受講した。そして当時、科学が好きなアメリカの青年たちには、それ以上はないという追い風が吹いていた。旧ソビエト連邦がスプートニクの打ち上げに成功し、宇宙開発競争でアメリカを打ち負かす恐れがあったからだ。アメリカはソビエトに追いつき、追い越すために、急に科学教育に力を入れはじめ、多額の予算を振り向けたのである。わたしは国立科学基金の研究奨学金に応募し、物理学の研究をつづけようと思った。ところがいざ奨学金がもらえることになると、はたと考え込んでしまった。これが本当に自分のやりたいことだろうか？

まわりには、わたしのなにも知らない世界が広がっている。わたしはその年頃の若者にありがちな理想主義で考えた。自分にはなにか人と違ったことができるのではないか、なにか人と違ったことをしてみよう。当時、創設から数年しか経っていなかった平和部隊は、そうした好奇心旺盛な、冒険好きの人間にはぴったりの選択に思えた。平和部隊に参加すれば、この地球上のどこか遠いところへ派遣されて、そこで教師をすることになる。それが、とても魅力的に聞こえた。わたしは理科を教えたかった。しかもそれを、教える相手の人たちが使っていることばで教えたかった。だがそのとき平和部隊が用意できたのは、英語教師の仕事だけだった。

しかしまたしても、わたしはメソジスト教会に助けられた。メソジスト教会では、ザイールで教えてもいいという新卒の若い未婚の男女を探していた。一九六〇年代はじめのザイール独立にともなう動乱で、殺されたか、国を追われたかした教師の後任を探していたのである。教えるのは理科でよく、しかもそれに先立って一年間、ブリュッセルでフランス語の研修を受けさせてくれるという。それを聞いて、わたしの心は決まった。

卒業から二カ月後、わたしは故郷を出るときにもってきた同じトランクとスーツケースをもって、ベルギー行きの船に乗り込んだ。ベルギーでの生活は、わたしにそれまでまったく知らなかった文化や暮らし方があるのを教えてくれた。けれどもヨーロッパは、アフリカの片田舎での生活に対する心構えまでは教えてくれなかった。

ザイールの町、ウェンボ・ンヤマに着くと、やるべきことは教えることだけではないとわかった。わたしは、生徒たちの生活の面倒もみなければならなかったのだ。生徒たちは六メートル四方の寮の部屋に、十二人から十五人ずつが寝泊まりしていた。もっと広いスペースが必要だ。レンガやモルタルはなかったから、手に入るものならなんでも使って（おもに日干しレンガを使うことになったが）、わたしは学校の寮を増築した。それから生徒たちのために、食料も調達しなければならなかった。これは、あとから思えば自力救済の技を身につけるうえで役に立ったかもしれない。学校には食料はなく、地元の市場にも生徒二百人分の食料は十分にはなかった。そこでわたしは郊外へ、どんなものでもいいから食物を探しに、生徒たちを率いて出かけるようになった。当時、ザイールは困難な時期にあって（いまもそれ以上に困難だが）、人々は自分のための食物を確保するだけでもたいへんで、生徒たちに分け与える分などほとんどなかった。食料の調達には、技術と外交手腕、それになにがなんでも調達するという強い意志が必要である。だが内戦の後遺症で、作物は本当に少なかった。多くの人が畑を放置したまま、森のなかに数年、隠れ住んでいたからである。さまざまな食料調達法がうまくいかないと、地元の人たちを雇って狩りを頼んだ。生徒たちには、なんとしても食べさせなければならなかった。

生徒を教え、寮を増築し、食物の調達に出かけ、それからさらに、わたしは地元の病院でも働くようになった。病院は内戦によって大きな打撃を受け、修理しなければならない箇所が無数にあったのである。農場で育ったわたしは、いろいろなものを自分の手でつくるのに慣れていた。その技術が役に立った。わたしは発電機を修理することもできたし、X線検査の機械を動くようにすることもできた。画像はよくなかったが、それでも大腿骨の骨折なら読みとれる程度には写った。

病院の機器の修理を担当するようになって、新しい知り合いができた。ある晩遅く、すでにベッドに入っていたわたしは、病院の手術室に呼び出された。暗闇をすかして見ると、数人の外科医が手術台の上に体をかがめている。懐中電灯をかざして、腹部の緊急手術をなんとか終えようとしているようだ。どうやら発電機が故障したらしい。それはわたしの目に焼きついて、一生消えそうもない光景だった。懐中電灯に照らされたなかに、腸のほとんどを腹部の外に出した女性患者が横たわっているのだ。

「早く！」と、だれかが言った。

わたしは両手を顔の前でこすりあわせると、深呼吸して、発電機のところへ行った。そして回路がショートしているのを見つけ、修理した。

このことがあってすぐ、わたしは医師の回診にも同行するようになった。そうしてウェンボ・シヤマの人々を苦しめている、驚くほどさまざまな病気を、直接、自分の目で見ることになったのである。人々は、狂犬病、天然痘、結核、コレラ、マラリアなどで入院していた。ほかにも名前のわからない病気がずいぶんあった。マラリアは、幼いこどもがかかるとたいへんな病気である。あるとき八カ月か九カ月の男の赤ん坊が、マラリア性のひどい貧血のために入院した。小児科医のレイ・アイレイが、その赤ん坊は貧血のためにもう心臓をやられていると言った。そして寄生虫検査のために採血したばかりの血液を見せてくれた。赤ん坊の血液はとても薄く、赤というよりはピンク色をしていた。レイが輸血をはじめた。

これできっとよくなる、とわたしは思った。

わたしは赤ん坊のベッドの脇に立って、じっと見守っていた。はじめはきっとよくなるという確信をもって。やがてはそう願いながら。

しかしマラリアによる貧血はすでにとてもひどくなっていて、結局赤ん坊は助からなかった。わたしにとってそれは、死ぬのを見たはじめての赤ん坊になった。

それはつらい経験だった。薄いピンク色の血液、じっと動かない小さな体——だが同時にそれは、貴重な経験だった。わたしは考えはじめた。ザイールのような国で、レイ・アイレイのような医師がいくらがんばっても、できることはかぎられているのではないか。レイが自分の患者を一人一人助けても、この小さな赤ん坊のように、すでに手遅れだったり、レイの手が届かないところに、無数の患者がいたりするのだ。

一人の医師の仕事が、貧困と病気に苦しんでいる人々すべてを助けるような、そんな医療はないのだろうか。そのときはそうとわかっていたわけではないが、それが公衆衛生というものに関心をもった最初だった。

ザイールで教えはじめて一年が経つ頃、わたしはアメリカに戻って医学を志そうと考えていた。わたしはレイに頼み込んで、医学部に入るために必要な口頭試問の模擬試験をやってもらった。しかしザイールから、アメリカの医学部を受験する者などめったにいない。

第一に、ここではいろいろな大学の資料が手に入らなかったし、問い合わせ先もわからなかった。前には医学部を受験することなど考えてもみなかったから、ウェンボ・ンヤマで働いている医師以外、相談する人もいなかった。医師の一人はミネソタ大学の出身で、もう一人はカンザス大学の出身だった。またわたしにはデューク大学神学部出身のピート・ピーターソンという親友がいて、この親友にデューク大学の医学部を勧められた。結局わたしはスタンフォード、ハーバード、イェール、インディアナ、それにデュークといったトップクラスの大学に願書を送った。インディアナ大学はわたしを、外国人と思ったらしかった。ハーバード、イェール、スタンフォード、そしてデュークは、みなザイールに卒業生がおらず、わたしと予備面接をすることができないので、受験資格を認めるわけにはいかないと返事をよこした。

その数カ月前から、わたしはシャノンという名のべつの教師と親しくつきあっていた。わたしたちは互いにひかれ合い、婚約しようと決めた（婚約しただけでなく、一九六八年には結婚した）。そのシャノンの伯父が、偶然、デューク大学医学部の卒業生だった。わたしがデュークからきた返事をシャノンに見せると、シャノンは大学の入試担当官シド・オスターハウトに宛てて、自分が彼らの対応にいかに失望したか、強い調子で書き送った。もちろん、伯父がデューク大学医学部の卒業生であると、書き添えるのは忘れなかった。

すると驚いたことに、オスターハウトから返事がきて、再考の結果、わたしに受験資格を認め、六月に帰国して面接試験を受けるまで、門前払いをせずに待ってくれるということになった。

しかしデューク大学もわたしも、ザイールの政治変動までは計算に入れていなかった。カタンガ地方で起きた六〇年代はじめの革命運動を押さえつけるため、モブツはベルギー人の傭兵を雇っていた。だがその傭兵たちが、モブツにとっていまや反乱軍となったのである。しばらくのあいだ、給料がまったく支払われていなかったのだ。一九六七年の四月末から五月はじめ、傭兵たちはキサンガニ（旧スタンリーヴィル）とその周辺に集結し、ラジオ放送局を含むいくつかの重要なビルを占拠した。これに対して、モブツはいかにもモブツらしいやり方でこたえた。まず、国内に住むすべての白人を自宅軟禁にした。軍に命じて、学校、病院、そのほか白人のいそうなあらゆる施設をまわらせ、白人を見張らせたのである。白人はいかなる理由があろうとも、居住地から出てはならないことになった。わたしたちの学校も例外ではなかった。ある日、ザイール軍が学校の近くの小さな飛行機発着場に現われた。そして滑走路の上に、空のドラム缶をいくつも置いて、どんな飛行機も発着できないようにした。それから学校と寮のまわりを取り囲んで、わたしたちが外に出ないように監視をはじめた。

そんな状況ではあったが、軍はわたしたちの生活には干渉せず、授業はそれまで通りつづけることができた。実際、貴重な食料を分けたり、コミック本を貸したりして、わたしたちは兵士たちと驚くほどうまくやっていた。しかし学校の敷地から出ることだけは、どんなことがあっても許されなかった。外部と接触をもたないようにするため、無線機は没収されていた。兵士たちは、無線機かもしれないと彼らが思うものはすべて——電気カミソリやそのほかの電気器具まで——没収していった。そのまま何週間かがすぎて、わたしは医学部を受けるチャンスが消えかかっていることに気づいた。無線機がなくては、国外に出られない事情をデューク大学に知らせることもできないのだ。

六月が来て、去っていった。わたしは絶望的な気分だった。そしてついに、自宅軟禁になってから十週間後の七月下旬、兵士たちに願い出た。ここを出て、町まで行く許可を出してくれないか。

それだけのことがどうしていけないのか、とわたしは詰め寄った。

返事はなかった。

説明してわかってもらうつもりが、言い合いになったが、結局はいつもの通り、一方的に「だめだ」と言われて終わりだった。わたしが自分のランドローバーに乗り込み、発進させたのはそのすぐあとである。モブツ軍が待機しているところに近づくと、兵士たちは脅すようにライフルを振った。わたしは正気を失った人のようににやにやして、そのまま走りつづけた。落ち着いているふりをしていたが、死ぬほど恐かった。兵士たちが見せしめのために、わたしの頭を撃ち抜こうと考えたりしないようにと、それだけ願って走った。もうじき発射されるかもしれない弾丸をよけるために、思わず頭を引っ込めそうになる衝動と闘った。

だが、なにも起こらなかった。

わたしはカナンガ空港まで走っていった。そこで貴重なDC‐3の座席をなんとか確保しなければならない。町なかを「白」がうろついていると、だれかに見咎められるのではないかと内心びくびくしていたが、ほっとしたことに、だれも人のことになどかまっていられない状況だった。座席を確保するまでに、三日かかった。それはクジのようなもので、順番や決まりはない。どうしたらいいかたずねると、「とにかく空港に行って、席がとれるかどうかやってみろ」ということだった。わたしはその通り、毎日トランクとスーツケースをもって、空港に出かけていった。

そうしてようやく、わたしは空港職員に飛行機に乗せてもらうことができたのだった。それは七月の最後の週のことだった。

キンシャサでさらに足止めを食い、八月の第一週が終わるまでにニューヨークに着くのは無理だとわかった。そこでわたしは伝道団の本部から自分の給料を引き出し、デューク大学の所在地であるノースカロライナ州ダラムに、いきなり行くことにした。翌朝、五十キログラムと少しにまで痩せたわたしは、色褪せたポロシャツに同じく色褪せたカーキズボンという出で立ちで、シド・オスターハウトのオフィスを訪ね、自己紹介した。それから、どうしてもっと早く来ることができなかったか、わかってもらおうと懸命に事情を説明した。オスターハウトはおもしろがっているようだった。わたしの話があまりにおもしろくて、事実かそうでないかはどちらでもよかったか、あるいは本当にわたしの話を信じてくれたかのどちらかだった。いずれにしても、とても好意的だった。それから面接の日取りを決めてくれることになった。わたしの面接にあたった試験官はみな、医学の難しい問題よりも、わたしのアフリカでの冒険について聞きたがった。面接がすむと、結果は二週間以内に知らせると言われた。もし合格した場合、新学期がはじまるまでには一週間あまりしかないことになる。わたしはバスで、インディアナ州の生家に向かった。母は息子を驚愕の目で見た。ザイールの奥地でろくなものも食べずに日に灼かれ、わたしは真っ黒になって、痩せ細っていたから。

2　疫学調査とポテトサラダ

デューク大学から返事が届いた。合格だった！

だが返事が来たのは新学期開始のわずか十日前だったので、わたしは基礎医学の準備をする間もなく、いきなり授業に出ることになった。それはまた、全般的に勉強するということでもあった。だがしばらくして、わたしはデューク大学の医学部では教えていない分野に、自分が惹かれているのに気づいた。それで二年生の中頃、小児科学の新任教授で、カリスマ的な魅力をもったサム・カッツのところに相談にいった。

「アフリカにいたことがあるんです」と、わたしはカッツに話した。「それで将来も発展途上国で働きたいんですが、基礎科学の選択科目として、なにかそういったことに結びつく勉強ができないでしょうか」

「それなら、トム・ウェラーのところで一年間勉強してみたらどうだい。ぼくの友人だが、ボストンの公衆衛生校できみが興味をもっているようなことを教えているからね」

わたしはボストンに飛び、トーマス・ウェラー博士を訪ねた。博士は気さくで、その名声にもかかわらず、とても控えめな人物だった。すでに中年といっていい年齢だったが、面差しにはまだ多分に少年ぽいところが残っている。ハーバード大学公衆衛生校の熱帯医学部長を務め、国際的なウイルス学者として知られていたが、ポリオウイルスを分離してノーベル賞を受賞したことでも有名だった。それまで公衆衛生校では学部の学生を受け入れることはなかったようだが、博士はわたしに「やってみるといい」と言ってくれた。わたしは三年生のとき、迷わずボストンに移った。

ウェラー博士は以前から、公衆衛生と疫学調査の両面で、疾病対策センター（CDC、現在の疾病対策管理センター）を高く評価していた。実際、クラスメートのうちの五人は、すでにCDCで働いていた。ウェラー教授はわたしにも、CDCで働いてみてはどうかと勧めた。そこでわたしは四年生のとき、いったんデューク大学に戻り、インターンになるところでCDCに就職希望を出した。

一九七三年七月、わたしはEIS（疫病情報部）の職員養成コースに間に合うように、アトランタのCDC本部に到着した。EISを去るデイヴィッド・フレイザーに代わって、EISに入ることになったのである。フレイザーは、感染症の特別研究員になるために、ペンシルベニア大学に戻ることになっていた。わたしは細菌疾患本部特殊病原体部に配属され、EISに登録されることになった。その登録に必須の養成コースは、一カ月つづく予定だった。ところが、コースがはじまってまだ一週間がすぎたばかりの頃、講義室に、特殊病原体部部長のロジャー・フェルドマンがわたしを探して入ってきた。ロジャーは大きな体に低いがらがら声の持ち主で、部屋に入ってきたら、その姿に気づかないではいられないタイプの人物だ。ロジャーはわたしを見つけると近づいてきて、肩を景気よくたたきながら、言った。

「きみをアリゾナのパーカーへ派遣することになった。ネイティブ・アメリカンの居留地だ。咽頭炎の流行が起きているらしい。連鎖球菌によるものかもしれん。だが、まだはっきりしたことはわかっていない」

「いつ、出発するんでしょうか」たとえ咽頭炎という、ありふれた病気の調査であっても、そんなにも早く現場に出られるということに興奮気味になったわたしは、はやる気持ちをおさえつつ、きいた。

「今日の午後だ」と、ロジャーがこたえた。

そのとき、時計はすでに午前十時をさしていた。

毎年一人か二人、まだＥＩＳの養成コースにいる者が引き抜かれて任務にあたることがある。緊急の事態が発生して、調査員を――どんな調査員でもいいから――とにかく現場に派遣しなければならないというような事態が起きたときだ。当然、そういう者には経験はない。だが経験は、ＥＩＳでは現場を走りまわるうちに身につけるものなのだ。

わたしはうれしかった。自分の幸運が信じられないほどだ。はじめて実地調査をする病気も、おもしろそうではないか。真夏に咽頭炎だというのだから。わかっているのは、感染者がみな、七月四日のピクニックに参加したらしいということだけだった。その時点でのわたしの知識では、汚染された食物から咽頭炎が起こり得るということさえ、考えつかなかった。

まずやるべきことは、ＥＩＳの伝統にしたがって、即席専門家になることである。調査のテーマに関することをなんでも、とにかくたくさん見つけて、調査の現場に向かうあいだに手当たり次第に読む。もちろんその前に、本物の専門家を見つけて、おおよその知識を教えてもらうことも必要だ。どんなにめずらしい病気でも、ＣＤＣにはその病気について知っている人間がたいていいる。だが、もっとも大切なのは自分だ。資料を探すのにも、情報をとるのにも、自分のカンがものをいう。それから、得た情報や知識をどう生かすかも自分次第だ。すぐ上の先輩たちは似たようなことを過去に経験していて、やり方のコツは心得ているが、流行している病気が違えば、調査のむずかしさや問題点も微妙に違う。それらを解決するのは、結局は自分なのだ。新しいなにかを見つけられるかどうかは自分の力にかかっているのである。

即席専門家になるための資料やなにかをそろえたら、つぎには調査に必要な、綿棒、ガラス瓶、注射器、滅菌したシリコンジェルなどの器材をかき集める。あわてて準備して、替えの靴下や下着をもつのを、つい忘れてしまわないようにする。

それから絶対に必要なのが、EPI1と呼ばれる書類である。これが出発命令なのだ。当該州なり、地方なりの保健当局が、CDCに力を貸してくれるよう頼んでいるという証である。公的な機関であるCDCは、調査をはじめる前にその地域を管轄する州から許可をもらわなければならない。EPI1には、現地に着いたらすぐに連絡をとらなければならない州保健局の担当官の名も記されている。もっとも目的地に着いたら、まずアトランタのCDC本部に連絡を入れ、困ったときや判断に迷ったときに、二十四時間、いつでもだれかに相談できるような体制をつくっておくのも大事である。実地調査訓練の真髄は、さまざまな経験者の助けを借り、相談に乗ってもらいながら、実践を通して仕事を覚えていくことなのだ。

けれども新米のEIS職員は、きちんと調査を進められるかどうか、やはり心配である。さまざまな不安が心にのしかかるものだ。流行している病気の原因を、はたして突き止めることができるだろうか。流行を止める手立ては？　正確なデータを集めて問題を整理し、それを解決することができるだろうか。州の役人や、地元の人々から、協力を得られるだろうか。

アリゾナ州保健局の職員とは、州都のフェニックスで落ち合った。そこから百五十キロほど離れたパーカーまで、同行してくれると言う。できることはなんでもして、協力してくれると言うので、内心ほっとした。カリフォルニア州との州境にほど近いパーカーは、小さな町だったが、いくつかのネイティブ・アメリカン居留地の中心地として、重要な役割を果たしている。到着した晩、わたしは居留地で小さな診療所を開いている医師と会った。医師はわかっているかぎりの情報を教えてくれた。話は単純だった。はじまりは七月四日に行なわれた大規模なピクニックだった。ピクニックではたくさんの料理とビールが出た。それから数日後、多くの参加者が、といっても全員ではないが、連鎖球菌によるひどい咽頭炎を起こした。医師は多くの患者を診察し、みなに共通しているのはただ一つ、そのピクニックに参加したことだと結論を出した。わたしの仕事は、どうしてピクニックに参加したことが咽頭炎につながったのかを突き止め、それ以上の患者が出ないような方策を立てることだった。理論上は、簡単そうな仕事だった。だが実際にも、そんなに簡単にいくだろうか。

疫病流行の原因調査は、犯罪捜査によく似ている。カンを働かせて容疑者にあたりをつけ、慎重に証拠を集めていく。疫学調査では、犯罪者は病原菌である。その病原菌を探す。見つかったら、それがどうやって人間の体内に入り込んだかを調べる。病原菌の動機？きっと、もっとたくさん自分の仲間の病原菌をつくることだろう。

だが、調査するのは病原菌だけではない。人間、とくにその病原菌にやられた人々を調査しなければならない。それにはやろうとしていることを説明してわかってもらい、協力してもらうことが大切だ。幸運にも、パーカーではその点が問題になるようなことはなかった。ここでは人々はみな、咽頭炎の流行のことを知っていて、心配していたからだ。ピクニックを実施した主催者側の人たちも少なからず心配していた。ネイティブ・アメリカン居留地に入ったのははじめてだったが、ここでの体験はよい勉強になった。知りたい情報を引き出すためには、居留地内の住民の上下関係を壊さぬように人々に働きかけなければならない。長老や顔役に反対するような真似はしてはいけないのである。わたしにとってよかったのは、似たような体験を、すでにアフリカの村々でしていたことだった。この調査は規範通りにやる必要があると、わたしは考えた。症例と対照とを比較するやり方である。これは病気になった人たちと、ならなかった人たちの、もっとも大きな違いはなにかを見つけるときに、疫学者が使う科学的な方法だ。症例と対照の違いさえわかれば——とりわけそれが食物に関係する流行の場合——病気の原因、あるいは感染経路は、突き止められたも同然である。そこでまず、わたしはピクニックに参加した人たちを、症例（咽頭炎にかかった人たち）と対照（かからなかった人たち）の二つのグループに分けた。

よし、これで調査の対象ははっきりした。あとはなにをきくかだ。わたしは質問事項を用意した。質問は、「はい」「いいえ」でこたえられるようなものにする。基本的には、なぞを解くヒントを探すためにする質問である。だが、いちおう論理的な順番にしたがってきいていく。だから、なかにはきかなくてもわかっている質問も含まれる。

七月四日のピクニックに参加しましたか。

○○、あるいは○○を食べましたか。○○はどうですか。

○○を飲みましたか。それとも○○を飲みましたか。

わたしは各戸をまわり、人々と話をして質問にこたえてもらった。それから喉の患部を綿棒でこする。咽頭炎にかかった人たちが、みなピクニックに参加していたことはわたしの調査でも明らかだった。だがもう一つ、咽頭炎にかかった人たちには重大な共通事項があった。みなピクニックで、ある同じものを食べていたのである。それはポテトサラダだった。

さあ、そのポテトサラダを探し出さなければならない。まだ残っているならの話だが。家々をまわって話を聞いているうちに、わたしはピクニックのときにポテトサラダは残ったようだとの情報を得ていた。問題は、それをだれがもっていったかである。その調査には、かなり突っ込んだ質問をしなければならなかった。そして許可をもらい、冷蔵庫や冷凍庫のなかを探させてもらうことになる。そのうちに、居留地の集会所にある冷凍庫にポテトサラダを含むピクニックの料理の残りがいくつかあるのがわかった。わたしはその貴重な証拠を箱につめて密封し、ＣＤＣに送った。研究室で調べれば、そのなかに犯人の連鎖球菌がいるかどうかはすぐわかるだろう。

研究所から返事が来た。ポテトサラダのなかに、たしかに犯人は隠れていた。間違いなく、連鎖球菌である。ポテトサラダはつくられたあと、冷蔵庫にしまわれたが、大きな容器に入れられていたため、なかまで冷えるのに時間がかかった。ポテトサラダの中央は、冷えるまでに数時間、なま暖かいままだったのである。それは細菌にとって、願ってもない繁殖場所だ。どうやらポテトサラダをつくっただれかが、連鎖球菌に感染していたらしい。その人物が、食品を扱うのに適切な防護措置を講じないでサラダをつくったため、連鎖球菌が入り込んでしまったのだ。細菌は冷蔵庫のなかでありながら、なま暖かいポテトサラダのなかで、ぬくぬくと生きつづけていた。そして今度はそれを食べた人の喉に取りついて、咽頭炎を起こしたのである。

ここまでわかって、わたしたちは報告書の作成にかかった。この報告書はEPI2と呼ばれる。パーカーの保健当局に提出する報告書だ。そのなかで、わたしたちは冷凍してあるポテトサラダはできるだけ早期に処分すること、咽頭炎に感染したと思われる人たちの治療にはペニシリンが適切であることを報告した。これらの方策で十分だった。流行はおさまり、新しい患者はもう出なかった。わたしはEISの養成コースに戻った。それだけのことだったが、わたしに科学的な疫学調査の基礎を教えてくれたのは、このパーカーでの実地調査だった。やがてわたしはナイジェリアでネズミを探し、スーダンの村々をまわってラッサ熱の調査をして、パキスタンでは患者たちに、開業医から注射を受けなかったかときいてまわることになる。そうした将来出会うどんな状況においても、わたしが用いる基本的な調査方法は変わらない。それは南西部の小さな町で、怪しげなポテトサラダを追っていたこのときに、身につけたものなのである。

3　こどもたちの苦難

サンパウロにあるベッド数五百のエミリオ・レバス病院には、千人以上の患者がひしめいていた。人々は廊下や病室の床の上、そのほかどこでも、空いたところがあればマットレスをひろげて横になっている。全員が、髄膜炎の患者だ。なかには、こどもたちだけを収容した病室もいくつかあった。

そういう病室に入って部屋のなかを眺めたら、だれしもまずは目を疑い、それから目に映った光景が現実のものでないようにと願うだろう。だがそれは現実で、こちらに手のないこどもがいると思えば、あちらには腕や脚のないこどもがいる。鼻や耳の一部が欠けているこどもたちもいた。

髄膜炎は、脊髄を包む膜のあいだを満たしている髄液の細菌感染症である。原因菌は髄膜炎菌と呼ばれるものだ。髄膜炎の症状は、頭痛、発熱、吐き気、嘔吐などである。こどもの場合は重症になりやすく、ひどければ痙攣《けいれん》を起こしたり、昏睡状態に陥ったりする。また細菌が血流に乗って運ばれるため、出血やショックも起こる。髄膜炎で体の末端部分をなくすことがあるのは、血管のなかに凝血ができ、末端まで血液が通わなくなるためである。血の通わなくなった部分は黒く変色し、壊疽《えそ》を起こす。この恐ろしい合併症は、髄膜炎から回復した患者の十パーセントに見られるにすぎないが（アメリカでは、なぜかもっとずっと少ない）、ブラジルのような国では、こどもたちのあいだに高率で見られる。形成外科医や理学療法士は、そういうこどもたちのなくした部分をなんとか再建しようと必死の努力をしていた。

この合併症の進行は、恐ろしいほど早い。まず体の末端部分の皮膚に斑点ができ、それが黒く変色して、脱落する。手の指や足の指、鼻や耳たぶが落ちてしまうのだ。そのようすは、ひどい凍傷に似ていた。

一方、ほかの多くのこどもたちは、もう一つの合併症、腎不全によって、死の危険にさらされていた。そういうこどもたちを救う方法は一つである。腹膜透析だ。わたしはそれまで、そんなに多くのこどもたちが腹膜透析を受けているのを見たことはなかった。透析は、腎臓が血液中の老廃物や余分な水分を除去する能力をなくしたときに、腎臓にかわってそれを行なうものだ。腹膜透析では、腹壁に穴を開けて外からチューブを通し、腹壁の内側をおおう腹膜と腸の表面をおおう腹膜とのあいだに透析液を注入する。腹膜は透過性があるので、液体やそのほかの物質を透過させることができる。腹膜のあいだに入った透析液が、血液中の毒素を洗い流して、それをチューブから排出させるというしくみである。当然、透析液は定期的に交換され、補充されなければならない。このように煩雑な管理が必要になるので、腹膜透析は当時、数日間しかつづけられなかった。その間に、腎臓が本来の機能を取り戻すのを期待するのである。腹膜透析の期間が長くなると、腹膜に差し込むチューブから感染症を起こす危険が高くなった。

髄膜炎を起こす細菌は、小さくて丸く、標準的なグラム染色法で処置して光学顕微鏡をのぞくと、赤く染まって見える。この小さな赤い球菌は、たいていの場合は対になっていて、それで双球菌と呼ばれている。髄膜炎菌にはいくつかの種類があるが、重要なのはAタイプとBタイプ、それにCタイプである。そのときブラジルで流行していたのは、Aタイプだった。それは呼吸器疾患で、空気感染によって広がる。したがって、人から人へ、鼻の分泌液や呼吸器からの飛沫によって、簡単に感染した。髄膜炎でとくに問題だったのは、患者一人に対して、感染しても症状の出ない保菌者が十人はいたことだった。だからそのときのような大流行が起きると、人込みに出かけたり、人と接したりしただけで、まったく健康に見える相手から感染することもあるのだった。

十四世紀のヨーロッパで、黒死病が流行したときと同じように、ブラジルでも裕福な人たちは国外に脱出して、流行がおさまるまで帰ってこなかった。そんなに裕福でない人たちは、自宅に引きこもり、こどもたちに学校を休ませた。髄膜炎の流行は、富める者と貧しい者たちのあいだの溝をさらに広げる結果になった。富裕階級はこの病気を貧者の病気とみなし、感染の危険を最小限にするために、使用人を解雇して家から追い払ってしまった。ブラジルの貧しい人々は、こうしていっそう貧しくなった。髄膜炎流行の矢面に立たされたのは、結局、貧しい人たちだったのである。

一九七四年、わたしがサンパウロを訪れたのは、この髄膜炎の空前の大流行のためだった。それはＥＩＳ（疫病情報部）に入って二年目のことで、その頃にはわたしにも流行病に関する多少の経験はあったが、そんなに大規模な流行の調査ははじめてだった。わたしの任務は汎アメリカ保健機関（ＰＡＨＯ）とブラジル政府に協力して、大都市における流行の規模を把握し、制圧のための戦略をたてることだった。サンパウロでは、二万人が発病したと推測されていた。わたしが現地に赴いたときには、すでにリオデジャネイロやベロオリゾンテ、ブラジリアからも患者が報告されていた。ブラジル全体では、十二万人が髄膜炎にかかったと言われていた。患者が出たのは大都市ばかりではない。密集した都市以外の町の病院や診療所にも、患者があふれていた。こうなると当然人々は、軽い頭痛やわずかな発熱があっただけでも、髄膜炎にかかったのではないかと医師のもとに駆け込んできた。医師や薬剤師は、心配して押し寄せてくる人々に対応しなければならず、患者への治療も十分にはできなかった。

もっとも、そんな状況にも希望の光はあった。髄膜炎菌は、安価で効果的な抗菌薬ペニシリンに、まだ耐性のできていない細菌の一つだったのである。ただ問題は、初期症状から髄膜炎の診断をするのがむずかしいということだった。発病すると進行が早いので、ただちに治療しなければならない。だがそのときのようにみなが恐怖にかられていると、どんな病気も髄膜炎のように見えてしまうのだった。

しかし幸運だったのは、ワクチンが大量に手に入るようになったことである。一九六〇年代の終わりに、ロックフェラー大学のエミール・ゴットシュリヒらによって開発されたこのワクチンは、多糖類ワクチンで、髄膜炎菌のAタイプとCタイプに効果があった（多糖類は、髄膜炎菌の厚い糖衣をつくっている分子である。ヒトの免疫系は、糖衣が細菌そのものであるかのように反応して抗体をつくり、のちに本物の細菌が侵入してきてもこれを迎え撃つことができるようになるのである）。そのときブラジルで流行していたのはほとんどがAタイプで、あとはCタイプが少し交じっているだけだったから、このワクチンの効果が期待できた。
ブラジル政府によるワクチン接種運動は、たいへんな努力を要したが、得られた成果も大きかった。流行がはじまってからの二年間で、ブラジル保健当局は一九七四年当時の人口の約七十パーセントにあたる、六千万人から七千万人の人々にワクチンを接種することができた。それによって多くの命が救われ、多くのこどもたちが体の一部を失わずにすんだことは本当にうれしい。ただワクチン接種運動の開始は、十分に早かったとは言えなかった。わたしたちがこの運動をはじめる前に、すでに五千人から一万人が命を落としていたのである。

一九七六年、ブラジルでの任務をそろそろ終えようというとき、CDC（疾病対策センター）でのわたしの指導教官、ビル・フォージから電話があった。ビルは、のちにCDCの所長も務めることになるが、痩せて背の高い、救世主的な情熱で仕事に取り組む人物だった。そして、わたしを含む公衆衛生学の関係者には、ハーメルンの笛吹き男のような存在──つまり、みなをその気にさせるのがうまい人物として知られていた。ビルには、ある種の政治家や官僚に警戒されるところがあったが、それは言ってみれば、ビルがいかに仕事を真剣にやり、正直で、本音を言う人物か、ということでもあった。だからそのビルが、シエラレオネに新しい疫病を研究するための調査基地をつくりたいと思っていると言ったとき、わたしは思わず真剣に耳を傾けたのだった。

「きみはアフリカで働いていたそうだね」と、ビルはまず言った。「じつは西アフリカで、新しい疫病を研究するプログラムをはじめようと思うんだが、そのリーダーになってみる気はないかい？」

その疫病というのはなんですか、とわたしはきいた。

「ラッサ熱と呼ばれているものだ」

わたしの新しい上司、CDC特殊病原体部部長のカール・ジョンソンの部屋は、とても小さかった。のちにわたしがそのポストに就いて部屋を引き継いだとき、仲間の霊長類専門の獣医ボビー・ブラウンは、これじゃ標準的なチンパンジーの檻より小さいぜ、と言ったものだ。わたしがはじめてカールに会ったとき、カールはUSAMRIID《ユーサムリッド》（合衆国陸軍伝染病医学研究所）の中米研究部隊に所属して滞在していたパナマから、まだ帰国したばかりだった。カールは、マチュポと呼ばれる新型のアレナウイルスを研究していた。マチュポは小型のネズミによって媒介され、人間に感染すると重篤な出血熱を引き起こす。

ラッサ熱を起こすウイルスも、アレナウイルスの仲間であることがわかっていた。そのときカールは、あと二、三年で五十歳になるという年頃で、威風堂々たる（いささか風変わりだったかもしれないが）容姿をしていた。背丈は百八十センチ近く、ふさふさとした黒い髪に白髪が少し混じり、切りそろえていない顎髭《あごひげ》が見事に伸びている。そのせいでカールは、冷静沈着な科学者というよりは、チェ・ゲバラのように見えた。カール自身、医学研究者よりも革命家のように見えるほうが好きだったのは間違いない。服装も明らかに革命家風で、ポケットのついた中米のシャツジャケットをとくに愛用していた。穏やかな話しぶりにはいかにも落ち着いた研究者らしい雰囲気が漂っていたが、実際には外見通りの強靭な精神力の持ち主だった。またカールはたいへんな愛煙家で、それこそひっきりなしに煙草を吸った（当時、疫学者のなかには少なからぬ数の愛煙家がいた）。わたしはカールと知り合ってから、カールがパーティー好きであること、仲間たちとバーボンを飲みながら一晩中語り明かすのが大好きなことを知った。その人間的な魅力と知性、カリスマ性で、カールには多くの信奉者がいた。

そのカールが、わたしにはウイルスに関する知識がほとんどないと知るまでに、たいした時間はかからなかった。だがわたしはアフリカについては知っていたし、研究室を稼働させる知識もあった。そして、コンピュータにも詳しかった。その点は、カールも高く評価してくれたようだった。疫学的なデータや実験的なデータの分析に、コンピュータが重要な役割を果たすようになると、みな気づきはじめていた時期だった。それで一九七六年の三月の終わり、わたしはカールとともにシエラレオネに向けて旅立った。それから一九七六年の三月の終わり、

ギニアとリベリアに挟まれ、当時人口が三百万人ほどだったシエラレオネは、サウスカロライナ州とほぼ同じくらいの国土をもっている。かつてはその国土のほとんどを原生雨林がおおっていた。だがわたしたちが訪れたときには、すでにほとんど森はなく、生えているのは低木ばかりだった。焼畑式農業のために木々はみな伐採されてしまい、地球上でももっとも貧しい国が出現していたのである。十一あるシエラレオネのおもな部族のあいだの共通語は、クリオ語だ。このことばは首都のフリータウンでも、そのほかの土地でも、いちばんよく耳にした。シエラレオネに特有のことばで、ポルトガル語や中国語などが入り込んだ通商英語のピジン英語が変形したものだったが、西アフリカ一帯にある旧イギリス領の国々で使われていることばによく似ていた。だがもっともよく似ているのは、逃亡奴隷の子孫が住んでいるというサウスカロライナ州の小さな離島で話されていることばだった。魅力的だが、いささか変わっていて、フランス語やポルトガル語、アフリカのいくつかの部族のことばがかなり混じり込んでいる。その結果、できたことばには「ハウ・デゴ・デゴ？（元気？）」といったおもしろい表現がいくつもあった。また、あることをす

るとか、あるというときは「デー」という。ないときは「ノー・デー」だ。だから「コールド・ビア・ノー・デー」と言われたら、灯油が切れて冷蔵庫が働かなくなり、なまぬるいビールで我慢しなければならないということだった。

このことばを話していた人々のことを思い出して気づくのは、クリオ語には現在形しかないということである。過去に起こったことや、未来について話したいときは、文章の構造上かなりの工夫をしなければならない。シエラレオネの人々にとって大事なのは、今日起こることだけなのだ。だが、その日のことだけしか考えない生活でも、翌日ラッサ熱で死ぬかもしれないという可能性については、みな十分承知していた。ラッサ熱は、シエラレオネにとっては風土病のようなものだった。ラッサという名前は、最初にウイルスが分離された患者の出たナイジェリアの町の名からきていたが、ラッサ熱の故郷はシエラレオネだと言ってさしつかえないだろう。ラッサ熱の典型的な症状は、頭痛、発熱、喉の炎症、嘔吐、下痢に加えて、全身の激しい痛みである。患者は激しい出血やショックを起こして死亡する。ラッサウイルスは、カールが中南米で追っていたボリビア出血熱のウイルス、マチュポと、とてもよく似ていた。ラッサウイルスを媒介する病原体保有動物は、アフリカのネズミ、マストミス・ナタレンシスだった。

シエラレオネの仕事では、わたしたちが自力で道を切り開かなければならないのは明らかだった。シエラレオネの保健大臣に紹介されたとき、保健大臣がわたしたちにした最初の質問は、「CDCとはいったいなんだね？　植民地開発会社の略か？」というものだった。

芳しいスタートではない。

わたしたちが来訪の目的を話すと、大臣はCDCの年間予算を聞きたがった。

「そうですね」と、カールがこたえた。「だいたい一億二千万ドルといったところでしょうか」

大臣は口をあんぐりと開けた。信じられないのだ。CDCの年間予算はシエラレオネの国家予算を上回る額だった。大臣は椅子に坐りなおし、感心したようにわたしたちのほうを眺めた。どうやら、そんなにも潤沢な資金をもつ相手のプロジェクトになら、協力しても損はないと考えたようだった。

一方、アメリカ大使館の職員はCDCを知っていた。やれやれだ。そして、ラッサ熱を撲滅したいと願っていた。平和部隊のボランティアが、シエラレオネと隣のリベリアでラッサ熱にかかっていたからである。死んだ者はいなかったが、一人は聴力を完全に失った。わたしたちはまず、調査基地をどこにおくかを決めることにした。大使館が車を貸してくれ、わたしたちはその車でフリータウンから北東へ二百五十キロのところにあるボーの町まで行った。そこで病院を見学したあと、さらに北のパングマに向かった。一九七二年にトム・モナス、ケント・キャンベル、デイヴィッド・フレイザーらのCDCのチームが、ラッサ熱の詳細な調査を行なったところである。パングマは、熱帯雨林におおわれた山のふもとにある人口約三千人の、小さく、のどかな町だ。ここにある病院はアイルランドの修道女たちが運営していて、医療技術も高く、献身的な看護が受けられるとの評判だった。ボーで見てきた病院のひどい外観からすれば、建物の状態もはるかによい。ベッドには厚いマットレスが敷いてあり、病室は鮮やかな色に塗られていて、照明も明るかった。修道女たちは、わたしたちを歓迎してくれた。だが四年前の調査のさい、ラッサ熱調査の報告書にパングマ病院のことが載ったのを知っていて、少し警戒しているようだった。自分たちの病院が、ラッサ熱と結びつけて記憶されることに抵抗があるのだろう。もっともそれはそれとして、修道女たちはわたしたちを、地元の野菜と米、飼っているニワトリやウシ、ヤギなどの肉のたっぷりとした昼食でもてなしてくれた。だがこのときの昼食でもっとも感動したのは、やはりなんといってもスター・ビールだった。

「コールド・ビア・デー」である。本当に冷たかった。修道女たちが生活の知恵を身につけているのはたしかだと思った。

昼食をとりながら、修道女たちがその土地で病院を運営するむずかしさをいろいろ話してくれた。まず、病院にはきれいな水の供給が必要だった。だがそれが、その土地ではとてもむずかしかった。二十四時間、電気も必要だった。だがそれも、ほとんど不可能だ。医療訓練を受けたスタッフ？　そんなものいったいどこを探せばいるだろう。どれもはじめて聞く問題ではなかった。アフリカの奥地では、お馴染みの問題ばかりである。

ラッサ熱の患者はいますか？　わたしたちは最後にそうきいた。

ええ、います、と修道女たちがこたえた。ラッサ熱はいまでもときどき起こっている。ほとんど日常的な病気なのだ。

わたしとカールは、今度はパングマから南東に四十キロほどいったセグブウェマの町に向かった。セグブウェマは一九五二年の科学誌に、当時はまだ名前のなかったラッサ熱の患者が最初に報告された町である。地元の病院を訪れると、ラッサ熱がその町にまだ居座っているのは明らかだった。

セグブウェマをすぎてからわたしとカールは相談して、調査基地の本部は、そこより少し北にあるケネマの町におくのがよいだろうと結論を出した。ケネマは北部地方の州都で、研究室に必要な電力の供給が期待できるし、地元の病院にラッサ熱患者のいるパングマにもセグブウェマにも近かった。わたしたちはいったんアトランタに戻り、プロジェクト開始の準備を整えることにした。準備が整ったら、今度はわたしが一人でケネマに来ることになる。やらなければならない物流管理業務は山のようにありそうだった。まず、どこに住み、どこに研究所をつくるか。必要な器材をどこで調達し、わたしを手伝ってくれる助手をどう探すか。ラッサ熱の患者なら、パングマ病院とセグブウェマ病院にあふれている。だが効果のある治療法をどうやって見つけるか。

プロジェクトの開始から一カ月、ようやく研究所の場所を決めて落ち着いた頃、カールから電報が届いた。そこにはラッサ熱よりもさらに劇的で恐ろしい、新しい疫病のことが書かれていた。

4　ヤンブクから来た看護師の死

ヤンブク——その名はやがて世界に知られ、恐怖を喚起する地名として有名になる。だがその日、シエラレオネにいたわたしのもとにカールの電報が届いたときには、それはまだ、ただの耳慣れない地名にすぎなかった。電報は、ザイールで、未知のウイルスによる出血熱の突発的流行《アウトブレイク》が起こったと伝えてきた。すでに数名が死亡し、日々新たな患者が発見されているという。カールはそのときアトランタにいたから、現地の状況について詳しく知るには不利な立場にあった。それでその熱病については、おおよその推測をしてこう書いていた。「ラッサもしくは黄熱、クリミア・コンゴ、あるいはマールブルグの可能性もあり」

その疫病の正体がなんであれ、一つだけたしかなことがあった。それがきわめて迅速に発症し、広範な症状を起こす疫病だということだった。患者は鼻や歯茎から出血し、ときには体のほかの部分からもおびただしい量の血を流す。激しい下痢のため脱水症状に陥り、皮膚は弾力を失って紙のようになった。眼球は眼窩《がんか》のなかに反転し、犠牲者のほとんどが、数日のうちに死んだ。どんな治療も効果がなかった。抗菌薬の大量投与も意味がなく、ビタミン剤もまるで効かなかった。失われた血液を補給するための輸血も、病状の好転はもたらさなかった。それどころかもろくなった血管が、針を刺したために破れ、血を噴き出してしまうこともあった。そうなると、患者は内側から「溺れて」しまうのだった。そして、効果があるないという以前の問題として、治療そのものができないケースも多かった。感染者たちの多くが、ジャングルの奥深くに孤立した、辺鄙《へんぴ》な村に住んでいたからだ。

わたしがシエラレオネで調査をはじめたラッサ熱は、そのときザイールで起こっていた出血熱と同じく重篤なウイルス性出血熱だった。一九六九年、まずナイジェリアで起こり、それからリベリア、シエラレオネに感染地域を広げた。だがまだ、西アフリカの外の地域には広がっていなかった。ラッサ熱の症状は、カールが電報で知らせてきた未知の疫病によく似ている。発熱、出血、腫脹、ショック、痙攣などだ。べつの可能性はマールブルグだ。ミドリザル病としても知られるマールブルグの症状も、よく似ている。高熱、発疹、出血性の嘔吐、激しい下痢。マールブルグウイルスは、ドイツのマールブルクの研究所で

（つづいて旧ユーゴスラヴィアのベオグラードでも）、研究者たちに感染し、そのうちの幾名かの命を奪ったためにその名がついた。そのときに分離された病原体を電子顕微鏡で調べると、それはそれまでに知られていた、ヒトや動物に感染するどんなウイルスとも違う形をしていた。普通、ウイルスは小さな丸、あるいはやや楕円の粒状だ。それがマールブルグウイルスは、細長いヒモのような格好をしていたのだ。ところどころにゼンマイ状の奇妙な渦や、ねじれもあった。そのあまりに奇怪な形状のため、マールブルグウイルスは宇宙からやってきたに違いないと主張する者も出たほどだ。感染者は三十一名で、うち七名が死亡した。

しかしマールブルグはその時点では、十年前の一九六七年に一度、姿を現わしたきりだった。そしてしばらく猛威をふるうと、登場したときと同じように、忽然と姿を消してしまった。感染源は、当時ウガンダから空輸された、アフリカミドリザルだと考えられた。犠牲者がみな、ウイルスに感染したサルの血液か組織に、直接触れた者だったからだ。CDC（疾病対策センター）からもウガンダに調査員が派遣され、アフリカミドリザルが感染源かどうかが調べられたが、結局、はっきりした結論は得られなかった。

マールブルグもラッサも、致死率は高い。だがそのときにザイールで流行していた疫病の致死率は、明らかにもっと高かった。マールブルグやラッサでは、感染者のおよそ十五

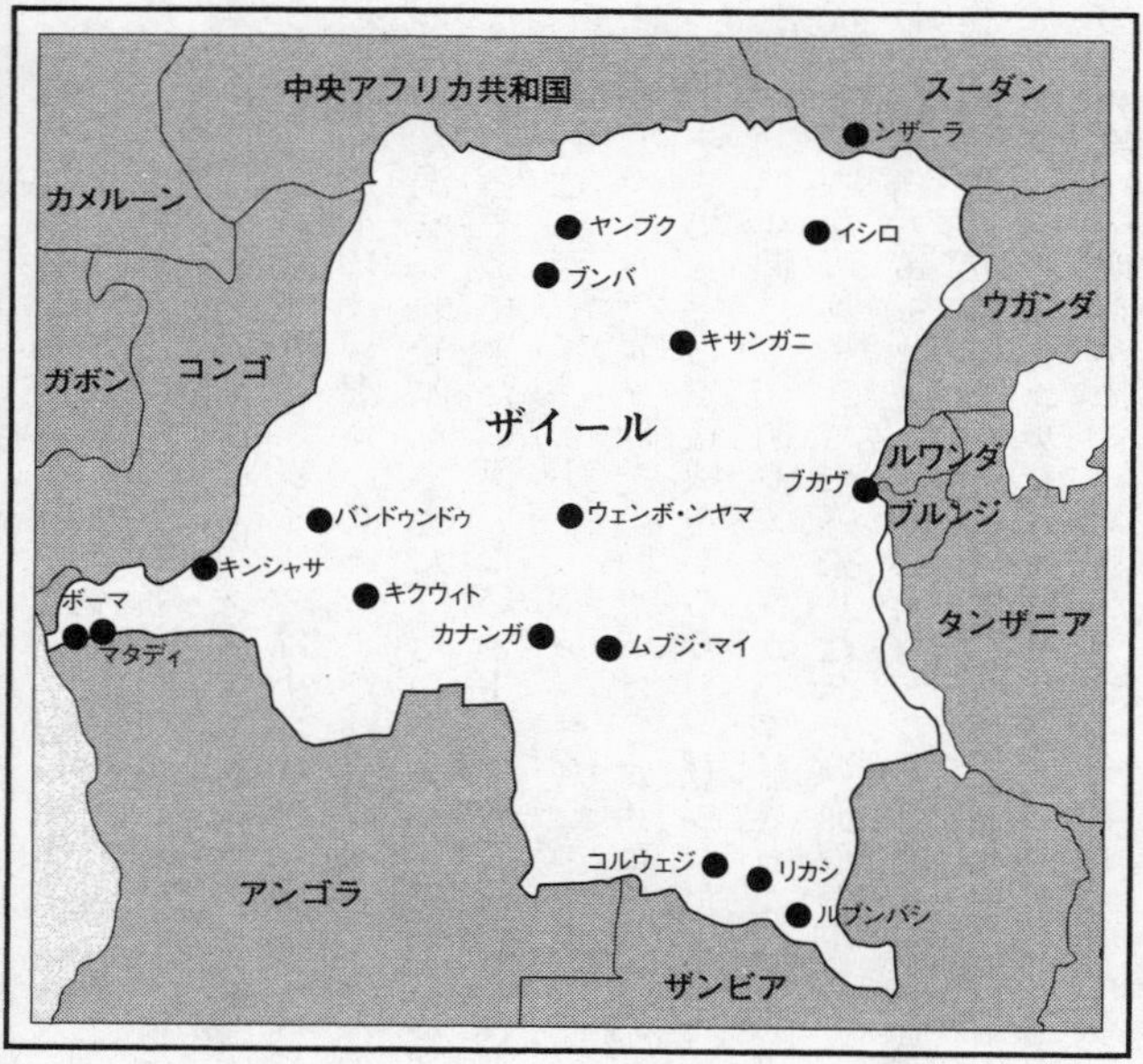
中央アフリカ共和国
スーダン
ンザーラ
カメルーン
ヤンブク
イシロ
ブンバ
ウガンダ
キサンガニ
ガボン
コンゴ
ザイール
ルワンダ
ブカヴ
ブルンジ
バンドゥンドゥ
ウェンボ・ンヤマ
キンシャサ
キクウィト
ボーマ
マタディ
カナンガ
ムブジ・マイ
タンザニア
コルウェジ
リカシ
ルブンバシ
アンゴラ
ザンビア

＊地名は 1996 年当時

から三十パーセントが死に至るにすぎない。もちろん、そのときヤンブクで猛威をふるっているのがマールブルグである可能性はあった。だがもし、それがマールブルグでなく、カールが並べたそのほかの出血熱でもなかったら？　それが、まだ人類の知らないはじめての疫病だとしたら？

そうしたら、どうなるのだろう。

「ザイール政府の許可がおりたら」と、カールは電報のなかで打診していた。「調査に参加する気があるか？」

もちろん、ぜひとも参加したかった。わたしにはザイールで教えていた経験がある。そのとき渦中にあったヤンブクという村と、よく似た村々で何年か過ごしたことがあるのだ。フランス語も、いちおうは話せた。ザイールでは二つの現地語のほかに、フランス語が通じる。わたしはそれまで、まさにアウトブレイクのまっただなかにあるそんなに恐ろしい疫病に直接、接したことはなかった。その時点でのわたしの経験は、連鎖球菌による炭疽病やハンセン病、髄膜炎といった細菌性疾患にかぎられていた。出血熱の調査には、まだ加わったばかりだ。幸運なことに、シエラレオネの状況はそれほど急を要するものではなかった。ラッサ熱は、ずっと前からそこにある熱病なのだ。もしザイールでの調査が本格化して、ラッサプロジェクトを一時中断するようなことになっても、大きな問題はないだろう。

十月十九日、わたしがザイールに向かう準備を進めていた頃、CDCのカール・ジョンソンとパトリシア・ウェブ、イギリスのポートン・ダウンのアーニー・ボーウェン、アントワープのステファン・パッティンとグイド・ヴァン・デル・グローエンが、ヤンブクで死んだ患者の血液から、それぞれウイルスを分離するのに成功した。まだ名前のないそのウイルスは、細長いヒモのようで、ところどころに奇妙な輪やねじれがあり、マールブルグウイルスとよく似た形をしていた。しかし、マールブルグの検査薬には反応しなかった。マールブルグの親戚には違いないと思われたが、いっそう狂暴な新種のウイルスだった。マールブルグよりも狂暴なウイルス——つまり、それまで知られていたなかでもっとも狂暴なウイルスよりも、さらに狂暴なウイルスだということだった。このウイルスは研究所の組織培養基のなかで、恐ろしいスピードで増殖した。

そのときにはまだだれも知らなかったのだが、新しいウイルスはザイールの首都に向かってすでに南下をはじめていた。ヤンブクの伝道会病院で働いていたベルギー人の修道女、ミリアムとともに運ばれていたのだ。シスター・ミリアムは、キンシャサのンガリエマ病院に入院し、メイインガという名のアフリカ人看護師に看護された。まもなくメイインガも、その疫病の初期症状に襲われた。発熱、頭痛、疲労感である。実際にその疫病の患者を見、それにまつわる恐ろしい噂をさんざん聞かされていたのだ。メイインガが恐怖にかられ、自分を失ったとしても無理はない。取り乱し、怯えて、メイインガはキンシャサの町を歩きまわり、つぎからつぎへ、恐ろしい真実と向き合わぬまま、病院や緊急救命室を訪れた。ただひたすら、「たいしたことはないよ、これはマラリアだから、そんなに心配しないで」と、言ってもらいたいばっかりに。だがそうやって病院の待合室を転々とするあいだ、まわりにいた多くの人々を感染の危険にさらすことになってしまった。もちろんメイインガに、そんなことを考える余裕はなかった。メイインガの症状は、立ち止まることを許さなかった。それはどんどん悪くなった。

最初の症状はなんだったのだろう。頭痛だろうか。熱だろうか。しだいにひどくなる嚥《えん》下《げ》困難、喉の奥のひりひりする痛みだろうか。真実から目をそらし、メイインガは例のウイルスに自分も感染してしまったという事実を否定しつづけたに違いない。かわりに自分がかかっているのは、日常的なごくありふれた病気だと、思い込もうとしたことだろう。マラリアだ。そうだ、マラリアに決まっている。たくさんの人がマラリアにかかる。そしてみんな、よくなって退院していく。

だがメイインガのかかっていたのは、マラリアではなかった。

ついにメイインガは、それ以上歩きまわっていられなくなった。そして、自らウイルスに感染した場所であるンガリエマ病院に帰った。そこではだれもが疫病のことを知っていたから、ただちに隔離された。医師たちは、マールブルグから生還した患者の血漿をメイインガに与えた。治療法がわからず、藁《わら》にでもすがる気持ちでそうしたのだろう。だが効果はなかった。メイインガが町なかをさまよい歩いたさい、あるいはその前に病院に来るなどして、対面接触したとわかった人物は、全員隔離された。メイインガは助からなかった。が、その血液から取り出されたウイルスは、人類の貴重な遺産となった。それによって、未知のウイルスが人体にどんな影響を及ぼすのかを知る手がかりが得られたからだ。

アトランタとヨーロッパで未知のウイルスの分離に成功した十月十九日、わたしはシエラレオネで住んでいたビルの一室を出て、階下に降りていった。するとトラックが近づいてきて、ビルの前で止まった。運転手が降りてきて、ドクター・マコーミックを知らないかときく。わたしは、自分がそのマコーミックだとこたえた。

「そいつは、ちょうどよかった」と、運転手は言って、アメリカ大使館からの通知を手渡してよこした。それは待ちに待っていた知らせだった。ザイール政府がＷＨＯ（世界保健機関）に、調査開始の許可を出したのだ。わたしへの指示は、ただちにシエラレオネを発ち、キンシャサに向かえ、というものだった。わたしは大使館に宛てて、フライトの予約に手を貸してもらえないだろうかと書き、運転手に託した。冒険ははじまろうとしていた。

　カールは、もちろん、わたしより一歩先を行っていた。カールと、新しくCDCに雇われた疫学者のジョエル・ブリーマンは、すでにザイールに入っていたのだ。アトランタからキンシャサに向かう飛行機のなかで、カールとジョエルは、そのときの調査に決定的な役割を果たすことになる一人の男と出会った。その男、ビル・クローズは、ザイールで、いやおそらくはアフリカでもっとも大きな公立病院、ママ・イェモ病院の院長だった。身長百六十五センチ、大きな丸い頭に、いささか太りぎみの体をしていて、エネルギッシュで、理想主義的で、人道主義者だった。わたしがはじめて会ったときは、ひっきりなしに煙草を吸っていた。のんびり屋というのとは、対極にあるようなタイプだった。ビルはパリジャンのようにフランス語を話し、そしてこれもパリジャンのように、自分のことばに苛々した調子や辛辣な響きを入れ込むことができた。一九六〇年代のはじめ、ビルが独立後まもないザイールにやってきたのは、「モラルの再武装」と呼ばれた理想主義運動に共鳴したからだった。内戦のさなかの第三世界の国に、家族まで連れてやってくる者はめったにいなかったが、ビルは家族もろとも移住してきた。ビルは、ほかの連中とは違っていたのだ。ビルにとっては、ザイールは理想主義を実践し、なにかわくわくするようなことができる、それまでにないチャンスを与えてくれる国だった。そしていまも、ビルはそんなふうに生きている。

ビルにとってわくわくすることというのは、戦いの前線に出ていって、そこで自分の手を必要としている人たちを助けることだった。当時、もっとも戦闘が激しかったのは、豊富な鉱物資源で知られるカタンガ地方である。ビルは思慮深く、内戦のどちら側にもくみしなかった。関心があるのは、怪我人を治療することだけだったのだ。ビルは危険をものともせず、病に倒れた兵士や、負傷した兵士の治療にあたった。ときには銃口をつきつけられたなかで、手術を行なうこともあった。だが、それだけの危険を冒しただけのことはあったと言えるだろう。その前線で、ビルは知り合って損のない重要人物と出会った。当時、野心的な大佐だったモブツ・セセ・セコである。モブツはのちに権力を手中にし、ザイールの最高指導者として、強硬に、やがては無慈悲かつ貪欲に、国を統治することになった。それはともかく、この最高権力者と知り合いであることは、ビルにとってよかっただけではない。WHOの調査チームも、その恩恵に浴した。カールの目にもジョエルの目にも、ビルと知り合ったおかげで、事がスムーズに運んでいるのだということは明らかだった。何事であれ、迅速には行なわれない、あるいはまったく行なわれない国にあって、モブツの一言があるだけで、すべては滞りなく進む。モブツの機嫌を損ねることがなにを意味するか、みなよく知っているからである。

キンシャサに入ると、調査チームは二つのグループに分かれ、ジョエルをリーダーとする少数の調査部隊は、数百キロ北のヤンブク地方に向かうことにし、残りはカールとともに首都に残った。キンシャサに着いて二十四時間もたたないうちに、調査部隊の面々は、まだ時差ぼけも抜けきれないまま、ザイールの奥地に向かって、べつの飛行機に乗っていた。

それから、一行は消息を絶った。いかなる連絡もとれなかった。

その頃カールはキンシャサで、汚染が首都に広がるのを防ぐ対策をとろうとしていた。するとそこへ、メイインガ看護師が死んだという知らせが入った。もはや、真実から目をそらすことはできなかった。未知のウイルスは、すでにキンシャサに来ているのだ。犠牲者がメイインガだけですむとは、だれも考えなかった。

だがわたしは、そういったことをまだなにも知らなかった。わたしはシエラレオネからキンシャサに向かおうと奮闘中で、それが簡単にはいかなかった。シエラレオネの首都のフリータウンに着くと――わたしは悪路を八時間も走るよりはと、シエラレオネ航空の第一次大戦当時の危なっかしいフォッカー機に乗ってそこに来たのだったが――そこから先のフライトはまったくないのがわかった。アフリカの国の間を移動するのは、「振り出しに戻れ」といったありがたくない桝《ます》にたびたび入ってしまう、すごろくのようなものだ。

今日では、まずヨーロッパのどこかの国に出て、それから改めて目的のアフリカの国に入るというほうが普通である。そのほうが簡単で、はるかに快適、安全だからだ。だがそのときのわたしは、その選択肢はとらなかった。とにかく急いで行きたかったからだ。アフリカの飛行機の運航予定は、あてにならないので有名である。アフリカ大陸では、運航予定などにはおかまいなく、自分たちの都合のよいときにだけ飛ぶナイジェリア航空とガーナ航空の二つが、それでももっともあてになる飛行機だと言われている。薄暗いターミナルで、飛ぶ予定の飛行機がやってくるのを一日かけて待つ、などというのは決してめずらしいことではない。そのときのわたしの状況がさらにややこしかったのは、アフリカの国々でシエラレオネと国交を結んでいた国が、ごくわずかだったためである。それで必要なビザをとるのも、ほとんど不可能だった。

キンシャサへの直行便が問題外だとわかったあと、残された方法はまずコートジボアールの首都アビジャンに行き、そこからさらにカメルーンのドゥアーラに行って、キンシャサに飛ぶというものだった。だがその中継地点になる両国のビザを、わたしはもっていなかった。それなのに、その両国のどこかで一泊して、調査器材一式を一晩中見張っていなければならないのだ。わたしは自分の機知と、税関職員の好意にすがるしかないようだった。

アビジャンの税関員は、訝《いぶか》しげな顔でわたしを見た。コートジボアールにいったいなんの用があるんだ？　わたしは説明する。いや、自分と器材をこの国に一泊させてほしいだけなんだ。ではなぜビザをもっていない？　わたしはなんとか納得してもらおうと努める。フリータウンではビザを取る方法がなかった。シエラレオネにはコートジボアールの大使館がないではないか。ザイールではいま恐ろしい疫病が流行っていて、わたしはとにかくすぐにそこに行かなければならないのだ。それがそんなに理解しにくいことなんだろうか。

そのうちに、この苦況を脱するにはなにがしかの「心づけ」が必要なのだとわかってきた。だがわたしの主義として、そんなことをするつもりはなかった。いくら相手が、そういう職務権限をもっていたとしてもである。わたしはアメリカ政府の代表として、そうした安易な、このあたりでは慣習になっているらしい「賄賂」を、その貪欲な手に握らせるわけにはいかないのだ。いくらアフリカでも、こちらが正論で押せば、向こうが折れるだろうとわたしは考えた。一晩泊まることくらい、許してくれたっていいはずだ。とうとう、税関員が折れた。といっても、それですべて解決したわけではない。賄賂を使わないなら、建前上、なにか公式の書類がいるのだ。

「では、パスポートを預かる」と、税関員は言った。

いやはや。パスポートを人質にとられるなんて。そんなばかなことをするわけにはいかない。そこでわたしは、かわりに黄色いWHOのワクチン注射の証明書を手渡した。税関員はためつすがめつそれを見て、どうしたものかと迷っているようだった。だがついに、それがいちおう公式の書類らしく、またわたしにとって、旅をつづけるためになくてはならないものらしいとわかると、肩をすぼめて、通れというジェスチャーをした。

カメルーンでも、まったく同じことが繰り返された。そしてようやくザイールの首都に入ったのは、十月二十三日だった。キンシャサの空港は、昔この国を訪れたときと少しも変わっていなかった。そこは混乱と汚職の舞台——旅行者たちが難民のように押し寄せ、近代的な装備に身をかためながら近代的な訓練はいっさい受けていない兵士たちが、ものものしい警戒体制を敷いている、暗黒の場所だった。わたしはザイールのビザももっていなかったが、調査チームに加わるようにとのWHOの要請状のコピーをもっていた。だが、ここではそんなものは必要なかった。来訪の目的を告げると、それでもうあとはなにもいらなかったからだ。空港関係者はだれもが——メイインガ看護師が死んでからはとくに——自国で起きている疫病の流行を知っていた。そうした状況では、無理に建前を整える必要もない。ただ、医療器材の入った木箱を通そうとすると、税関員に止められた。「ちょっと待った。それは明日まで預かったほうがよさそうだな」

言いたいことは明らかだった。わたしは税関員に、それはきみがもっていても役に立つようなものではないが、もしどうしても一晩預かりたいと言うなら、明日WHOの使いが取りに来るまで、喜んで預けておくよ、と言った。税関員はちょっとしょんぼりした。「今日はついてる」と思ったのが思いすごしで、シンバ・ビールの二、三杯でも余分に飲めると思った期待がしぼんでしまったのだ。税関員は、もう預かるとは言わなかった。

通関をすませてようやく外に出ると、さすがに疲れていたが、同時にわくわくもしていた。カールのチームの一人が、迎えに来てくれていた。

「悪い知らせだ」わたしが車に乗り込むのを待って、迎えに来た人物は言った。「疫病は、すでにこの町にも来ている。町中がパニックさ。ンガリエマ病院は完全に隔離された」それからわたしのほうを見て、無理に笑みを浮かべると、言った。「キンシャサへようこそ、ドクター・マコーミック」

5　闘いの足がかり

通関をすませて三十分後、わたしの乗った車は混みあったキンシャサの道路を走っていた。前に訪れたときと比べて、町はかなり荒廃している。通り過ぎる人々は、いかにもパニックに陥っているというようには見えなかったが、それでもみんな、なにが起きているのかは知っている、そんな感じだった。おそらくメイインガという名前は知らなくても、「ヤンブクから来た看護師」が得体の知れない疫病で死んだという噂は聞いているに違いない。そしてそれは、恐ろしい事実だった。キンシャサの町が汚染されたということは、町にいるだれもが、感染している可能性をもっているということだからだ。知らない人間に出会ったら、相手がウイルスをもっていないと証明しないかぎり、もっていると思ったほうがいい。だがウイルスをもっていないと証明することなど、だれにもできはしないのだ。その未知の疫病で、今日は一人が死んだ。だが明日は、十五人、二十人の人が死ぬかもしれない。だれも、なにも、たしかなことはわからなかった。それで、みな怯えていた。

WHO（世界保健機関）の調査チームは、キンシャサのフォメトロと呼ばれる施設に落ち着いていた。ベルギー政府と伝道団が協同で運営している施設だった。フォメトロというのは、フォンズ・メディカル・トロピカル（熱帯医療基金）の略である。そこは宿と倉庫、それに自動車の待機場所の役割も果たしていた。と同時に、伝道団の医療活動の中心地でもあった。その医療活動にはママ・イェモ病院の運営も含まれていた。ママ・イェモ病院では、まだそのウイルスによると見られる患者は出ていなかったが、ビル・クローズをはじめとする病院のスタッフは、危険を冒すわけにはいかなかった。ママ・イェモ病院は、ベッド数二千という大病院である。それだけ多くの患者をかかえ、しかも毎日、新たに百人近い赤ん坊が生まれているのだ。ひとたび感染が起きたらたいへんなことになる。ビルはいかなる感染のリスクも避けるため、早々に隔離体制をつくりあげた。新しい入院患者は注意深く診察され、どんなわずかな症状でも、ウイルスによると思われる症状を現わしている場合は、すべて隔離病棟に移され、そこで綿密に監視された。

ママ・イェモ病院では、そのウイルスに感染したと確認された患者はまだいなかった。だがンガリエマ病院では、事情は違った。感染して運び込まれてきた患者が亡くなり、その患者から感染した看護師がすでに死んだのである。ここでの隔離体制は厳重にならざるを得なかった。そしてそれは、スタッフにとってたいへん骨の折れる仕事だった。二号館と呼ばれる病棟が、まず隔離病棟に指定された。もっともそこの患者は、その建物のなかなら自由に歩きまわってよい。一方、五号館は、ウイルスにさらされた病院スタッフのための隔離病棟と決められた。少なくとも三十七人が、メイインガ看護師と接触したことがわかっていた。そのンガリエマ病院で隔離体制を取り仕切っていたのは、南アフリカ生まれの医師、マルガレータ・イサークソンである。顔が半分隠れるような大きなメガネをかけた、小柄でエネルギッシュな女性だ。一時はイスラエル空軍の落下傘部隊に所属していたという話で、命令を下すのには慣れていた。また、その命令に、有無を言わせず従わせるのにも慣れていた。たいへんな緊張状態のなかで、なんとか病院内の統制が保たれていたのはイサークソン医師がいたからだろう。病院内には恐怖が満ちていた。患者たちの目のなかにも、恐怖の色がありありと浮かんでいた。おまえはもう感染しているのか？　わたしは？　わたしはもう死にかかっているのだろうか？

そうした状況下で、鋼鉄の意志をもったイサークソン医師は、とにかくパニックが起きないようにと尽力していた。何事もなく、順調なときでさえ、物事がきちんとは行なわれないキンシャサのような町で、厳重な隔離体制を維持するのは、実際たいへんな仕事だった。隔離病棟にいる患者たちが出歩かないように見張るのはもちろんのこと、彼らに食事が行きわたっているのを確認し、家族には患者の病状を頻繁に知らせる。なにをおいても大事なのは、患者の家族が隔離病棟に入り込まないようにすることだった。アフリカでは、これはむずかしい。患者の入院が決まれば、その家族も一緒に病院に引っ越してくるのが習わしだからである。通常、患者は病院では満足に食べさせてもらえないからだ。いや、基本的な看護さえ、受けられないおそれがある。そうしたことは、アフリカの病院では家族がやることになっているのだ。そういうわけで、イサークソン医師が家族に病院に来るのを禁じたのは、前例のないことだった。

毎朝、入院患者の家族たちは病院前にキャンプして、だれか責任のある者が出てくるのを待っている。それから質問がはじまる。どうして病院は、われわれを愛する家族に会わせないなんて言うんだ？　ちゃんと食べているかどうか、だれが面倒をみてくれる？　容体が悪くなったとき、自分たちがそばにいてやらないで、いったいだれがいてくれるんだ？　イサークソン医師は、自らそうした家族の前に出ていった。そして、気持ちはよくわかる、と言った。「でもどうしようもないの。感染の危険がなくなるまで、入院している家族には会えないわ。みなさんだって病気になりたくはないでしょう？」

なりたくはない、と家族はこたえた。どうやら事情はわかったようだ。引き上げていく。

だが翌日、また同じようにやってきて、愛する者が入れられている病棟を探そうとする。またしてもイサークソン医師は出ていって、家族たちにできることはなにもないのだと説明する。とにかく、完全な隔離が必要だった。

キンシャサに着いてまる一日もたたないうちに、わたしは最初の会議に出席するように言われた。メンバーは、WHOのチームと地元保健省の役人たちである。出席者はみな、カールの意見に従った。だから、ほとんどの場面で采配を振るったのはカールだった。また当然、そうなるべきでもあった。カールはメンバーのなかで、だれよりウイルスについて詳しかった。それだけではない。中南米諸国で疫学調査を指導してきた経験から、異文化のなかで予想外の事態に直面したとき、それにどう柔軟に対応するかを心得ていた。その柔軟さなしには、そのときヤンブクで起きていた流行に立ち向かうチームを率いることなど、できはしなかったのである。

そういうわけで、事実上のリーダーはカールだったが、会議自体は保健省のングウェテ・キヘラ医師が議長となって進められた。ベルギーとカナダで公衆衛生を学んだというキヘラ医師は、小柄で丸顔の、弁舌さわやかな人物である。多少の英語なら話すこともできた。だがそれだけでは外国人チームを一つにまとめ、指示を出すには不十分だ。しかも感染症や、そのよくわかっていない大流行の管理という問題については、まったくの素人だった。すすんで協力したい気持ちは当然あっただろうが、祖国で起きている危機的な状況を解決するためには、全面的にWHOのチームに頼らなければならないのは明らかだった。そのときの危機的な状況を解決すること――それがわたしたちに課せられた仕事だった。

仕事を進めていくうえではさまざまな問題が起きる。だがそのときのわたしたちにもっとも気がかりだった問題は、疫病の発生地に向けて飛び立ったジョエル・ブリーマンのチームがどうなったかということだった。一行はキンシャサに着いて数時間のうちに再び飛行機に乗り、飛び立っていた。今頃はヤンブクに着いているはずだ。わたしたちは大いに心配していた。なにが起きても不思議はないのだ。わたしたちにわかっているのは、一行がキンシャサを飛び立ち、ヤンブクの南百三十キロの地点にある川沿いの町、ブンバに向かったということだけである。それが五日前だった。それから一行は、いっさいの連絡を絶っていた。驚いたことに、こちらからどうやって連絡をとったらいいか、知っている者はだれもいなかった。わたしはしばらく考えて、ひょっとしたらその問題はわりと簡単に片づくかもしれないと思いついた。昔ザイールにいたときの経験から、国内にいるだれかに連絡を取ろうと思ったら、伝道団の助けを借りるのがいちばんだということを知っていたからだ。アフリカにいる伝道団は、それぞれ独自の連絡網「ジャングル通信」をもっていて、ここザイールの伝道団も例外ではなかった。キンシャサの町をひと通り調べて、わたしはヤンブクからそれほど離れていないところに、北アメリカの伝道団によって運営されている野外基地があるのを見つけた。さらに重要なのは、この伝道団では無線機をもっていて、キンシャサにいる仲間と日々交信しているということだった。翌朝、わたしはそのキンシャサの伝道団の基地に行って、無線機の前に坐り、ヤンブクからその朝の交信が入るのを待っていた。連絡が入るとすぐ、わたしはわたしたちの直面している問題を説明した。そして、そちらでだれか、ジョエル・ブリーマンとその一行を探し、この無線に出してもらうことはできないだろうかと頼んでみた。あるいはそこまでは無理でも、彼らがいまどんな状況にあるか、なにかわかったら知らせてもらえないだろうか、と頼んだ。わかった、夕方までにだれかが無線で連絡しよう、と伝道団のメンバーは請け合ってくれた。

十二時間後、わたしはまた伝道団の基地に行った。するとよいニュースが届いていた。ジョエルの一行のいる場所がわかり、メンバーはみな元気だということだった。翌朝、ブリーマン自身が無線で連絡を入れることになったという。わたしはそのときジョエルをよくは知らなかったが、面識はあった。ジョエルはクマのように大柄で、身長はゆうに百八十センチを超え、深夜のディスクジョッキーのような艶のあるバリトンの声で話す人物である。そしてなによりも、大きな困難や冒険に挑むのが好きだった。それがミシガンの、公衆衛生局の役人の職を捨てて、アッパー半島よりもはるかに愛想のない地域での、エボラ調査に加わった理由だと言われていた。やや巻き舌がきつすぎたが、フランス語にも堪能だった。天然痘の撲滅のためにフランス統治時代の西アフリカに何年もいて、アフリカのことはよく知っていた。そのジョエル・ブリーマンとようやく連絡がついて、ブリーマンはキンシャサを飛び立ってからいったいなにがあったのかを手短に話した。

「ザイール空軍のパイロットに、空港で落とされてね、いやほんとに」ブンバに着いたときのことを、ジョエルはそう言った。「連中ときたら、滑走路に降りたあともエンジンを切るのはいやだと言うんだから。C-130の後ろのドアを開けて、さあ荷物をもってとっとと出ていけ、というわけさ。で、わたしたちが降りると、文字通りあっという間に飛んでいったね」

一行はそれからヤンブクに向かったが、途中、沿線の村々に寄り、疫病にかかった人がいないかをきいてまわった。そうした村では新しい患者は見つからなかったが、村人たちはその病気のことは十分に承知しているようだった、とジョエルは言った。病気に感染するのを恐れて車にぎゅうぎゅうに乗り込み、だれもかれもヤンブクからつづく幹線道路に逃げ出していたらしい。また多くの村が、自発的に隔離体制を敷いていた。よそ者は村に入れないようにし、その村の住人でも、しばらく留守にして帰ってきたような場合には、病気の徴候がないか、よく調べてから入れるのである。天然痘との長年にわたる闘いの結果、村人たちは、つらいことではあるけれども、そうした自主規制が必要だということを学んでいたのだった。

ジョエルたちがヤンブクに着くと、町は混乱していた。病院には人気《ひとけ》がなかった。スタッフの多くが感染して死んでしまったのだ。感染の危険にさらされたと思った患者たちは、自分の村に帰ってしまった。残った者は、感染したかどうかわかるのを、怯えながら待っていた。ヤンブク伝道会病院は感染者の避難所になるどころか、流行の拠点になったらしい、とジョエルが言った。滅菌処置が行なわれていなかったこと、とりわけ汚染された注射針を何度も使ったことが、感染を広げてしまった一つの大きな原因だった。

「出血熱の患者はまだ増えているようだ」と、ジョエルはつづけた。「だが、この新しいウイルスによるものかどうかははっきりしない。病院は閉鎖されていて、もうみんなヤンブクへは来ない。症状が出ても、村にそのままいるから、いったいどうなっているのかわからんのだ」

スイッチを切る前に、わたしはこちらでザイール軍と連絡をとって、ブンバに迎えの飛行機を手配するから、と言った。しかしブンバまで飛んでくれるだれかを見つけるのは、容易なことではなかった。ザイール軍の将校たちは、このウイルスが空気感染すると思い込んでいて、それこそブンバの空気を一息でも吸えば、死んでしまうと信じていた。さらに悪いことに、ジョエルのチームのメンバーが一人も感染していないと証明することは不可能だった。そこでわたしたちは例のモブツの友人、ビルに助けを求めた。

ビルとは知り合ってからまだそんなに経っていなかったが、とても信頼のおける人物だという感じがした。そして、なにかを手配するということにかけては天才的だった。あのママ・イェモ病院を取り仕切っていたのだから、当然と言えば当然だ。なにもかも腐敗したようなこの国で、怠惰と無能を許さない姿勢はぬきんでていた。加えてビルは楽天家だった。医療ボランティアとして、最初に不毛の奥地にやってきたときの理想主義を、ママ・イェモでもまだもちつづけていた。緊張とストレスで、ほかの者ならとっくに投げ出しただろうと思われる仕事を、ずっとつづけていたのだ。そういうわけだったから、ビルがモブツ大統領にかけあってからわたしたちのところへやってきて、ジョエルの一行を迎えにいく北への飛行機を、なんとか手配できそうだと伝えてきたとき、正直言って、それほど驚いたわけではなかった。とはいっても、空軍のパイロットは例によって、ブンバに着いても飛行機から降りようとはせず、ジョエルたちが乗り込むと、コックピットからはできるだけ離れたところに坐るようにと指示したそうである。

キンシャサに着いて四日目、さらに悪いニュースが届いた。今度のニュースはキンシャサからでも、ヤンブクからでもなかった。ヤンブクから北東へ八百キロほどいったスーダン南部を、同じウイルスが襲っているというのだ。そこで流行している疫病は、数人の死者を出したヤンブクの疫病と酷似していた。二つの疫病にはつながりがあるのだろうか。スーダンでの疫病の発生は、ザイールより早く起きていたらしいが、そうなると、二つの疫病につながりがあるとするなら、それはまずスーダンで起き、ザイールに広まったことになる。その場合、ウイルスは国境を越えて南西方向に進み、一八七〇年代にリビングストンが探検した当時とほとんど変わっていないルートで、ザイールの奥地に至ったことになる。これはやはり、だれかが実際にスーダン国境まで出かけ、それら二つの疫病に関連性があるかどうか、調べてこなければなるまい。そのとき、わたしは思った。そのだれかが、わたしであっていけないはずはない。

カールは、わたしの申し出に反対しなかった。調査チームのほかのメンバーも、一人も反対しなかった。おそらくは、ほかに行きたい人がいなかったのだろう。そのときわたしが行こうとしていた地域は、地球上のあらゆる「表《おもて》」から遠い奥地だった。その地域の外に住む人間には、なかがどうなっているのか見当もつかない、そんなところだったのだ。わたしはなにかの助けになるだろうと思い、その地域のミシュランの地図を携えていった。あとでわかったことだが、その地図は崇高なまでの楽天家が描いたもののようだった。地図のなかにある場所を探す以前に、その地図を信じられるかどうかという挑戦を受けているようだった。おまけに地図に書かれた忠告が、いっそうこちらの不安を募らせる。「道がはっきりしないところでは、ガイドや進路指示器が必須。そうした地域に、車一台で乗り込むのは、愚かな行為である」なるほど、いい忠告だ。それから、きわめて興味深いつぎのような情報。「国境付近については、必ずしもここに描かれた通りではない可能性もある」このみじめな敗北宣言が、有名地図メーカーの口から出たものだけに、重かった。

わたしが国境地帯へ調査に出かけているあいだ、残りのメンバーの大多数はヤンブクで、新たな感染者を探すことに決まった。順調にいけば、感染域を限定できるだろう。同時に、ベルギーの眠り病の専門家、シモン・ヴァン・ノイヴェンホーヴ率いるWHOのべつのチームが、オート・ザイールと呼ばれるもっと南の地域で、調査をはじめることになった。

キンシャサを出発する二、三日前、ヤンブクでの流行はおさまりつつあるという連絡があった。だがそれで本当に危険は去ったのか、だれも確信はもてなかった。もしかしたら疫病は、まだ森の奥深くで人知れず、猛威をふるっているかもしれないのだ。それに流行が終息する気配を見せたということは、第二の調査チームもできるだけ早くヤンブクに行かなければならないということだった。ウイルスがヤンブクにとどまっているあいだに、なんとかしなければならない。周辺の村々に広がってしまってからでは、感染を食い止めるのは不可能だからだ。

いよいよ、北に向かって出発する日がきた。十月三十日、キンシャサに着いてちょうど一週間が経っていた。朝早く、三つのチームはンジリ空港の滑走路に集まった。ヤンブクに向かうチームと、あと二つの小さなグループ――シモン率いる調査チームと、わたしと一緒に北に行くチーム――である。空軍の兵士が三台のランドローバーと四十缶のディーゼル燃料、相当な「年代物」の軍の食料を何箱かと、そのほか必要な物資をC－130兵員輸送機に積み込む。そのようすを見ているうちに、お馴染みの、不安と期待の入り交じった落ち着かない気分になってきた。今度のようなことをするのははじめてだ。行く先にはなにが待ち構えているかわからない。だがそれでも、出発が待ちきれない気持ちだった。

しかし、待たなければならなかった。

飛行機の片側に並んだジャンプシートに坐り、シートベルトを締めたとたん、わたしたちはすぐに出発するものと思い込んでいた。だが、なにも起こらなかった。

エンジンはかからない。飛行機は動かなかった。しばらく待ってみた。それでもなにも起こらなかった。そのうちに、どうして出発が遅れているのか明らかになった。滑走路の上で、空軍将校がパイロットと話している。上官のなにがしが乗るまでは、いや、上官ではなくその将校の親類かもしれないが、飛行機を出発させてはならないというのである。

そのうえなにか、ブンバへ運ぶ荷物を一緒に載せろと言っているようだった。だれもその将校に逆らう者はいない。実際、こうしたことは日常的に起こるのだ。ザイールでは、どんな権力であれ、手にした者はそれを行使するのに、なんのためらいも見せない。権力を手にしながらそれを使わないと、永久に失ってしまうとでも思っているかのようだ。

やっと飛び立つと、ブンバへは二時間で着いた。赤土の滑走路に降り立つとすぐ、たくさんの人たちが何事かと走ってきた。多くはこどもたちで、口をぽかんと開けたまま、荷物が下ろされるのを眺めている。ブンバでは事件は少ない。輸送機の到着は、それだけでたいへんな事件なのだ。

そのあと飛行機はキサンガニに飛んだ。着いたのは、午後遅くになってからだった。この町は、まさに赤道直下にある。それで六時すぎ、日没はまさに突然やってくる。あたりは一気に闇に包まれるのだ。その前にかろうじて、二台のランドローバーと必要な物資をC－130から下ろし、宿舎を見つけた。宿舎は地元のカトリックの施設だった。なかに入ってまず気がついたのは、壁にかけられた宣教師たちの肖像写真だった。かつてそこで働いていた宣教師たちである。すでにみな死んでいた。十年前、カトリックから改宗したザイール軍兵士に殺されたのである。それらの肖像写真を眺めながら、その地域がそんなに危険なのは、疫病のせいだけではないということを、わたしは苦々しく思い出した。

ところで、この地で疫病を引き起こしたウイルスに名前がつけられることになった。名誉ある命名者に選ばれたのは、カールである。ヤンブクというのが関係者のあいだでまず思い浮かぶ名前だったが、カールは違う名前のほうがいいと思ったようだった。たぶん、ヤンブクの町にそれ以上、嫌な思いをさせたくはなかったのだろう。地図を見て、カールはヤンブクのすぐ近くを流れている川があるのに気づいた。そしてその川の名を、新しいウイルスの名にすることにした。川の名は、エボラ川だった。

6　エボラ追跡

キサンガニには病気の流行について知っている人がいないとわかったので、そこからさらに二百キロほど北東のイシロの町まで行ってみることにした。イシロは、キサンガニからスーダン国境までのあいだで、もっとも大きな町である。そこへは一人で、といっても運転手だけは連れて、行くことになった。もっとも運転手の性格と態度を考えたら、自分一人で行くほうがはるかによかった。運転手は、口がきけないのではないかと思うほど無口だったが、その押し黙った態度には敵意が感じられ、ことあるごとに、北へ向かうわたしの運転手を務めることになるなんて、自分もひどい目にあったものだ、と言いたげなようすを見せた。しかも、本業の運転もうまくないことがすぐにわかった。そのくせグランプリにでも出場しているかのようなスピードで、轍《わだち》ででこぼこになった道を、破滅に向かって（と、わたしには思えた）ぶっ飛ばす。だが文句を言おうとすれば、いや、もう少し慎重にと頼むだけでも、「おれがどんな運転をしようと、おまえの知ったことか」と言わんばかりの顔で、わたしを睨《にら》みつけるのだ。問題は、運転手の選択に関して、わたしには決定権がなかったということである。選んだのは、調査チームだった。その運転手がスーダンとの国境地域の地勢や慣習に詳しく、わたしの助けになるだろうというのが選任の理由だった。実際にはそれも怪しかった。だがミシュランの地図が役に立ちそうもない以上、与えられた状況でよしとするしかない。なんとか無事に旅をつづけられるように、わたしはそれだけ願うことにした。

雨季に入っていて、普段からよくない道路の状態はいっそう悪くなっていた。降りつづく雨のせいで、土は濃い赤色の泥になっている。だがちょっと見ただけでは固そうにも見え、なにも知らない運転手は泥沼にはまり込む。土壌は主としてラテライトで、含まれている鉄分のために赤錆色をしている。この土壌は、見ただけではわからないが、雨に濡れると凍った湖のように滑る。だからいつもなら重い泥を押し退けて進むことのできるタイヤも、スリップして言うことをきかなくなるのだ。そうした状況では、時速十五キロから二十五キロというゆっくりした速度で行かなければならない。もっともその道路はその地域のほかの道と違って、イシロへの幹線道路である。それでいちおう、途切れることなくつづいてはいた。また、すでに深くついている二本の轍《わだち》が、たまたまわたしたちのランドローバーにぴたりと合ったのも幸運だった。

垂れこめた霧のせいで、サバンナ地帯にお馴染みの生い茂ったガマも、幻のようにぼんやりと見えた。車の近づく音に、サルやアンテロープ、ヒヒが驚いて逃げ出し、霧の奥へ姿を消す。遠くから、動物の鋭い鳴き声が聞こえた。頭上に鳥たちが旋回していたが、その姿もやがて灰色の空のかなたに消えた。それから、あたりは不思議なほど静まりかえった。その後長いあいだ、聞こえるのはランドローバーのエンジンの音と、車の屋根に当たる雨の音だけだった。

その地域には、医療施設らしきものはほとんどなく、医者もあまりいなかった。かわりに人々が頼っているのは、簡単な治療法についても教えてくれる地元の薬剤師である。だからどこかで疫病が流行したとすれば、その地域の薬剤師にきけば知っているはずだった。同時に、村の顔役や学校の教師にもきいてみる必要がある。どんな人でも情報を提供してくれそうな人には話を聞いてみなければならない。人々は、たいてい協力的だった。が、それにもかかわらず、実際にはどんな状況なのかよくはわからなかった。地元の通訳を介して話していたから、なにか重要なことが抜け落ちている可能性もあった。だがそれ以前の問題として、わたしが接しているのがまったく外の世界を知らない人たちで、外国人というものをなにか特別な存在としてめずらしがっている場合が多いということがあった。わたしの質問にこたえてくれている人が、正確な情報を伝えてくれているのか、それともただわたしが喜びそうなことを言っているだけなのか、どうも判然としなかったのである。

「このあたりで、熱が出たとか、出血したとかいう人はいませんか？」

「ああ、いるともさ」と、彼らはこたえる。「そういうこたぁ、よくあるからな」

だがそのあとで、だからといってそういうことが最近あったというわけではない、といいでつけ加える。それにもちろん、彼らの言っている病気が本当にエボラ出血熱かどうかはわからなかった。アフリカには、病気はたくさんあるのだ。若く元気な人が、突然病気になって死ぬというのもめずらしいことではない。経験のある医師でも、そうした未開の土地で、ある特定の病気の診断を下すのはむずかしいだろう。ましてや適切な治療法となると、とてつもなくむずかしいに違いない。ところでわたしは、エボラについて知っている人がいないか探すのに夢中で、その日かなり遅くなるまで、キサンガニを出てからにも食べていないのに気づかなかった。運転手が行く先々で、わたしに冷たい目を向けていたのは、そのせいだったのだろう。つぎの村で市場かどこかに止まり、なにか食べる物を探そうと提案すると、そのとき運転手はその日いちばんの反応を見せた。

ところがつぎの村にきてみると、食物はまったくなかった。市場と言えるようなものはなく、店には物がなかった。村中どこを探しても、そんなふうだった。この地域にくるにあたっては、かなり厳しいスパルタ的な状況は覚悟してきたが、ここまでとは思わなかった。人々は自分でつくったものを食べ、売るほどのものは残らないのだろう。わたしはそれまで、軍の食料には手をつけないできた。恐かったのだ。この三十年ものの食料の缶詰の一缶が傷んでいて、食べられないとわかったらどうなる？　残りのすべての缶も、おそらくだめになっているということだ。そうしたら、食物はなにもないと宣告されたことになるではないか。

道路脇に車を止めたが、外には出なかった。雨がかなり強く降っていて、窓の外の景色もおぼろげにしか見えなくなっていた。わたしは缶を二つ取り出した。運転手は露骨に疑わしげな目つきをして、缶を開けるわたしの手元を見ている。「大丈夫そうだ」と、運転手に声をかけたが、われながら説得力には乏しかった。わたしは自分のほうにチキンを残し、運転手にターキーと書かれた缶を手渡した。缶にはほかに、チーズ、ピーナッツ、スープが入っている。わたしはチーズをつまみ、おそるおそるかじってみた。悪くない。いや、全然悪くないぞ。つぎにチキンを試した。悪くないどころか美味と言ってよかった。わたしは運転手に頷いてみせた。運転手のほうは、開けたばかりの缶に、まだ手をつけていない。

「大丈夫だって。いけるよ」

わたしのことばを信用したようすはなかったが、運転手は自分も食べてみる気になったようだった。試食の結果は、明らかに良好だったようだ。これで、今後はわたしの言うことをもっと信用するようになるだろうか。いやもちろん、そんなことはあてにはできない。

水にはもっと苦労した。わたしの苦況は、「老水夫のうた」の主人公にはお馴染みのものだろう。水はいたるところにあった。空から落ちつづけていたからである。だが飲み水は一滴もなかった。村の水飲み場や井戸から汲み出す水は、すべて汚染されていると思ったほうがよかった。それで、もってきていたヨードの錠剤を溶かして消毒しなければならなかった。ヨードは消毒臭くて、かなりまずい。だがヨードの強い味がするおかげで、本当にこの水は飲んでも大丈夫だろうか、という最後の不安も消えた。どんな微生物であれ、こんなにまずい液体のなかで生き抜き、わたしを病気にするほどの強さを保持していられるはずがない。

イシロに着く頃には、宵闇が迫ってきていた。無線交信ができるかどうか気になっていたので、無線機のアンテナを伸ばし、コードをひっぱり出してつないだ。それからスイッチを入れ、ダイヤルを合わせて、地元の局の放送を受信しようとした。だがキャッチできたのは、連絡を取り合う宣教師同士のことばだけだった。つぎにわたしは、だれかと交信できないかと試した。その間ずっと、例によって運転手が冷たい視線を投げかけているのを感じた。だがそれは無視して、わたしは呼びかけつづけた。

「こちら世界保健機関のドクター・マコーミックです。聞こえますか？」

応答はなかった。

アンテナの位置を変え、もう一度試す。まだ応答はなかった。雷で発生した空電によるガリガリという音がしただけである。いろいろ位置を変え、試してみたが、結局応答はなかった。無線機をもってきたことでどんなにか心強く、外の世界と交信できると安心していた自分のことを思うと、急に迷子になったような心細さに襲われた。だれも、わたしがどこにいるかを知らない。このまま無線が通じなければ、永久にわからないだろう。その晩、ともすれば絶望と孤独にくじけそうになる気持ちを、なんとかこらえながら眠りについた。さらに悪かったのは、人里離れた奥地を何百キロも踏査したあげく、疫病の痕跡を一つも見つけられずに帰る羽目になるのではないかという不安が、徐々にわいてきたことだった。国境を越えたスーダンでは流行しているとわかっていたが、必要な書類もなく、国境の向こう側に行くことはできそうもない。エボラウイルスを探してはじめての遠征に出たというのに、報告することが一つもなく、おめおめと空手で帰るのだろうか。

翌朝、イシロの町なかに出ていったが、運には見放されたままだった。だれもエボラのような病気は見たことも聞いたこともなかった。こうなったらもう少し北へ、もっとスーダン国境に近いところまで、行ってみるしかない。つぎの目的地は、八十キロほど先のドゥングという町だった。ドゥングへの道路は、道路と呼べるようなものではなかった。一九五九年から六〇年にかけてベルギー人が帰ってしまうと、北部の地域は荒れ放題になり、道路や橋が壊れても修理されることはなかった。道にはほかに走っている車はない。気がたしかなら、こんなところを走ったりはしないのだろう。だいいち、こんなところを走って、いったいどこへ行くというのだ？

わたしはだんだん本気で、今回の二つのエボラ出血熱の流行には、なにもつながりはないのではないかと思いはじめた。この地域の人々がどこかへ行くという場合、その交通手段は徒歩か自転車である。普通の人々の地平線は、一日で行ける範囲にかぎられている。ザイールとスーダンを行き来するのはとてつもなく困難で、多くの人が行き来しているとは考えられない。ウイルスをもった人が国境を越えてやってきて、べつの地域に流行を起こしたとは考えにくかった。エボラ出血熱の潜伏期間はわずか数日間である。しかも症状が出てしまえば、長い距離を歩いたり、自転車に乗ったりすることは不可能だ。それまでにわかったことはすべて、二つの流行に関連がないということを裏付けていた。その地域で、二つの国を行き来している人や貿易の話はまったく聞かなかった。あとから、二つの流行地を結ぶトラック便などの存在もないとわかった。その二点を結ぶ道を走っていたのは、知るかぎりでは、わたしの乗った車だけだった。

国境近くの地域がいかに外の世界から隔絶しているかは、わたしが村に入っていったときの人々の反応からも明らかだった。わたしはまるで、宇宙人かなにかのように迎えられた。こどもたちがわっと集まってきてまわりを取り囲み、真ん中に立っているめずらしい人間に目を見張る。白人を見るのは、おそらくはじめてなのだろう。なかには見慣れないわたしの姿に、怯えてしまう人たちもいた。近づくと、悲鳴をあげて逃げ去る。

おもしろかったが、戸惑った。

だが最初にわたしを見たショックから立ち直ると、人々は喜んで話をしてくれた。しかし、時間はかかった。アフリカでは、とりわけアフリカの奥地では、双方の家族が達者かどうか、細かいやりとりをしたあとでないと、話がはじまらないのである。道をきくだけでも、まるまる二時間話につき合う羽目になる危険性がある。そして経験から、最初に会った人にすぐ質問してはいけないというのもわかっていた。それは失礼なことなのである。まずだれか、紹介者を立てなければならないのだった。

ドゥングの近くまできたところで、わたしは運転手に車を止めるように言い、もう一度無線を試してみることにした。無線がつながらないことが、どうしても気になってしかたがなかったのだ。

「こちら世界保健機関のドクター・マコーミックです。どなたか聞こえませんか。応答願います」

少し待った。それからまた、同じことを繰り返した。そのとき、かすかに声が聞こえたように思った。わたしはダイヤルを調整した。

「こちらドクター・マコーミックです。聞こえますか」

「はい」かすかな声が言った。「聞こえます」

ついに、そこからおよそ百五十キロ南東にいったブニアの町の伝道団とつながったのだった。わたしは無線機の向こうの相手に、キンシャサのWHOチーム本部にこちらの調査の進展具合を——というか進展しなさ具合を——伝えてほしいと頼んだ。宣教師は喜んでそうしてくれるとこたえた。うれしかった。わたしの命綱は、切れてはいなかったのだ。

ドゥングで、わたしたちはそこの伝道団の施設の世話になった。そうした施設の人たちは寛大で、じつに親切だった。遠方からの来客は、伝道団にとってもめったにない娯楽なのだ。もっともそれは、夕食が終わる頃までの話だ。電気は自家発電によってまかなわれていて、それが使えるのは夕暮から二、三時間なのである。夕食後はみなすぐに寝る。村は静まりかえり、調理用に起こした最後の火も消えると、あたりはまったくの闇に包まれる。アフリカの奥地での楽しみの一つは、夜、戸外に出て、空を見上げることだ。そのとたん、幾千もの星々のまぶしいばかりの輝きに目を奪われ、畏敬の念に打たれる。こうした村に暮らすアフリカ人には、さぞかし宇宙は身近なものに感じられるに違いない。そうした感動があるからこそ、人々は貧しさと病気に苦しめられながらもここで暮らしつづけているのかもしれない。

たいていのアフリカ人と同じように、わたしも日が昇ると同時に活動をはじめた。ドゥングのまわりの村々を駆け足でまわって、エボラらしき出血熱がなかったか調べる。だがまたしても、そういう事例はなかった。ザイールのこの地域と、スーダン南部を結ぶ商業的なつながりも見つからなかった。ドゥングの人々はめったに遠出はしない。どうしてしないのか？　そんな必要がないからだった。

ドゥングのあと、さらに北のアバを目指すことにした。それにはまず、フェリーでウエレ川をわたらなければならなかった。フェリーと言っても、四隻の水漏れのするカヌーに厚板をわたしただけの、急ごしらえのじつに危なっかしい代物である。五トントラックでなくとも、ランドローバー一台で、十分にぐらつきそうに見えた。ウエレ川はスーダンとヤンブクを結ぶ幹線を横切るように流れていたが、フェリーを使う車はまれにしか来ないようで、このルートでウイルスが運ばれたと考えるのはやはり無理があるような気がした。

さて、フェリーの渡し守は、わたしたちのランドローバーを対岸まで安全に運ぶと愛想よく請け合った。そのことばを、必ずしも全面的に信じたわけではなかったが、ほかに方法もなかったので、わたしたちは車を厚板の上に乗り入れた。急に重みがかかって、板は激しく揺れたが、しかし、驚いたことに、沈まなかった。わたしも運転手も、フェリーが対岸に着くまで、そのまま車のなかにいるつもりはなかった。そんなに粋狂ではない。わたしたちは車を下りてカヌーに立ち、いまにも壊れそうなフェリーの上の不安定な荷物が無事対岸まで着くかどうか、はらはらしながら見守ることになった。漕ぎ手は懸命に漕ぎ、ほかの者は空缶で船底にたまった水をすくい出す。いつ船がひっくりかえっても不思議はないように見えた。そうなれば、みなそろって川のなかだ。だが奇跡的に、わたしたちは対岸に着いた。アフリカでは、どんな問題も必ず解決するのだ——ただし、予期していなかった形で。

ドゥングの宣教師は、車でアバに行くのはむずかしいと言っていたが、それは間違いだった。むずかしいのではなく、車で行くのは不可能なのだった。アバにいたるまでにはもう一本、べつの川をわたらなければならなかったが、その川のフェリーは「出払って」しまっていた。実際には少し前の嵐で停泊所から流され、どこかへ行ってしまったのだった。川には見渡すかぎり橋はかかっていなかった。おそらく、全然かかっていないのだろう。

わたしたちはしかたなく道を変え、ドルマという町に着いた。行ける範囲で、もっともスーダン国境に近い町である。そこで伝道所をやっている二人のイタリア人神父が、わたしたちを温かく迎え入れてくれた。二人は長らく訪問客はなかったと言い、とても親切にしてくれた。わたしは神父たちと、フランス語とイタリア語にたどたどしいスペイン語をまじえ、ときには少々の英単語も差し挟んで話をした。

夜になると、米と豆に卵を混ぜ、パームオイルで調理したそのあたりでお馴染みの料理が出され、わたしのためにわざわざ焼いてくれたというパンでもてなされた。パンはすっぱくて、苦みもあったが、神父たちは気にしているふうではなかった。二人はビールがなくてすまないと言いながら、水を出してくれたが、ありがたいことに煮沸してある水だったので、あの強烈なヨードの臭いを我慢しなくてすんだ。食事の最後に、地元の強い酒を寝酒にと出してきてくれた。ヤシ酒の味には慣れていたが、その酒は飛行機の燃料と硫酸でつくったのではあるまいかという味がした。神父の一人がパイプに火をつけたとき、冗談ではなく、炎があがって全員まる焦げになるのではないかと思ったほどだった。

強力な寝酒に頭がくらくらしてくると、神父の二人が寝る場所に案内してくれた。そこは倉庫で、中央に小さな簡易ベッドが置いてある。そのまわりを、じゃがいもの箱や小麦粉の袋、オートミールの缶などが取り囲んでいた。部屋にはそうした貯蔵品の臭いが充満している。のぞいてみると、小麦粉が黴《か》びていた。それでさっきのパンはあんな味がしたのだ。

疲れ果てて、わたしはすぐに眠り込んだ。

だが長くは眠っていられなかった。

キーキー鳴く声と、足元をなにかが動きまわる気配に、わたしは目を覚ました。いった

い、なにが起きたのだろう？　闇に目をこらし、わたしは事態を呑み込んだ。小麦粉とじ

ゃがいもを探しにやってきたネズミたちが、ベッドを取り囲むようにして駆けまわってい

た。わたしのほうで彼らに干渉しなければ、向こうもそうしておいてくれるだろう。しか

たなく、またベッドに横になって眠ったが、さすがにもうぐっすりというわけにはいかな

かった。翌朝、こちらにはかなりの数のネズミがいるようですね、とさりげなく言ってみ

た。しかし神父たちはまるで気にとめるふうもなかったので、わたしもその問題に深入り

するのはやめた。ネズミもタンパク源の一つだ、くらいに考えているのかもしれない。ア

フリカでは、かなりの地域でネズミを食べる。なかにはネズミはご馳走だと考えていると

ころもあるのである。

コーヒーと、例の黴パンの朝食をとりながら、これまでどこでもきいてきた同じ質問を

繰り返した。エボラ出血熱らしい病気を見たり聞いたりしたことがありませんか？　いや、

ない、と二人はこたえた。ドルマではそんな患者は見たことがない。では、国境を越えてわずか数キロ行っただけの、スーダン南部で起きている流行については知っていますか？　いや、それも聞いたことがない。そのうちに一人が言った。

「国境を越えて、ご自分でたしかめに行きたいとお考えですか？」

「ええ、できればそうしたいんですが、必要な書類がないんです。ビザもないし、どうしたら行けるのかわからなくて」

「ああ、それなら問題ありませんよ」と、神父が言った。「このあたりで顔のきく、大物村長のだれかが引き受けてくれると思います。なにもかもうまく取り計らってくれますよ。たぶん、自分のところの〝話し手〟も御供に貸してくれるでしょう」

〝話し手〟というのは、法律に詳しく通訳でもある、村のなかで教育のある人物をさして呼ぶ不思議な呼び名である。

そして本当に、そうなった。その日、わたしたちは近隣の村々をまわって、自分の村の話し手を喜んで貸してくれるという村長を見つけた。神父の言っていた通り、村長はわたしと運転手、それにその話し手が国境を越えるための書状を、北部ザイールと南部スーダンで広く使われているザンデ語で書いてくれた。わたしたち三人を通してくれるようにという依頼状である。書状が間違いなく正式なものに見えるように、村長は自分のスタンプを押して封印した。夕方、伝道所に戻ってから、わたしはまたキンシャサにメッセージを送ることができるかどうか試してみることにした。翌朝、スーダン国境を越えることを知らせたかったのだ。これまでのところ、まだエボラの証拠は一つも発見していなかった。だがそれも、変わろうとしていた。

7　見捨てられた病院

ドルマの町を出たときには、調査旅行に出てもう七日がすぎていた。だがここへきて、少なくともいい話し相手には恵まれた。村長が貸してくれた〝話し手〟が、とても優秀な若者だったからである。学校の教師をしていて、地元のリンガラ語とザンデ語のほかに、多少のフランス語なら話すことができた。加えて、わたしたちが通過する国境地域をよく知っていた。無愛想な運転手と正反対のこの若者が加わって、わたしはほっとしていた。

スーダンへつづく幹線道路は、道路とは言えないような道路だった。轍のあとはほとんど見られない。どうやらこの道は、あまり車の通行には使われていないらしい。国境には人気《ひとけ》がなかった。そこが国境だと気づいたのは、道にわたした間に合わせの標識――二股になった枝に棒をわたしただけの簡単な標識があったからである。どう見ても、本気で通行を止めているようには見えない。そこでわたしたちはその棒を持ち上げてはずし、勝手に国境を越えて、スーダンに入った。数キロ走ると、道路脇に壊れたトラックが止まっていた。すぐそばの道端に坐っていた男が、トラックの車軸がだめになって、運転手がキンシャサの町まで新しい部品を買いにいったのだと教えてくれた。キンシャサと言えば、最短距離で行っても千五百キロ以上、道路で行くとなると、さらにずっと遠い。その男は、運転手がそうやって現場を留守にするあいだ、トラックを見張っているために雇われたのだった。そのとき、見張りはすでに五週間目に入っていたが、新しい部品の調達にいった雇い主は、まだ当分戻ってきそうにない。だが男は、さして気にしているふうではなかった。どのみち、その辺に住んでいるのだ。そうやってトラックを見張るのが、当面の仕事である。ほかに仕事があるわけでもなかった。

スーダン国境と思われた地点を越えてから十五キロほど走ると、正式な検問所があった。とは言っても小さなコンパウンドに、司令官とその部下の兵士たちがいるだけの簡単なものだ。口髭を生やし、ずんぐりした体型の司令官が出てきて、わたしたちを迎えた。わたしたちが現われたことに、いささか面食らっているようだった。この方向から国境を越えてやってくる者などめったにいないので、驚いているのだろう。さていよいよ、村長が書いてくれた書状が威力を発揮するかどうか、ためしてみるときだ。最悪なのは、その場ですぐ帰れと命令されることだった。それではエボラが流行しているとわかっている地域に来ておきながら、なんの調査もできないのだから。

部下の兵士たちが興味津々のようすで見守るなか、司令官が手を差し出した。わたしは自分がどういう者か名乗りながら、書状を手渡した。司令官が書状に目を通す。どうやら村長のスタンプと封印が効を奏したようだった。書状から目をあげると、わたしを見て言った。

「スーダンへようこそ。なかでお茶でもさしあげよう」

友好的な対応にほっとして、わたしたち三人は司令官について検問所のコンパウンドのなかに入っていった。コンパウンドと言っても、ブリキ屋根の簡単な建物が二、三くっついて建っているにすぎない。倦怠と惰性が支配しているような場所だ。ここではもうずっと、なにごとも起きていないのだろう。司令官が命じて、兵士の一人がなまぬるいお茶を運んできた。

「ところで、スーダンにはなんの用で来たのかね？」と、司令官がきいた。

わたしは、スーダンでは高熱と出血をともなう感染症が起きていると聞いたが、と言った。表情の変化で、司令官もそのことを知っているのはすぐにわかった。

「ああ、あれか。ンザーラで起きた疫病のことだな。だがいまはもう、流行はマリーディのほうに移っているよ。州都だ」

ンザーラでの流行から数週間後に、マリーディでも流行が起きたということだった。そのときまで、まだ流行がつづいているという確信はなかったが、どうやらエボラは依然マリーディで猛威をふるっているようだった。

司令官はわたしのほうを向いて言った。

「だがどうもよくわからん。どうしてンザーラに行きたいんだ？」

「わたしは医者です。どうして流行が起こったのかを突き止めるのが仕事ですから」

司令官は、そんなことは聞いたことがないという顔をした。

「ンザーラでは、もう医者はいらんよ。医者が必要な連中は、もうみんな死んじまったんだから」

人口約三千人のンザーラの町は、およそ一世紀前のイギリス支配時代に、綿工場を中心にしてできた。ほとんどの住人が町はずれの家族用コンパウンドに住み、工場が町の収入源だった。そしてわたしの知るかぎり、その工場がエボラ流行の発祥地でもあった。

ンザーラに着くと、なにが待ち受けているかわからないという気がした。表面上は、変わったことはなにもなかった。人々はふつうに活動していて、パニックに陥っているとか、怯えているといったようすはまったくなかった。だが〝話し手〟が一人の男に病院への道をきくと、相手の態度は急に変わった。暗い顔つきになり、ぶっきらぼうな調子でぶつぶつこたえると、そそくさと行ってしまった。

「病院がどこにあるか、わかったかい？」と、わたしはきいた。

「はい。この通りを行ったところにあるそうです。でも、病院には行くなと言っていました。悪い場所だからと。それに、あそこにはもうだれもいないと言っていました」

「それはどうしてか、言ってた？」

「きいてみましたが、こたえてくれませんでした」

怖いというより、興味をかきたてられて、わたしは運転手に病院に行くようにと言った。運転手はなにも言わなかったが、明らかに行きたくないようすだった。病院どころか、その近くにも行きたくはないのだ。

病院は平屋のレンガの建物で、焦茶色の壁には傷がついていた。なかにはだれもいないようだった。ドアを押してみる。鍵はかかっていなかった。なかに入り、玄関口に立つと、そこはそのまま大きな空っぽの部屋につづいていた。乾いた血と排泄物の臭いが入り交じった、すえた臭いが漂っている。病室は、その一室しかないようだったから、男女共用で使われていたのだろう。ベッドは壊れたスプリングが剝出《むきだ》しになっていて、マットレスは見当たらなかった。マットレスは、それぞれの患者がもってくることになっていたらしい。だれかいないか呼んでみた。わたしの声だけが鈍く反響してかえってくる。

あきらめて帰ろうとしたとき、足音がしたように思った。振り返ると、髭を生やした、眠そうな顔の痩せた男が立っていた。白衣に染みがついている。

「ここの医者のムハンマドだが」と、男が言った。

自己紹介をしたあと、わたしは病院にいた人たちはみんなどうしたのかときいた。

「みんな行ってしまったよ。患者も、看護師も、だれもかれも。みんな逃げ出したのさ」

「でも、あなたは残っている……」

「わたしは医者だ。ほかに行くところはないよ」

「どうしてみんな逃げ出したんです？」

「ここの患者に起きたことを見たからね。あっというまに、それはたくさん死んだから。自分も危ないと思ったのさ。あわてて逃げていった。責めることはできないがね」

わたしが話しているのは、沈みゆく船と運命をともにしようという船長のようだった。

ムハンマド医師は、合わせて十三人の患者がそれまでに見たこともないような疫病にかかったと話した。

「そのうちの七人が死んだ。してやれることはなにもなかったよ」ムハンマド医師は、怒ったような、打ち拉《ひし》がれたような声で言った。

わたしは、いまも新しい患者が出ているようですか、ときいてみた。いや、と医師はこたえた。ンザーラでの流行は、五週間前におさまっていた。

「マリーディでは、まだ患者が出ているようだがね。あの町は政府によって隔離されているよ。物資の行き来もなし、人の行き来も禁じられている」（あとになってわたしは、そのせいでWHOの調査チームもマリーディのなかに入れなかったことを知った。彼らは南の州都のジューバーで、だいぶ長いこと待たされたのだった）

「その病気の症状は？」

「嚥下《えんげ》困難、全身の疼痛、目からの出血。歯茎からも出血していたな。それと、とてつもない高熱だ」

「ご覧になった、最初の患者について話してくださいますか？」

ムハンマド医師は、それが綿工場で働いていた二十代の青年で、町外れの家族用コンパウンドに住んでいたと話した。はじめはよくある症状で、その小さな病院に入院した。高熱、頭痛、喉の痛み、腹痛、下痢、血便などである。ところが、入院して六日もたたないうちに死んでしまったのだという。わたしの見たところ、それがスーダンにおけるエボラ出血熱の犠牲者第一号（指針症例）のようだった。

帰りぎわに、ムハンマド医師が言った。

「一つ言い忘れたが、患者を一人、マリーディに送ったよ。向こうの病院のほうが設備がいいからね」

ムハンマド医師は、わたしの表情の変化に気づいたようだった。

「どうしたね？　なにか、問題でも？」

「いえ、べつに」

すでに打ち拉《ひし》がれているムハンマド医師に、それ以上嫌な思いをさせたくはなかった。ただ、患者をマリーディに送ったことによって、エボラをマリーディの町に流行させることになってしまったのは間違いないような気がした。

アフリカの病院の常として、短い入院期間、指針症例は家族の手で世話をされていた。患者の死後、その兄弟が同じ病気になった。だが幸運にも、回復した。さらに興味深かったのは、患者の妻がもっと幸運だったことだ。妻は発病さえしなかった。あとから採取した血液を検査したところ、たしかに感染のあとはなかった。

ムハンマド医師と話したあと、わたしは指針症例の妻に会いにいった。わたしがその妻や、そのほかの町の人たちから聞き出したかったのは、患者がどこで感染したかということだった。だが患者の妻は緊張していて、質問されるのには慣れていなかった。おまけにとても引っ込み思案だった。アフリカの村では、普通、妻は夫が外でなにをしているか、あまり知らないのである。わたしは患者がどこで感染したのかを突き止めるために、病気になる前のようすを知りたかった。虫に刺されたようなことはなかったか。狩りに行かなかったか。汚染された可能性のある食物を食べなかったか。注射を受けなかったか。だが状況からして、そうしたことを聞き出すのは不可能だった。しかしその後の感染経路については、おおよその見当がついた。こうした地域では、病院がおもな感染ルートになりうるのである。注射針の使い回しや消毒薬の不足によって、ほかの患者も、世話をする家族も感染の危険にさらされる。だがそのほかにも、重要な感染ルートがあるのがすぐにわかった。アフリカでは、人々は埋葬の前に死体にさわる習慣がある。それは生き残った者たちにとって、死者がどんなに大切な人だったかを確認する愛情にあふれた行為である。家族は通常、棺を取り囲んで、死体にキスをするが、その前に、死体は「完全に」清められなければならない。それにはまず死体をきれいに洗い、体についたあらゆるものを取り去る。あらゆるもののなかには尿や便も含まれる。エボラの犠牲者の場合、糞便には血液が混入しているから、血液内に大量に存在するエボラウイルスは、死体を清める家族に感染してしまう。あとからわかったことだが、まさにそうして、マリーディでは感染が広がったのだった。

ンザーラのはずれにある綿工場は、いくつかのレンガと木製の建物からできていた。工場の敷地はさびたフェンスで囲まれ、かつては花や低木が植えられていたと思われる地面には、伸びきった芝や雑草が生い茂っている。建物は五、六十年前の植民地様式だった。窓にはほとんどガラスがなく、そのまま空洞になっているか、紙や板でふさいであるかどちらかだった。わずかに残っているガラスには、埃とすすがこびりついていた。建物のなかは薄暗かった。多くの電球が切れているか、なくなっていたからだ。植民地様式の建物の特徴で、天井は高く、ほとんどは動いていないようだったが、天井扇がついていた。なかに入って驚いたことは二つだった。一つは旧式の機械がうなる騒音がすごいこと。綜絖《そうこう》や杼《ひ》、巻棒がすさまじい音を立てている。ここでは産業博物館に陳列されているような旧式の機械がまだ使われていた。もう一つは空気中に漂う奇妙な臭いだった。綿の糸くずや埃、騒音に包まれたなかに、なんの臭いかはわからないが、異臭がした。それはどこかで嗅いだことがあるような、だがすぐにはなんの臭いか思い出せない臭いだった。建物の奥深くに入っていき、ふと高い天井を見上げて、わたしは臭いの正体がわかった。天井のかなりの部分が、灰色、もしくは黒色に変色している。真っ黒になってしまっているところもある。この色、この臭い——わたしには突然わかった。

コウモリだった。

アフリカの熱帯地域では、こうした建物にはたいてい天井にコウモリが住み着いている。夜になると、この夜行性の動物は、おそらく屋根の通気孔かなにかを通って外に出かけていく。キーキー鳴きながら、黒い雲となって、一斉に昆虫やくだものを探しに出る。朝になって帰ってくると、天井に逆さに吊り下がってゆっくり眠る。そのとき、うとうとしながら、糞をする。天井にべったりついたシミは、コウモリの糞だったのだ。そしてその天井から、糞は工場の床にも落ちてくる。鼻をつく悪臭の正体は、床にたまったコウモリの糞から発散されるアンモニア臭だったのである。それが糸くずや埃とともに舞い上がるわけだ。わたしは長くアフリカに暮らしていたから、コウモリが無害だということは知っている。夜になると、藁屋根やむしろの天井からよく家のなかに入ってきて、そんなときは野球用のグローブをはめてつかまえ、家の外に逃がしたりしたものだ。アフリカの人々はコウモリには慣れている。だからこの工場で働いている人たちも、天井にたくさんコウモリがいたところで驚いたりはしないだろう。しかし、もしかして、とわたしは思った。エボラの流行と、これらのコウモリとのあいだに、なんらかの関係があるということは考えられないだろうか。

8　死体に囲まれて

エボラウイルスは、自然界ではコウモリに寄生し、糞のなかに排出されるのだろうか。もしそうだとしたら、ウイルスはコウモリにはなんの病気も起こさないのだろうか。コウモリにはなんの害も及ぼさないが、人間や霊長類には致命的な打撃を与えるウイルスというのも、ウイルスの変異の能力を考えれば、ありえないことではない。だがコウモリがスーダン、あるいはそのほかの地域でのエボラの流行に関係があるかどうかということを、はっきりたしかめるのはむずかしい。ザイールのエボラ患者がコウモリと接触したという話は聞いていなかったが、コウモリはアフリカ中にあふれているのだ。それだけでコウモリは関係ないとも言えなかった。

感染が、スーダンからザイールに広がったと考えることは可能だろうか。わたしは、それはどうも無理なような気がした。もしコウモリが媒介したと考えた場合、一匹のコウモリではとてもそんな距離を飛べないから、複数のコウモリがウイルスをつぎつぎに伝達したことになる。またすでに見てきたことから判断して、人間の行き来による感染も、ほとんど可能性がない。ンザーラからヤンブクまで、いったいだれが行こうなどと考えるだろう。たとえ道なき道を行くのが苦にならない勇敢な人物だとしても、はるばるそんな遠くまで、なんの目的もなく行くだろうか。二つの町のあいだには、商取引もないのである。ンザーラの工場で生産される綿の糸や布は、ジューバーに運ばれ、そこからハルツームやナイロビに輸出される。それがザイールにも輸出されているという話は聞いたことがない。ザイールに輸出されたとしても、買う人などいないのに違いない。

ンザーラで三日間過ごしたあと、わたしはザイールに帰ることにした。ンザーラでの調査は興味深かったが、それ以上長くいても、スーダンとザイールの流行を結びつける証拠は見つかりそうもなかったからだ。あとできることは、ウイルスをもっている可能性のある動物を捕獲して調べることだったが、一定規模の調査に必要な器材や道具はもってきていなかった。わたしはヤンブクに帰ることに決め、ンザーラから北へ、中央アフリカ共和国（現在の中央アフリカ）のほうに向かって進んでみた。スーダンにうまく入ることができたので、今度はべつのルートで国境を越えてみようと考えたのだ。しかし国境から二十五キロのところまでくると、道路は倒木によってふさがれていた。回り道は不可能で、もちろん、倒木をどかすこともできない。どうしてそんなところに木が倒れているのか、周辺の住民はだれも知らなかったが、とにかく木は数ヵ月間、そこにそうやって倒れているのだった。だがその木が消えてくれたとしても、まだ問題があるのがわかった。その先で、また川をわたらなければならないというのである。そのためにはフェリーが要る。しかし問題は、その川にはフェリーがないということだった。

わたしたちはしかたなく引き返し、べつなところでエボラの調査をしようと考えた。雨が激しく降っていた。赤土の道路はいよいよすべりやすく、危険だった。ところが運転手は例によって、そんなことにはまったく頓着しない。少し前に道路脇で拾ったヒッチハイカーも、まるで気にしていないようだった。心配しているのはわたしだけだ。カーブを曲がるたびに、車はひどくスリップした。この危険な辺境の地で、ウイルスや弾丸に見舞われるのなら我慢もしよう。しかし交通事故となると、話が違う。わたしは何度も運転手に、スピードを落とすようにと言った。運転手はそのたびにわかったと頷《うなず》く。が、運転のやり方を変えるつもりはなさそうだった。それまでも、わたしの言うことには特別な敬意は払わずにきたのだ。その方針を、いまさら変える気がないのは明らかだった。ビリという名の小さな町を出たところで、運転手はわずかに盛り上がった轍の跡に乗り上げたまま、猛スピードを出した。すると突然、ランドローバーは安定を失い、タイヤを激しく空転させると、独楽《こま》のように回転した。窓の景色が木々の緑から泥の茶色へ、そして道路の赤色へ、一気に回転する。映画かなにかを早送りで見ているようだった。後ろに積んでいた五十ガロン入りのガソリンタンクが、車の壁にぶつかり大きな音を立てたのが聞こえた。固定されていなかったものはすべて、あらゆる方向に飛んだ。わたしは必死につかまるものを探したが、その間に車は二転三転して、金属のぶつかる激しい音とともに、ようやく横倒しになって着地した。

目を開けると、空が見えた。わたしは運転手の上に投げ出されていた。つぎに、耳をつんざくすさまじい悲鳴がするのに気づいた。悲鳴を上げているのは、さっき拾ったヒッチハイカーだった。

手足ががくがくしていたが、怪我はしていないようだったので、わたしは車から這い出した。なかなか立ち上がれない。もっともその点では、運転手のほうがたいへんだった。運転手は立ち上がるまでに、もっとずっと時間がかかった。だが、いちばんひどそうだったのはヒッチハイカーだった。痛みに悲鳴を上げている。

「頸《くび》の骨が折れた！」

まだ頭がぼんやりしていたが、それでもその男が大袈裟に言っているのだろうということとはわかった。本当に頸の骨が折れていたら、ふつうはそんな大声はあげられない。だが、手足を動かすことはできるのだろうか。近くに行って見てみると、手足は動くようだった。けれども、かなり痛むのはたしかなようだ。横にして、脳に重大な損傷がないかどうか調べる。筋肉が激しく痙攣《けいれん》していたが、それは鞭打ち症のためと思われた。だが男は自分では死ぬと思い込んでいて、ヒステリー状態になっている。いくらわたしが大丈夫だと言っても、耳には入らないようだった。きちんと調べるためには病院に行くしかないが、それには車が動かなければどうしようもない。

この騒ぎに近くの村から人々が集まってきていた。その村人たちに助けてもらって、わたしたちは横倒しになっていたランドローバーをもとの向きに直した。どのくらい傷んだかを調べなければならない。それほどひどくはないようだ。前がへこみ、窓ガラスが二枚砕けていたが、それでも「壊れた」ところまではいっていない。そこでわたしは、悲鳴を上げつづけているヒッチハイカーのところに戻った。なんとか頸を固定する方法を考えて、それからまっすぐに寝かせよう。だがその状態では、男を動かすことはできそうになかった。それまでのところ、どこも感覚はなくなっていないようだったが、重大な損傷の可能性がまったくないとは言えない。脊髄が切れかかっているのかもしれない。わたしはもってきていた医薬品箱をかきまわし、注射用のジアゼパム（精神安定剤）を取り出した。十ミリグラムを注射して、待つ。男は落ち着き、うつらうつらしはじめた。その間に、シャツやほかの布をまるめて、即席の頸の固定器具をつくる。それを男の頸の後ろと腕の下に差し入れて固定した。それから男をランドローバーの後部座席に寝かせる。男の近い親戚が三十キロほど先に住んでいるとわかったので、壊れかけたランドローバーでそこまで行けるかどうかやってみることにした。運よく、行くことができた。しかしそのあとは、まるまる二日間の修理が必要だった。

ようやくわたしがヤンブクに戻ったときには、ヤンブクチームの研究者たちはまだ調査の真っ最中だった。周辺の村で人々から話を聞き、血液のサンプルを採って、どのくらいの人が感染したかを調べていた。当然ながら、みな、わたしがヤンブクとンザーラの流行について、なんらかのつながりを見つけてきたかどうかを知りたがった。その点ではみなを失望させることになった。二つの流行を結びつける証拠はなにもなかった。

「ンザーラからヤンブクへ行こうと思ったら、四つの違った部族の居住域を通り抜けなければなりません」と、わたしは説明した。「そんなことをする意味はないし、そんな人はだれもいません」

だがその報告は、なかなか信じてもらえなかった。ほぼ同じ時期に起きた二つの流行に、なんらかのつながりを見出そうと考えるのは当然だ。だがわたしは、自分の見てきたことに自信があった。そしてそれは三年後、正しかったとわかるのである。

それからわたしはブンバに行った。ブンバに着くと、地元のカトリックの伝道所で一晩世話になり、翌日ブンバに物資を運んでくる軍の飛行機がキンシャサに帰るさい、便乗させてもらうことにした。午前十時、空港に行った。それが飛行機の到着予定時間だったからだが、もちろん、時間通りに来るなどとは期待していなかった。それで、実際に滑走路に飛行機を見たときには、本当に驚いた。だがその驚きも、飛行機の後ろを取り巻くように集まっていた一団の人々のようすを見たときの驚きに比べれば、たいしたものではなかった。集まった人のほとんどは女性で、顔に白いチョークを塗り、激しく泣きわめきながら胸をたたいていた。飛行機の後ろのほうで、なにか悲惨なことでも起きたのだろうか。近づいてみると、いくつかの木の箱が飛行機に乗せられているのが見えた。わたしは自分の目が信じられなかった。それは棺だった。なんとわたしは死体を乗せた飛行機で、キンシャサに帰るというわけだ。

エボラの犠牲者なのだろうか。わたしは近くにいた兵士になにが起こったのかときいた。

「彼らはパイロットであります」と、兵士がこたえた。「ヘリコプターを操縦していて、墜落したのであります」兵士はわたしを見て、それ以上のことを言うべきかどうかと考えているようだったが、つづけて言った。「天候が悪かったのです」さらにそれだけでは足りないと思ったのか、「燃料も足りませんでした」

「どうも」と、わたしは言って、歩き出した。

すると兵士は、もう一言つけ加えた。「それに彼らは飲んでいました。酔っ払っていたんです」

のちにわたしは、ヤンブクチームのメンバーだったピーター・ピオットが、その悲運のヘリコプターに便乗してキンシャサに帰る予定だったと聞いた。しかしピーターは、パイロットたちの状態を知り、賢明にも同乗を辞退したのである。ピーターとは、ザイールでエイズ調査プロジェクトを一緒にはじめてから親しくなった。ピーターがこのときのことを、その後何度も思い返したのは間違いないと思う。

墜落したヘリコプターの残骸と死体の回収には数日がかかったと言うから、死体はかなりの程度に腐乱していたのだろう。機内からはひどい臭いが漂ってきていた。わたしだって、同乗者には違うメンバーを選びたい。だがほかに選択肢はなかった。嘆き悲しんでいる白い顔の女性たちのあいだを縫うようにして、わたしは機内に乗り込んだ。悪臭は耐えがたかった。このまま二時間、ここに閉じこめられているなんて。そんなことに耐えられるはずがない。とは言っても、耐えるしかないのだった。そこでわたしは折りたたみ式の椅子をおろし、死体に囲まれて席についた。

9　ラッサ熱調査プロジェクト

シエラレオネのような貧しい国にあって、ジョン・カマラは数少ない「恵まれた人々」の一人だった。年齢は三十代半ば、シエラレオネではもっとも伝統のある、少数精鋭主義の一流教育機関、フーラ・ベイ大学の卒業生だった。ジョンは卒業と同時に、都会から遠く離れた貧しい東部の故郷、セグブウェマに帰った。そしてそこのホーリー・ゴースト・スクールで、歴史とフランス語の教師になった。ジョンは生徒たちの憧れを集める、人気教師だった。セグブウェマには、ジョンのような人材はほとんどいない。高等教育を受けた人間など、めったにいない土地柄なのである。人々はなんであれ、相談ごとがあるとジョンのところに行った。人々にとってジョンはただの教師ではなく、友人であり、不可解なフランス語の文法を解説してくれるように、サッカーの試合にも気軽に参加してくれる仲間だった。

がっしりした体格とすばらしい健康に恵まれていたジョンは、自分が病気になるかもしれないなどと、心配したことはほとんどなかった。だから一九七七年二月のある晩、漠とした不快感を感じて夜中に目を覚ましたとき、めずらしいこともあるものだと思った。触ってみると肌が熱く、少し頭痛もする。そして、激しいサッカーの試合のあとでもこうは痛まないというほど、筋肉痛がした。だがその日は、近くの村に住む家族のところに行ってきた日だった。道は相変わらず悪く、その上、ひどく暑くて埃っぽかった。あのたいへんな道中を考えたら、少しくらい具合が悪くなっても当然なような気がした。ジョンは寝返りをうつと、再び眠ろうとした。

だが翌朝、具合はさらに悪くなっていた。頭痛は激しくなり、筋肉痛もいっそうひどくなっている。熱もかなりあるようだった。知らない症状ではない、とジョンは思っただろう。毎日のようにマラリア患者が出る環境で育ったのだ。当然、自分もマラリアにかかったと思ったに違いない。セグブウェマでは――いや、アフリカの大部分の地域でそうなのだが――高熱、頭痛、筋肉痛などの症状があると、たいていマラリアと診断される。それまで長いあいだ蚊に刺されてきて、ある程度の免疫ができているはずの大人の場合でも、迷わずマラリアと診断されることが少なくない。学校に病欠願いを出すと、ジョンはマラリアの場合の標準的な治療法である、アスピリンを数錠と、クロロキンを四錠服用し、ベッドに戻った。午後には背中の下のほうが痛みはじめ、喉が腫れてきたが、それでもいくらかよくなったように感じていた。

その夜、容態は悪化した。激しい筋肉痛に加え、熱が上がり、喉の痛みも激しい。ジョンは、これはどうやらマラリアではないかもしれないと思いはじめた。なにかべつの病気だろうか？　翌日には、熱はさらに上がり、痛みもなおひどくなっていた。ジョンはセグブウェマのニクソン記念病院を訪れた。診察したイザベル・キング医師は、ジョンの病気がなにかすぐにわかった。

それはラッサ熱だった。

一九七六年の十一月にエボラ・ザイールの調査を終え、わたしはシエラレオネのケネマに戻って、中断していた研究基地をつくる仕事を再開した。長期にわたってラッサ熱を研究するための、基盤整備をするのがおもな任務である。やりかけの、もっとも基本的な二つの仕事からはじめなければならない。住む場所を見つけることと、研究施設を稼働できる状態にすることだ。わたしは政府が用意してくれた建物をひと通り見て、稼働までにはかなりの時間がかかりそうだと覚悟した。まずはじめに、電気系統の設備が必要だった。

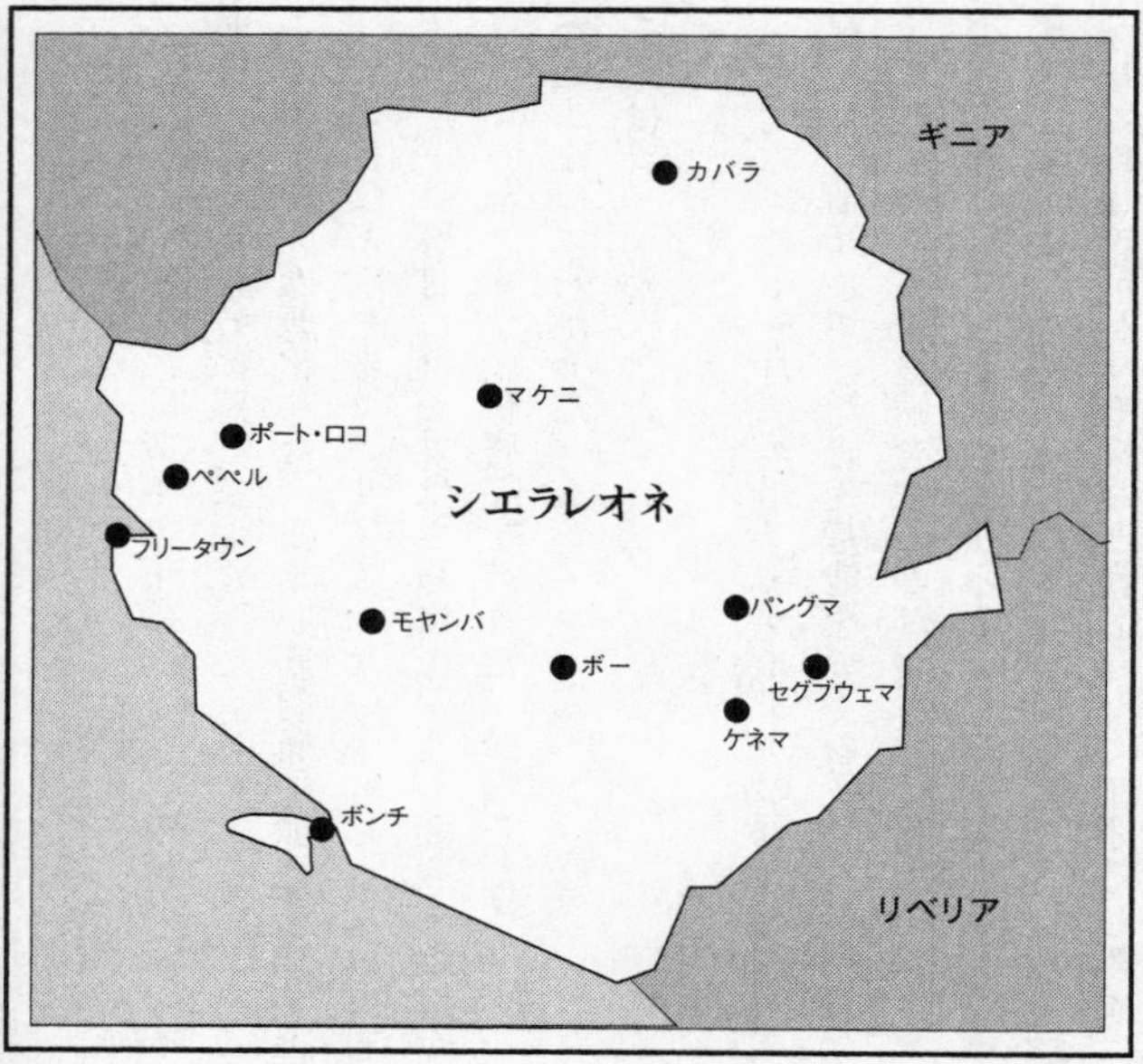
ギニア
カバラ
マケニ
ポート・ロコ
ペペル
シエラレオネ
フリータウン
モヤンバ
パングマ
ボー
セグブウェマ
ケネマ
ボンチ
リベリア

＊地名は 1996 年当時

屋根からは雨漏りがするし、ペンキも塗り直さなければならない。また、アトランタから送った器材を引き取りに行くのもいそがなければならない。器材はシエラレオネには着いていたが——おそらくは無傷で——まだ港の倉庫に入れられたままになっていた。無事にあってくれるように願うしかない。わたし以外に、このシエラレオネであんな器材に用のある人間はいないだろうとも思ったが、絶対とは言えなかった。アフリカでは——とりわけシエラレオネのように貧しい国では——リサイクルできないものなど一つもないのだ。ときには、びっくりするほど意外な使われ方もする。道端に廃車が捨てられていれば、どんなポンコツ車であれ、アフリカ自然保護区のなかに転がっている動物の死骸のように、たちまち跡形もなく消え去る。やはりどうしても港まで出向き、器材がたしかにトレーラーに積み込まれるのを確認しなければなるまい。扱いにも注意してもらわなければならないし、積み残されても困るからだ。

曲がりくねった道を南へ下り、港へ着いてみると、倉庫の責任者はすべてはうまくいっていると請け合った。が、トレーラーに積み込むのを直接監督することはできないと言う。二日後、倉庫から緊急の連絡があった。わたしが借りておいたトレーラーでは、荷物を積み込むのに後ろの扉が小さすぎるという連絡だった。わたしはあわてて一回り大きな平床式トレーラーを探し、なんとか手配した。こうして器材は無事ケネマまで運んでくることができたが、わたしはそのためにいく晩か眠れぬ夜を過ごしたのだった。

ようやく研究室が使えそうな状態になると、今度は人手を探す番だった。わたしは四つの職種に人を雇うつもりでいた。労働環境を考えると、専門家ならよいというわけにはいかない。むしろラッサ熱に免疫のある人材が必要だった。というのも、研究所ではマストミス・ナタレンシスを扱うことになるからだ。マストミス・ナタレンシスは、ハツカネズミと、アメリカの人家に住みつく普通のネズミの中間くらいの大きさのチチネズミである。このネズミが、ラッサウイルスをもっている。マストミス・ナタレンシスの親から子へ、ウイルスは感染していくが、マストミス・ナタレンシス自身は症状を現わすことはない。ただその尿が、ウイルスをまきちらすのだ。ウイルスはなんらかの方法でネズミの免疫反応を回避し、ネズミのなかに棲んで複製を繰り返す。たぶんネズミの免疫系に、ウイルスを自己成分と勘違いしてしまうように、うまく仕向けているのだろう。このしたたかな感染様式こそ、ウイルスが世にはびこるために選んだ最大の武器なのだ。ウイルスは悪賢いのである。

当時、ラッサ熱を研究するさいの予防手段としては、以前に流行したときの抗体をもっていることがいちばんだった。抗体をもっていても、ウイルスに再び感染しないとは言いきれなかったが、少なくとも深刻な事態に陥るのは避けられるだろうと思われた。ネズミ研究班が感染するのは、なんとしても避けなければならない。ネズミ研究班は、ラッサウイルスをたっぷりもったネズミを扱うことになる。これはもっとも危険な仕事になるだろう。いちばん気がかりなのはその点だった。もっとも、それについてはそんなに心配する必要はなかった。ラッサウイルスに抗体のある人を見つけるのは、それほどむずかしいことではなかったからだ。問題は抗体をもっていて、しかも仕事がきちんとできそうな、有能な人材を見つけることだった。シエラレオネの東部では、一年か二年なら通学しても、それ以上の教育をうける人は少ない。もっとも有能と思われる候補者でも、高校しか卒業しておらず、読み書きと算数がひと通りできる程度だった。政府の役人は縁故採用だし、そのほかの者は農業をやる。そういう環境で、人々が学校教育に熱心になるはずがない。そんなわけだったので、採用可能な人材はすぐに絞られた。わたしは共通語として広く使われているクリオ語のほかに、方言のメンデ語も話せる人材がほしかった。できれば、多少医学的な知識を必要とする仕事のために、そうした知識をもっていればなおよかったが、当時の状況からして、そんな人材を見つける幸運には恵まれないだろうとわかっていた。

ケネマでの最初の仕事は、仮採用したスタッフのためのいわゆる新人研修だった。ひと通りのことを教えてから、実技と筆記の試験をする。そうやって繰り返し理解力をたしかめた。この淘汰の過程を経て、ある程度の専門家に育て上げることができそうな若者が数人残った。そのほとんどが地元の高校出の若者で、仕事の経験はほとんどない。だがそのほうがよいとも言えた。そのあたりの勤労者のあいだにはびこっている怠け癖が、まだ身についていないからである。わたしはまず、基本中の基本として、彼らに毎日出勤すること、時間通りに来ること、そして研究所にいるあいだは、決められた仕事をきちんとやること、と言いわたした。当時シエラレオネの役人を長くやっている連中なら、そんな無茶な話は聞いたことがないぜ、と言ったに違いない。

採用や教育に苦労した分、すばらしい人材を見つけることができたとも言えた。なかにはその後、研究所に十三年以上も勤めてくれることになる献身的な者もいた。なかでも幸運だったのが、ジョン・カンデと出会ったことだった。背が低く、出会ったときからのずんぐりとした体型が、歳月を経るごとに、好物のヤシ酒のせいでますますずんぐりと太っていった。丸顔に口髭を生やし、黒い目にはつねにサングラスをかけている。陽気な性格で、女の子に人気があると、もっぱらの評判だった。

カンデはいくつかの方言を操れたが、とくに評判を上げていたのが、リンバ語の知識だった。リンバ語は、ヤシ酒業者が使っていることばである。カンデがリンバ語を話せるおかげで、ネズミ班の夕食のテーブルには、日々新鮮なヤシ酒がのるようになったのだった。ヤシ酒は鮮度が命だというのが、みなの常識だった。どのくらいの鮮度かって？　夕食のテーブルで飲むヤシ酒は、その日の朝に採取された樹液でなければならないというほどだ。その強い酒は、一日発酵させれば十分なのである。翌日になると香りが落ち、灯油のような臭いになってしまう。

カンデは説得力もたいしたものだった。わたしたちの研究の重要性をわかってもらわなければならない現地の村長や顔役に、その説得力のある話しぶりは効果的だった。なんなく新鮮なヤシ酒を手に入れてくる人物なら、ほかにもいたかもしれない。村長を味方につけるのがうまい人物も、カンデだけではなかったろう。だが、その両方ができるのは、カンデだけだったと思う。ただ一つ、欠点は、酔うと喧嘩っ早くなることだった。一日中働いたあとで、一晩中ヤシ酒を飲み、よく喧嘩をしていた。過度の飲酒と錯乱のために、留置場に放り込まれたことも一度や二度ではない。そんなときも、人脈がものを言った。カンデは大胆にも、村長や顔役の一人に使いをやって、保釈を頼んだ。するとまもなくだれかがやってきて、本当に彼を牢の外に出してくれるのだった。もっとも、ときどきはラッサ熱調査プロジェクトの責任者であるわたしが、引き受け人を探しに行かなければならなかった。

何年ものあいだラッサプロジェクトにかかわるうちに、カンデは実験動物を扱うエキスパートになった。マストミス・ナタレンシスを飼育し、いくつもの大規模な調査のために多数のネズミを扱った。一九八九年に、このプロジェクトの記録映画がつくられたが、その撮影のさい、セットにネズミを入れて撮ることができたのは、ひとえにカンデの功績である。もともとの居住環境に住んでいるネズミを撮影するのはむずかしい。そこでカンデは何匹かのネズミにごく少量の麻酔薬を投与し、セットに放した。ネズミたちはいい「演技」をして、撮影チームはすばらしいシーンを撮ることができた。もっとも意気込みがすぎて、カンデは数匹のネズミに麻酔をやりすぎてしまい、覚まさせるのにかなりの時間がかかった。撮影のためにセットに差し入れた残飯の皿のまわりで、その数匹がよろよろと歩いているようすは、まるで酔っ払いのようだった。なかにはテーブルからころげ落ちてしまい、拾い上げて戻してやらなければならなかったものもいた。

ダイヤモンドは、シエラレオネにとって、数少ない重要な天然資源である。したがって大部分の採掘場は政府が所有し、運営しているが、一攫千金を夢見る人々もまた、ダイヤモンドを求めて押し寄せてくる。そういう人たちはシエラレオネ国内だけでなく、いたるところからやってきた。一夜にして、集落が出現した。何某が林のなかを歩いていたら、小道でダイヤモンドを見つけた――そんな噂話だけで十分だった。その林は、たちまち丸坊主にされる。木々が立っていたところには大きな穴が掘られ、赤いラテライトの山ができる。男たちは腰まで泥水に浸かり、汗で光る体に簡単な腰布を巻きつけただけの姿で、土をすくいあげてはふるい分け、一夜にして大金持ちになろうと懸命だった。本当に金持ちになった者もいないわけではない。だが、むしろダイヤモンドは、そのあたりの有望な取引のほとんどを取り仕切っているレバノン人の手に落ちることのほうが多い。彼らはその地域で、可能なかぎりのダイヤモンドを買い占めていた。ダイヤモンドの大部分は、国外に密輸されているようだった。

一夜にして発生した集落は、それと同じ速さで活気を失い、消えていった。道を下ったちょっと先の村で、ダイヤモンドが一粒でも見つかれば、集落の全住人がその村に移動する。この突然の人口の移動は、のちにわたしたちがラッサウイルスの複雑な感染経路を突き止めようとしたさい、混乱の原因になった。カリフォルニアやアラスカで起きたゴールドラッシュも、似たようなものだったに違いない。

スタッフの準備が整い、仕事をつづけていける目処《めど》がたったところで、わたしは正式にラッサ熱調査プロジェクトを開始した。一九七七年二月はじめのことである。ザイールから戻って、ちょうど四カ月が経っていた。二ヵ月間の研修をすませたスタッフは、いよいよ本物の患者――本物のラッサ熱患者と接することになった。

患者に不自由することはないはずだった。いたるところに、ラッサ熱患者はあふれていたから。

忙しくなるだろうと予想してはいたが、どの程度の忙しさにわたしたちが対応できるかは未知数だった。プロジェクトを開始した最初のひと月に、およそ三十人の患者に接した。そのときはわからなかったが、まもなくラッサ熱の発生は、一月と二月の乾季にピークを迎えることがわかった。最初の三十人の患者のうち、九名は死亡した。新米スタッフにとってはつらい経験だったが、それだけに教育効果もあった。

わたしたちは、研究所に設置した器材がうまく使えるか、またどれだけ有効なデータを集められるかを調べようと考えていた。調査対象に選んだ病院は二カ所、カール・ジョンソンと二人で訪れたことのあるセグブウェマのニクソン記念病院とパングマ病院である。ともに慈善病院で、地元では最高水準の病院とされ、ラッサ熱の流行している町にあった。ラッサ熱の徴候や症状を、もっとよく知りたい——どんなこまかな症状も見逃さないように、スタッフには研修のときに言い含めてあった。そこでスタッフは、頭痛、筋肉痛、喉の痛みの有無などをこまかく記録してきた。医者が熱を測ったか、目の充血や歯茎からの出血を調べたかを確認し、尿中の蛋白や潜血を調べる。そして採血した血液を、新しくペンキを塗り直して電気も引いたわたしの研究室に持ち帰った。ＣＤＣ（疾病対策センター）から持ってきていた検査薬で抗体検査をするためだ。わたしたちは同じことを何度も何度も繰り返した。血液を遠心分離機にかけて黄色い血清を分離させ、検査薬と混ぜ合わせる。それを顕微鏡にセットして、のぞき込む。

陽性、陽性、陽性。

まるでスロットマシンの大当たりだった。スタッフは俄然やる気を出した。プロジェクトの将来性を感じ、きちんと仕事ができるようになったほうがよいと判断したこともあっただろう。仕事のおもしろさにも目覚めたようだった。だが、それよりなにより、自分たちのやりはじめたことが、とても重要なことだと気づいたのに違いない。ラッサ熱の埋もれている鉱山を掘り進めば、出てくるのは悲劇である。わたしたちはつぎつぎに悲劇と出会った。母親を亡くしたこどもたち、父親を亡くしたこどもたち、こどもを亡くした親たち――やらなければならない仕事はたくさんあった。

パングマ病院に収容されているラッサ熱患者のほとんどが、ダイヤモンドの採掘現場から来た人たちだった。病院では修道女や看護師が献身的に看護にあたっていたが、ことラッサ熱に関しては、その献身は十分とは言えなかった。ラッサ熱患者を普通の患者の隣に平気で寝かせていたし、ラッサウイルスに汚染された注射針を、きちんと専用の場所に捨ってもいなかった。消毒液はほとんど見当たらなかった。汚染された血液などを取り扱うときでも、手袋をしない。病棟にはラッサ熱患者があふれていた。わたしたちはまず、病院のスタッフに、消毒のために少なくとも漂白剤は用意しておくようにと話した。

わたしたちは修道女に協力を頼み、ラッサ熱患者の隔離体制をつくることにした。アフリカの奥地で、換気装置や防毒マスクについて議論してもはじまらない。換気には、窓を開けるしかない。多種多様な祭儀用のマスクを生んだ文化にあって、防毒マスクなどしたら、とても不吉な、邪悪な人間だと決めつけられてしまいそうだ。アイルランド人の修道女たちでさえ、わたしたちの言っていることの重要性がなかなかわからないようだった。マラリアや死にかかっている赤ん坊、下痢や貧血といった問題に振り回されて、ラッサ熱にまで頭がまわらないのだ。だがそれは危険だと、わたしたちは説明した。わたしたちが調べたところ、病院の大人の内科入院患者のうち、じつに三十パーセントがラッサ熱にかかっていた。当然、死因の第一位もラッサ熱である。おまけにパングマ病院では、かつて病院内でラッサ熱が大流行したことがあり、そのときには病院のスタッフにも犠牲者が出た。だが人間の記憶とははかないものである。またスタッフもずいぶん入れ替わり、当時のことを知っている者は少なかった。ラッサ熱の患者すべてに個室を用意するのは、すでにむずかしくなっていた。ラッサ熱患者を大部屋に入れても、ほかの患者やスタッフに危険が及ばないようにする方法を、なんとか見つけなければならない。得られた対策は、きわめて単純なものだった。ラッサ熱の患者のベッドとそれ以外の患者のベッドを、スクリーンで隔てたのである。車輪のついた金属の枠に布のスクリーンをはめ、必要なところへ動かす。もちろん、これだけでウイルスの感染を防ぐことはできないが、仕切りがあるということで、患者にもスタッフにも、ラッサ熱が感染する病気だということを思い起こさせることができた。「これより先、危険！」というわけだ。

さらに、各ラッサ熱患者のベッドの足元に台を置くことにした。台には手術用のマスクと、清潔なラテックスあるいはビニール製の手袋、それに漂白液の入った容器をのせておく。漂白液は、使用した手袋やマスクの滅菌に使う。家庭用漂白剤は、地元の市場で手に入る数少ない医療物資の一つだった。新しい漂白剤を10対1の割合で水に溶かせば、りっぱな消毒液になる。手袋をその消毒液に浸してから、洗って日に干し、乾いたらまた使う。手袋を使い捨てにするなどということは、こうした病院では手の届かないぜいたくだった。反面、労働力は安いから、手袋を洗う専門の係を雇うことができる。手袋は、穴さえあかなければ、八回や十回は使える。ラッサ熱プロジェクトの調査対象になっている病院は、物干し綱にたくさんの手袋が干してあるので、すぐにそれとわかった。長年にわたり、さまざまな環境のなかで、この同じ単純な方法を試してきたが、問題は起きなかった。のちに、アフリカにおけるウイルス性出血熱に対処するWHO（世界保健機関）のマニュアルがつくられたさい、わたしたちのこの単純な方法は有効な方策として採用された。またのちに、HIVに対処する方法としても採用された。

広く明るいパングマ病院の病棟とは対照的に、セグブウェマにある古いニクソン記念病院の雰囲気は、陰鬱で重苦しかった。照明は暗く、壁は一様にくすんだ色で、トイレは半ば壊れており、水が流れないこともたびたびだった。そのせいで、汚物の臭いが充満している。パングマ病院と同じく、病棟は男女別になっていて、さらに内科と外科に分かれていた。そのうえ、産科と小児科の病棟もあった。専門医はいなかったが、その地域では最大規模の医療機関で、三十キロ以内にあるすべての村の住民の面倒をみていた。パングマ病院と同じようにニクソン記念病院にも、感染症患者を隔離できる個室が、男女それぞれの内科病棟に隣接してあった。だがつねに、個室にはとうてい収まりきらぬほどの感染者がいた。ここでもまた、例の単純な仕切りが役に立った。

ラッサ熱調査プロジェクトの活動は、ラッサ熱の蔓延状況を調べたり、その予防策を立てたりするだけにとどまらなかった。わたしたちはウイルスの感染源――ネズミの駆除にも着手することにし、ネズミ・パトロール班をつくった。このチームにはジョン・カンデに加え、動物学者のジョン・クレプスが参加した。クレプスは、もう一人の人物（仮にアダムとでも呼んでおこう）の監督のもと、アメリカからNIH（国立衛生研究所）の助成を受けてやってきていた。アダムの妻は数年前、ヒッピーの男と駆け落ちしたという話で、アダムがクレプスをひどく嫌っていたのは、そのせいだったかもしれない。というのもジョン・クレプスは、まさしくヒッピーのようだったから。頭が禿げているのを埋め合わせるかのように、髭をぼうぼうに伸ばしている。冒険好きで、まだよく知られていない各種のネズミの研究に意欲的だった。野外調査を生きがいにしていて、ウイルスをもっているかどうかを調べるためにネズミの罠を仕掛け、罠にかかったネズミを自分で取りに行く。ときには出かけたまま、何日も帰ってこないことがあった。クレプスは現地の風習にとけこむのも得意だった。食物も、大量に香辛料が入った地元のものを平気で食べた。ネズミの罠を仕掛けてまわった長い一日のあと、夕食には、パーム油とピーナッツあるいは魚のソースで調理したライスを食べる。この料理には、すでに地元産赤トウガラシ、ペレペレが大量に入っているが、クレプスは、そのうえにさらにペレペレを加えて食べた。服従を嫌う精神――これが上司アダムの神経を逆なでしたのはたしかだ。しかし仕事に関しては、ラッサウイルスをもったネズミがどのくらいいて、それらがどうやって人間と接触するのか、そうしたことを知るうえで、クレプスの果たした役割は大きかった。調査結果から、その地域のネズミ同士の感染状況についても割り出すことができた。クレプスは地元ではネズミの調査で有名だったから、ドクター・アラータ(クリオ語で、「ネズミ・ドクター」の意)と呼ばれていた。

ネズミの調査で知りたいのは三つだった。まず、調査対象の村にいる主なネズミの種類。それから一戸当たりのネズミの生息数。そして、実際にラッサウイルスを保菌しているネズミの割合。ネズミ班はまず、村の家一件一件に番号をふり、綿密な地図を作成した。それがすむと地図に碁盤目を引き、ジョンが調査対象の家を無作為に抽出する。調査予定日には、ネズミ班はすぐにそれとわかる黄色のいすゞ製トラックに乗って、村に乗り込んだ。トラックには、ラッサウイルスをかたどった円を囲むように、ネズミの絵が描いてあるラッサ熱調査プロジェクトのロゴマークが、派手につけられていた。ウイルスの円の内側には、アフリカの縮小地図が描かれている。このロゴマークは、周辺のかなりの地域に浸透した。のちにそうした村々を通ると、村人たちは歌ったものだ。

「♪ラッサ、熱は、よくない、よぉ〜」

これは、わたしたちのプロジェクトの教育班がつくった歌詞の一部である。この歌は、実際シエラレオネ・トップテンに入りそうなほど流行した。

ネズミ班はまず、村のはずれに野営する場所を見つける。トラックと、二つのテントだけの野営地だ。テントの一つは寝泊まりするためのもの、もう一つは捕獲したネズミのためのものである。それからチームのメンバーが、調査のために選んだ家々にネズミ捕り器を仕掛けに行く。ネズミ捕り器は二種類あった。一つは、ネズミを殺すために設計されたもので、もう一つは、検査用に生け捕りにするタイプのものである。部屋数にもよるが、たいていは、一軒に十個くらいのネズミ捕り器を仕掛けた。そうしておいて、翌朝早い時間に、それらを回収してまわるのだ。殺されたネズミの数はきちんとデータベースに記録し、死骸は燃やすために袋に入れておく。生け捕り用の罠も、同じように回収する。この生け捕り用の罠はうまくつくられていて、ビニール袋がついた装置を回収して開けると、ネズミは逃げられるものと勘違いして跳び出す。ところがそこは逃げ道ではなく、麻酔薬を浸した綿の入ったビニール袋のなかというわけだ。気絶したネズミはピペットで血を採られ、その血はラッサウイルスに感染しているかどうか、抗体をもっているかどうかの検査にまわされる。あとはネズミの種類を確認し、殺して解剖すると、臓器を、将来ウイルスを分離するときのために保存した。一連の調査でわかったことは、すべてコンピュータに入力した。

　ネズミがどのようにウイルスを感染させるのかを理解するためには、実際にラッサウイルスに感染した人がいる家のネズミを捕まえて、調べなければならない。それを、感染者の出ていない家で捕まえたネズミと比較することも必要になる。ネズミを駆除することによって、新たな感染者の数を減らせるかどうか、その点も知りたかった。この調査は、CDCで働いていたイギリス人医師、ディック・キーンリサイドが指揮することになった。キーンリサイドはすぐれた研究者だったが、一つ致命的なハンディを背負ってしまった。自分がラッサ熱にかかるのではないかという恐怖に、とりつかれてしまったのである。そして毎夕、研究所に戻ってくるなり、喉が痛むとうったえはじめた。その恐怖も、あながち不合理なことではなかった。なんといっても、毎日ネズミ班と一緒に働いているのだ。だがネズミ班にしろ、ウイルス研究班にしろ、恐怖症にかかっている人間を雇っておく余裕はなかった。こうしてキーンリサイドはアメリカに帰ることになったが、その途上、ロンドン空港を経由したさい、もう一つたいへんな経験をすることになってしまった。

キーンリサイドは飛行機のなかで、乗り合わせた乗客に、自分はシエラレオネでラッサ熱の研究をしていたと話したのである。キーンリサイドはどうやら、話す相手を間違ったようだった。空港に着いたとたん、つねに警戒厳重で、いささか頭の固い、そしてたいていは事情を知らないイギリス入国管理局の職員に、身柄を拘束されてしまったのである。そしてそのまま、コペッツ・ウッド病院に隔離されることになった。ロンドンの北東にあるこの古めかしい熱病の専門病院には、感染性の熱病に罹ったおそれのある患者を隔離する、プラスチック製の隔離装置があった。それは気密性のある巨大なビニール袋のようなもので、ベッドをすっぽりおおうようになっている。もっともキーンリサイドの場合、この種の隔離装置はまったく必要なかった。なぜならラッサ熱は、空気感染はしないからだ。いやそれを言うなら、じつはほとんどの出血熱が空気感染はしない。だがそんな御大層な隔離装置を、しかも相当な費用をかけて導入したからには、やはり使いたくなるのが人情だろう。というわけで、ロンドンに降り立ったときに頭痛がしたり、微熱があったりした多くのアフリカ帰りの不運な乗客が、その装置のなかに監禁されることになった。

キーンリサイドは強く抗議し、入国管理局の職員に、CDCと連絡をとってくれるように頼んだ。体の具合は少しも悪くないのだ。人身保護令状をとりつけると息巻いたが、無駄だった。十二世紀、マグナ・カルタに起源をもつ人身保護律は、国王（あるいはその部下）が、気に入らない者を正当な理由なく拘禁するのを防ぐための法律である。これは数あるイギリスの法律のなかでももっともすばらしいものの一つだったが、検疫を担当する役人には効力がなかったらしい。CDCの検疫部がイギリスの役人に対し、キーンリサイドがイギリス諸島になんら脅威を与えないと納得してもらうまで、キーンリサイドは自由の身にしてもらうことができなかった。だがそれでも、幸運だったと言えるだろう。長期監禁は免れたのだから。ウイルス性の感染症を前にして、理性を失ったり、「常軌を逸した」行動に出るのは、なにもアフリカ人にかぎったことではないのである。

さて、ラッサ熱プロジェクトの直面する問題は、ラッサ熱そのものに関することばかりではなかった。どこへ行っても政治が――わたしたちの生活にも、仕事にも――大きな影響を及ぼした。シエラレオネの政治的な緊張関係は、多くの場合、二大部族、メンデ族（東部、南部州に居住）とテムネ族（北部、西部州に居住）の長年にわたる対立関係からきていた。国の二大政党はそれぞれの部族を支持母体としているので、表面的には政治抗争でも、実際には部族間闘争なのである。一九七六年末から七七年初頭にかけて、自由選挙が行なわれることになっていたが、全人民会議派（テムネ族を母体とする政党）のリーダー、シアカ・スティーブンスが、実際には選挙をやらずに自らを当選者だと宣言してしまった。そして、在任中の大統領を追放した。このクーデターをきっかけに、全国で武力衝突が起こり、一部では内戦の様相を呈するまでになった。武力衝突は、東部、南部のそれぞれの州都、ケネマ市とボー市でも起こった。

ケネマには当時、二万五千人が住んでいたが、一度の衝突で十二人が命を落とした。ケネマはメンデ族の支配地域である。東部州で発令された夜間外出禁止令は、わたしたちの活動にも直接影響を及ぼした。午後六時以降、わたしたちは町の外に出られなくなったのである。しかし夜間外出禁止令は、テムネ族の政府に対するいっそうの反発をあおっただけだった。とりわけ、対立政党の支配する地域ではそうだった。そして、わたしたちにとっては、それこそ頭痛の種だったのである。この命令が発令されたのは、プロジェクトがはじまってまもない頃で、それから四、五カ月間は解かれなかった。地元の人たちに、まだようやく顔を知られはじめたばかりの頃だったので、わたしたちは臨時の検問所で制服を着た男たちによく止められた。そういう男たちは軍人だったり、準軍事組織の者だったり、あるいはとくに肩書きのない者だったりした。完全武装して、なおかつしたたかに酔っている兵士に会うことは、まれではなかった。連中は、法的あるいは政治的な目的を果たすことよりも、ドライバーや通行人からいくら金を巻き上げられるかのほうに関心がある。法と秩序の崩壊に伴って、銃をもつ者はだれでも、それを自分の利益のために利用する機会を逃さなかった。

夜間外出禁止令が出ているということは、ニクソン記念病院やパングマ病院まで出かけても、必ず夕方六時までにはケネマに戻っていなければならないということだった。どちらの病院もケネマからは四十キロほど離れたところにあったので、かなり早い時間に病院を出ないと間に合わないのだが、いつもぎりぎりの時間になってしまった。それで、轍のあとや穴のせいででこぼこになった悪路を、一気にケネマまで走らせなければならない。

四十キロと言えばたいした距離とは思われないだろうが、車で一時間か二時間かかった。そしてそんなとき、わたしたちはいつも、午後のヤシ酒で酔っ払った兵士がいつなんどき発砲してくるかもしれないと、内心びくびくしていた。連中はなんにしろ、標的を撃つのが大好きだったから。スタッフのなかに銃撃された者がいなかったのは幸運だったが、ときおり何人かが拘引された。なにか違法行為をしたというわけではない。たいしたこともない口実で、あるいは理由などまったくなくても、逮捕は行なわれていた。人違いだったのかもしれないし、車を止められたことにいらいらして、つい文句を言い、相手の怒りをかったのかもしれない。とにかくそんなことになったら、身柄の引き渡し交渉をしてくれる適当な人物を探さなければならなかった。

長くつづいた政治の膠着《こうちゃく》状態は、暴力的に解消された。ボー市で起きたテムネ族とメンデ族の激しい戦闘の結果、三百人の死者が出て（その多くはメンデ族だった）、停戦合意がなされたのである。大統領はテムネ族系の少数部族からすでに選出されていたので、双方は副大統領二名を、それぞれの部族から選ぶということで合意した。停戦が成立し、夜間外出禁止令も解かれた。しかし、政治的な危機が終結したあとも、検問はなくならなかった。実際、この検問にはプロジェクトの期間中、ずっと悩まされつづけた。どこで検問されるか見当もつかないのだ。あらゆるとき、あらゆる場所で、検問は行なわれた。地元の司令官が今日はここだ、と決めていたのかもしれないし、検問の実施を勝手に決めてはいけないなどとは思いもよらない、だれかの気まぐれで行なわれていたのかもしれない。検問所づくりは、まるで参加者に年齢制限のない国技のようなものだった。ぼろを着たこどもたちの集団が、臨時の検問所のまわりにたむろしているのはよく見かける光景だった。検問所といっても、そうした検問所は道のまんなかに、急遽掘られた穴にすぎない。脇にはシャベルで掘り返した土が山になっている。車を止めると、こどもたちがわっと群がってきて、道路を修理する金を要求する。それが、シエラレオネが自国のこどもたちに与えていた教育の実態だった。

10 命と遠心分離機

調査地域の村々に、どの程度ラッサ熱が蔓延しているのかを調べる前に、正確な人口調査が必要だった。ある一定の人口のなかにどのくらいの感染者がいるかを調べるには、まず先にどのくらいの人々がいるのかを調べておかなければならない。そうしてはじめて、感染リスクの高い人と、その理由を調べる研究を進めることができる。普通なら、人口を知るには国勢調査のデータを調べればよいが、シエラレオネ東部では、かれこれ二十年前にイギリス人が調べたあと、人口を調べてみようなどと考えた人はいなかった。そこでわたしたちは、自分たちでやってみることにした。村の家を一件一件訪ねて、住んでいる人の数、年齢、性別をたしかめる。たいていの家には三つか四つの土間があり、壁も土でできていた。屋根は昔と違って、葦や棕櫚をふいたものではなく、ブリキだった。この波形の金属は、白人によってアフリカに持ち込まれたものの一つである。ところが経済状態の悪化に伴い、波形のブリキは、地方に住むアフリカ人にとっては高嶺の花になった。そこでまた、最近では昔ながらの草葺き屋根を見かけるようになっている。

それぞれの家に、かなりの人数が住んでいるのは予想していた。しかし実際の数は、予想をはるかに超えたものだった。ダイヤモンドが盛んに掘られている採掘場に近い村では、一軒に四、五十人もの人が住んでいた。そんなに多くの人間が一つ屋根の下にいられたのは、採掘夫が交代制で働いていたからだ。一つのグループが採掘場にいるあいだに、べつのグループが部屋を埋め尽くして寝る。採掘夫は十二時間交替だったから、家は二十四時間ふさがっていることになる。これは、昼間畑で働いているあいだは家が空っぽになっている、ふつうの農家の生活形態とはまったく違う。驚くまでもなく、この採掘村の独特の生活形態がラッサ熱の感染率に関するかぎり、悪影響を及ぼしていた。採掘村のなかには、わかっているなかで最悪の感染率の村があった。

では、その感染率はどのくらいか？　それがはっきりとはわからなかった。こうした採掘村の住民数の調査は、社会学上の悪夢とでも言うべきものだ。厳しい現実に直面し、一攫千金の夢破れただれかが故郷に帰ったかと思うと、またべつのだれかが新たな夢を抱いてやってくる。わたしたちが調査した範囲でも、二、三週間のうちに村の人口が二倍にふくれあがったり、または半分に激減したりした。セグブウェマの近くの小さな村で、大きなダイヤモンドがいくつか発見されたときには、その村の二千五百人の人口は、一夜で二倍になった。より多くのダイヤモンドを掘り当てようと、男たちはわれ先に掘り進む。そのあまりの勢いに、ゆるんだ地盤が陥没したこともあった。そのときは十五名から二十名が死んだと思われたが、すべての死体が回収されたわけではなかったから、正確な死者の数はわからなかった。また、不法入国者が多かったので、問い合わせる家族もなく、身元もわからなかった。この事故のあと、その村からはふたたび人がいなくなった。その事故は、村が呪われたせいだと、人々は信じたのである。

ラッサ熱の発生状況を調べることは一つの仕事だった。だがすでに、ラッサ熱にかかってしまった人たちをどうしたらいいか？　それは、わたしたちが日々直面する難問だった。患者から患者へ、つぎつぎに症状の記録をつけながら、助けを求めている患者に対して、たいしたことのできない自分たちを思うと情けなく、気分は落ち込んでいった。

セグブウェマでみなに愛されていた学校教師、ジョン・カマラと出会ったのは、この頃である。わたしたちはカマラを注意深く見守り、通常の治療——解熱剤の投与や、脱水を防ぐための点滴といった治療をするしかなかった。カマラは激痛に苦しんでいた。つばを呑み込むことも、楽な姿勢をとることも、眠ることもできなかった。発病から八日目には、首と顔が腫れはじめた。この腫れは、信じられないほどにまでなる。犠牲者の顔は、破れた血管から流出する体液が顔や首の軟組織に入り込んで浮腫をつくるために、もとの顔がわからないほどにふくれあがるのだ。カマラはまだ質問にこたえることができたが、その返答はしばしば的をはずしたものだった。脳障害の徴候である。脳も冒されつつあった。これが致命的な症状であり、このあとにつづく避けられない痙攣と死を予告するものであるということは、今ではわかっている。しかしそのときは、そうなってもまだ、助かる見込みがないとは思っていなかった。

ジョン・カマラが倒れてから、妻は片時も離れずに傍らにつきそっていた。もうすでに感染してしまったかもしれない。それでもわたしたちは、妻にスタッフと同じく、必ずガウンと手袋を着用するようにと言った。事態の深刻なのを知って、当然、妻は取り乱した。安心させようとしたが、落ち着かせることはできなかった。妻は夫の表情を見、起こりつつあることを理解した。夫の目のなかに、恐怖を認めた。なにかしてほしい、どんなことでもいいからと、わたしたちに頼み込んだ。知りうるかぎり、有効かもしれない方法が一つあった。もしかしたらそれが、ジョン・カマラに効くかもしれない。

血漿療法は、わたしがなぜ、大きな遠心分離機をCDC（疾病対策センター）で調達し、苦労してシエラレオネに送って、それから悪路をはるばる奥地まで運んできたかの理由である。ラッサ熱から回復した人の血液を採って赤血球を分離し、抗体を含んだ血漿を集めて、ラッサウイルスにやられそうになっている患者の静脈へ注入するのだ。これはフニンウイルスと呼ばれる南米産ウイルスによる出血熱の患者の治療に成功したことから、治療法として使われるようになったものだ。フニンウイルスは、アルゼンチンでのみ発見されているウイルスで、やはりネズミが媒介する。致死率は高く、ラッサ熱ととてもよく似た症状を引き起こす。なにより、フニンウイルスはラッサウイルスと同じ、アレナウイルス科に属している。つまりラッサ熱とは、ごく近い関係にあるのだ。フニンウイルスに効く治療法なら、ラッサ熱にも効くのではないか、わたしたちはそう考えたのだった。

ところが血漿を分離しようとしたとたん、深刻な問題にぶつかってしまった。肝心の遠心分離機が、動かないのである。どうやら配線が間違っているようだった。わたしは自分自身を呪った。アトランタを出る前に、配線を確認している時間の余裕がなかったのだ。しかしそれでもなぜ、確認しなかったのだろう？ そのあとも、忙しさにかまけて確認しないままにきてしまった。シエラレオネで、血液の遠心分離機というものを知っていて、しかもそれをすぐに直せる人間など、見つけられるだろうか？ 病院での調査をはじめて一カ月、これほど多くの患者と出会うことは予想していなかった。足をちょっと川に入れてみたら、突然、激流にさらわれたような感じ、とでも言ったらいいだろうか。

そうして気がつくと、ひどい状況におかれていた。血漿はないし、有効な治療法はなにも見つからない。不甲斐なく立ち尽くしたまま、ジョン・カマラが死んでいくのを黙って見ているしかないのだろうか？

わたしは思い切って、自分で遠心分離機を分解してみることにした。そして機械を二二〇ボルトに配線し直しただれかが、回路のなかのタイマーの配線もそうするのを忘れていたのに気づいた。この機械は、タイマーのスイッチが入らないかぎり、回転をはじめないような設計になっている。タイマーが入らなければ、作動せず。そこで主電流がタイマーを通ってモーターへ流れるように、必要な修理をした。原因の解明に一日、修理にもう一日かかってしまった。修理を頼めるような電気工はいなかった。わたしが電気工になるしかなかった。

つぎの試練は、この古くて時代遅れだが、立派に機能するようになった二台の遠心分離機を、二つの病院へ運ぶことだった。一台が二百七十キロ以上もあるこの大荷物を、首尾よく運ぶことのできる車はケネマにはなかった。そのうえ、冷却装置がついているので、冷却コイルにつながっている銅管が壊れないように、コンプレッサーをしっかり固定できる車でなければならない。銅管が壊れてしまったら、フロンガスが漏れ、環境汚染もさることながら、冷却機能が働かなくなってしまうからだ。そこでわたしたちは満足のいく車が見つかるまで、あきらめずに探した。そしてようやく貴重な荷物を積んで、悪路を搬送できるしっかりしたトラックを見つけた。あとは人海戦術で機械をトラックに積み込めばいい。積み込んだらロープをかけ、コンプレッサーを安定する位置に固定する。それからパングマ病院とニクソン記念病院へ向けて——無事着くように祈りつつ——送り出した。

こうしてようやく、機械は目的地に届いた。だがそのあとも、まだ問題は残っていた。パングマ病院へ運んだ機械は完璧に作動したが、ニクソン記念病院へ運んだ機械は冷却装置が働かなかった。悪夢を見ているようだった。セグブウェマ近辺に、冷却装置に詳しい人物はいそうもなかったし、いたとしても、遠心分離機の冷却装置を扱ったことのある人物など、まずいないだろうと思われた。

知恵を絞らなければならない。わたしはCDCからアフリカにくる前に、専門家から、冷蔵庫の修理の仕方と冷却剤の補充の仕方を教えてもらったのを思い出した。遠心分離機と冷蔵庫の冷却システムが似ていることを願って、わたしは再び遠心分離機を分解した。すると、コンプレッサーにつながっている銅の管が、冷却コイルの入口で裂けていることがわかった。その部分を切り取り、フランジをつけて、コイルのあいだに正しく接続し直した。

さあ、いよいよ遠心分離機は使える状態になった。つぎなる問題は、血漿療法がはたして効くかということだ。

遠心分離機自体が使えても、この地域では越えなければならないハードルはまだある。電気や物資の供給と、情報伝達の手段を確保しなければならない。通じる電話はろくになかったし、電力の供給は不安定で、予備の発電機に頼らなければならなかった。電気がほしいなら、自分たちで発電するしかない、ほかと連絡が取りたいなら、単側波帯の無線機を用意するしかない、といった状況だった。パングマ病院とセグブウェマのニクソン記念病院では、病院の発電機から供給される午前の二、三時間の電力が頼りだった。供給量がかぎられているなかで、手術室の電力はなにより優先されるから、研究室のほうにそのわずかな電力がまわってくることはまずなかった。おまけに発電機は壊れやすく、予備の部品は必ずしも手に入りやすくはない。そこでわたしはやっとのことで資金をかき集め、各研究室に一台ずつ、このあたりでなんとか手に入るホンダ製の小型発電機を購入した。自家発電である！　実際、自家発電にまさるものはない。

物資の供給経路を確保するのは、さらに大変だった。通常、ＣＤＣから出荷される備品や器具を安全に輸送し、無事に通関をすませて奥地まで運んでくるためには、フリータウンのアメリカ大使館の援助に頼っていた。物資のなかで、とくに重要だったのは、ラッサ熱の診断に使う検査薬である。だがその検査薬のことで、問題が起きたのだった。ＣＤＣ

からの検査薬第一便は、パン・アメリカン航空の航空貨物に載せられ、ダカール、セネガルを経由してフリータウンに届くはずだった。それがダカールのどこかで、紛失したのである。そうなるともう、探すことはできなかった。紛失した荷物はその一つだけだったが、わたしたちは輸送路の再検討を余儀なくされた。ウイルスを調べる検査薬が確実にほしいと思ったら、もっと着実な経路が必要だった。そこでわたしたちはオランダ航空（KLM）に連絡をとった。オランダ航空には毎週木曜の夜、マングローブの生い茂った湿原を抜け、河口を越えて、フリータウンのすぐ北にあるルンギ空港に着陸する定期便がある。交渉の結果、オランダ航空では毎日運航しているアトランタからの直行便でいったん物資をアムステルダムに運び、それを木曜の便でフリータウンに届けてくれることになった。さらに同じルートで、帰りにはフリータウンからアトランタまで、検査用標本を持ち帰ってくれるという。シエラレオネでウイルスの分離をするのは不可能だった。ウイルスの分離には組織培養が必要である。その作業は完全に隔離された状態で行なわなければならない。危険なウイルスを含んだ血液や組織を臨床で扱うことと、組織培養で高密度にまで増やすということは、まったくべつのことである。忘れてならないのは、ラッサウイルスはレベル4に分類されるウイルスであり、安全設備の整った研究室ではじめて扱える種類のものだということだ。それはCDCのようなところでのみ可能だった。

しかし、なにをしたところで、どんなに多くの障害を乗り越えたところで、ジョン・カマラの治療には間に合わなかった。カマラは高熱と、激しい体の痛みに苦しんでいたが、出会った時点では、わたしたちはまだ希望を捨ててはいなかった。ラッサ熱に関する経験は少なかったが、一縷《いちる》の望みは抱いていた。だが発病から八日が経って、かつて強い光を放っていたカマラの目が光を失い、あきらめの色（のように見えた）を浮かべたとき、わたしはその目のなかを覗き込んで、白目に燃えるような赤い斑点が出ているのに気づいた。

カマラは目のなかに出血していた。

カマラの妻は耐えられる限界にきていた。ベッドサイドからつと立ち上がり、外に走り出ていったかと思うと、またすぐに戻ってきて夫の手を握り、痛みを和らげようと努めたりした。

九日目、ジョン・カマラは失見当と、完全な譫妄《せんもう》とを繰り返すようになった。ラッサ熱の患者をまだそれほど見てきたわけではなかったが、この状態まできて助かる患者がそんなに多くないのはたしかだった。ジョン・カマラを失いつつあることを、わたしたちは認めなければならなかった。妻も、同じように感じたらしい。不思議なほど落ち着きを取り戻し、もはや逃れられない運命を受容しようとしているかのように見えた。こんなとき、どんな医者も自分の存在を小さく感じるものである。わたしたちにできることなど、たかがしれていると思い知らされるのだ。

ジョン・カマラは昏睡状態に陥った。それからすぐに、一連の発作が起こって体が激しく痙攣した。まるでラッサウイルスが、犠牲者の脳に勝ったと宣言しているかのようだった。つづいて起きたのは急激な血圧低下と、ひどいショック。そしてとうとう、心肺機能が停止した。

生前いかに愛されていたかを証明するように、セグブウェマの住民はだれもかれも、ジョン・カマラの死を悼むために集まってきた。ジョンは立派な教師であり、みなの手本だった。ジョンのような善人を奪い去るなんて、いったいこの世の中はどうなっているのだろう、だれもがそう思った。二人の幼いこどもとともに残されて、妻はこれからどうやって生きていくのだろう。ジョンの年老いた両親は、だれが面倒を見るのだろう。そして、ジョンの生徒たちは、だれが教えていくのだろう。生徒たちの相談に乗り、この国の将来のため、若者を育てていく役目は、だれが負うのだろう。それらの問いに、こたえはなかった。わたしたちの周囲にはただ、うつろな沈黙があるばかりだった。

11　魔法の弾丸

アトランタから器材や薬剤を運ぶための努力が実を結びつつあった。かなり確実に、しかも途切れることなく、検査薬を受け取れるようになったのである。それによって、免疫血清療法という、その頃のわたしたちの目標が視野に入ってきた。よし、血漿を集めよう。わたしたちはパングマ病院かセグブウェマの病院でラッサ熱から回復した、ラッサウイルスに対する抗体滴定濃度が高いと思われる元患者を探すことにした。滴定濃度はなるべく高いほうがいい。そういう血漿が、もっとも効果的だと思われたからだ。同時に血漿提供候補者は、すでに十分に健康を回復していて、献血してもなんら支障がないと判断できる人物でなければならない。そしてもちろん、もうラッサウイルスが血液中をめぐっていないと確信できなければならなかった。そこで、発症後すでに三、四カ月がすぎた、確実に安全だと思われる人物だけを選ぶようにした。心配だったのはラッサウイルスだけではない。血清を通じて感染《うつ》る致命的なB型肝炎ウイルスも、ふるいにかけなければならなかった。

これは一九七〇年代後半のことである。その頃、HIVつまりエイズに関しては知られておらず、血液感染で広がる肝炎ウイルスもB型しか知られていなかった。当時はまだ、C型肝炎の存在を知らなかったのである。もし知っていれば、このような方法で元患者の血漿を利用することにはそれほど夢中にならなかったはずだ。一九八〇年代の後半になってシエラレオネでHIV感染者を探しはじめたとき、フリータウンの売春婦二、三人と、旧ソ連から帰国した学生数人を除いて、感染者がいなかった事実に救われた気がしたものだ。当時エイズはまだ、中央アフリカからシエラレオネに広がりはじめたばかりだった。一九七〇年代の段階では、シエラレオネの東部にはHIV感染者はほとんど、あるいはまったくいなかったと言えると思う。もちろん現在では事情はまるで違っている。たしかに血清療法は危険な賭けだったかもしれないが、ラッサ熱も同じく危険な病気だった。プロジェクトの開始から一カ月のあいだに、ジョン・カマラのほかに八名の患者が死んでいった。なにか手を打たなければならない、とわたしたちは思っていた。

血漿を集めるのは、兵站《へいたん》業務並みの悪夢だった。まず、条件にかなった提供者《ドナー》を集める。

と言っても、病気が治ればみな自分の村に帰ってしまうから、それはなまやさしい仕事ではなかった。探しているのがダイヤモンドの採掘夫だったりすると、転々と住所を変える人も多く、見つけるのは事実上不可能だった。それでも探していた人が見つかったら、つぎには献血してくれるように説得する。それには交通費と、一日分の食料を支給しなければならない。さらに確実に献血してもらうために、二週間分の鉄剤と、米を一キロほど提供することもあった。提供者《ドナー》一人を見つけるのに、スタッフはしばしばまる一日を費やした。この種の計画にはたいへんな金がかかるとわかるのに、たいして時間はかからなかった。

提供してもらおうと思う人に、献血というのがどういうことで、なぜそれが必要なのかを説明するのにも、多少の工夫が必要だった。人々は献血などというものを、教えられたことも経験したこともなかったので、どう解釈したらいいのかわからなかったのである。ほとんどの患者が読み書きのできない村人で、医療のことで知っているのは呪医がくれる粉薬や丸薬のことだけだった。そうした薬が効かないときは、白人の医者のいる病院に行き、呪医の代わりに白人の医者に魔法をかけてもらうのだ、くらいに思っている。わたしたちがしようとしていることについても、簡単なことばで適切に説明できなければならなかった。これもまた、文化の違いから生じる障害である。アフリカではどこに行っても、一皮剝けば呪医や魔法に対する信仰がのぞく。多くの人が、血には魔力があり、採られたりしたら悪用されると信じていた。一時期、「白人は血を飲んでいる」というデマが飛びかった。人食いだという噂も出た。あるいは採った血で、敵を打ち負かすための魔法の薬をつくっているとも言われた。だが運がよかったのか、それともスタッフの説得力がすぐれていたのか、目をつけた元患者の約半数に、なんとか献血を承知してもらうことができた。

採った血液から血漿を分離し、濃縮された残りの血液を提供者《ドナー》に戻す。これがまた、人々が肝をつぶす点だった。抜かれた血と戻された血は、少しも違っているようには見えない。そこでたいていは、わたしたちがなんらかの魔術をかけるためにいったん血を抜いているのだ、と確信するのである。そういうとき人々は、ああやっぱりだまされて悪い魔法をかけられたと思っただろうか、それともわたしたちがすごい魔術をもっていると感心しただろうか。たぶんその両方が、少しずつといったところだったろう。

そんな頃、カール・ジョンソンから一通の手紙が届いた。カールが送ってくる短い電報や手紙のなかには、わたしの人生を変えてしまうようなことがよく書かれている。最初はエボラ出血熱のとき。つぎはそのときの手紙だった。

手紙のなかでカールは、ユタ大学で開発された比較的新しい薬について触れていた。リバビリンと呼ばれる薬で、ある種のRNAウイルスに対して効果が見られたということだった。ラッサウイルスはRNAウイルスである。DNAが生命の青写真——細胞に命令して目や手、新芽や若葉をつくらせる遺伝情報の書かれたもの——であるならば、RNAはそのメッセンジャーである。遺伝情報を読み取って、蛋白質合成工場の役割をはたす丸い微粒子、リボソームへ運び、抗体やホルモン、酵素など、生体に必要な物質をつくらせる。だがウイルスの場合、かなりの数がRNAをメッセンジャーとしては使っていない。RNAそのものに遺伝情報が書かれているからだ。そういうウイルスをRNAウイルスと呼んでいるわけだが、この点で、ウイルスは独特の有機体と言える。リバビリンが大きな関心を集め、有望視されたのは、遺伝子RNAから蛋白質が合成される過程を阻害し、ウイルスの複製を阻止するらしいとわかったからだ。

ラッサを含むアレナウイルス科のウイルスは、RNAウイルスである。ということは、リバビリンはラッサウイルスにも効果があるのではないだろうか？

カールによれば、すでに組織培養によってラッサウイルスに対する効果をテスト中だという。同じような実験はピーター・ヤーリングの指揮のもと、USAMRIID《ユーサムリッド》（合衆国陸軍伝染病医学研究所）でも行なわれているらしかった。ピーターはラッサウイルスに感染させたサルに、リバビリン治療を試していた。リバビリンは、人間に使用したデータも含めて、安全性には問題がなさそうだった。幼児がかかる急性のウイルス性肺炎の治療薬として、すでに使われ、好成績を収めていたからだ。また、簡単につくれること、安くつくろうと思えば可能なこと、室温で保存できることなど、特筆すべき利点がいくつかあった。シエラレオネでは室温で保存するのは無理かもしれないが、冷蔵庫に保管すれば大丈夫だろう。

リバビリンは魔法の弾丸になるかもしれない。胸が躍った。だが、臨床ですぐに使ってみるというわけにはいかなかった。ラッサウイルスに対する実験結果を待たなければならない。とはいっても、ピーターのサルの運命がどうなったかを聞くまでのあいだ、漫然と待っているつもりはなかった。わたしたちが集めた血漿と、このリバビリンの臨床使用にさいしては、シエラレオネとアメリカの所轄機関の使用許可が必要になる。許可が下りるまでにはかなりの時間がかかると予想されたから、わたしたちはただちに、使用許可を求めて手続きを開始した。

こうして一九七八年十一月までには、必要な許可を手にすることができた。実験結果も満足のいくものだった。カールの組織培養の結果も、ピーターのサルも、FDA（食品医療局、現在の食品医薬品局）のテスト結果も、すべてリバビリンがラッサウイルスに有効と思われるデータを示していた。しかも中毒症状はほとんど、あるいはまったく出ていない。血漿の準備のほうも整った。ラッサ熱研究プロジェクトの開始から、一年半がすぎていた。わたしたちはラッサ熱に関する基礎的なデータを、すでに集めていた。その地域の病院の全入院患者のおよそ十から十五パーセントがラッサ熱患者であること、病院での致死率は十六パーセント前後であることなどである。また、助かる患者と助からない患者を、ある程度見分けられるようにもなっていた。肝臓でつくられる酵素、ＡＳＴの値が一定水準を超えて高い患者は、低い患者よりずっと危険率が高いとわかったのである。

いよいよ臨床試験の開始だった。第一歩は、経口リバビリンを投与するグループと血漿を投与するグループを計画の基準に照らして決めることだった。まず、ＡＳＴ値が一定の水準を超えている患者は、全員、どちらかの方法による治療を受けさせることにする。わたしたちは、わずかでも可能性のある治療法が見つかった場合、悲惨なラッサ熱の患者を治療しないまま放っておくようなことはしないと決めていた。ただその時点では、どちらの治療法がより有効か、あるいは本当に効果があるのかないのかといったことは、なにもわかっていなかった。臨床試験では「対照群」が必要になる。プラシーボ（一見、薬のように見えるが、じつは砂糖水）を与える患者グループだ。患者や実験結果に影響を及ぼすような、研究者の側の思い入れや先入観を取り除くための防御策である。対照群は、新薬の実効性を判断するさいの客観的な指針になる。だが問題は、それでは患者の半数がなんの治療も受けないままになるという点だ。ラッサ熱の場合、なんの治療もしないでおいておけば、患者はおそらく死んでしまう。実験室でのデータとは言え、有望な方法が見つかった以上、なにもしない患者のグループをつくるわけにはいかなかった。そこでわたしたちは、臨床試験で得られたデータを、今回の二つの治療を行なっていない過去の患者のデータと比較することで、新しい治療法の有効性を調べることにした。

対照群がないということは、想像力を働かさなければならないということだった。血漿に効果があるのか、リバビリンはウイルスをたたくことができるのか、まったくわからないのだ。患者の体内でウイルスを直接殺すことによって、劇症ウイルス感染症の治療に成功した例はまだなかった。グループ分けは無作為に行なうしかない。ようやく集めたわたしたちの血漿ストックから免疫血漿を受けるグループと、特効薬になるかもしれないリバビリンの投与を受けるグループを選んだ。免疫血漿グループには免疫血漿の点滴を行ない、リバビリングループにはリバビリンの錠剤を経口投与する。リバビリングループでは、看護師は患者がたしかに錠剤を呑み込み、吐き出さないのを確認するまでついていなければならなかった。喉の痛みが激しく、錠剤を呑み込めない患者には、カプセルを開けて中身を水に溶かし、呑ませる。吐き出してしまったときは、もう一度与えた。十五歳以下のこどもは対象から外し（こどもに関しては、のちにべつに調査を行なった）、また妊婦も、胎児への影響を考えて除外した。

これ以上はないほど、賭け金の高いギャンブルだった。なにしろ人の命がかかっているのである。だが患者たちは、ほっとしたような表情を見せたり、感謝してくれたりした。少なくとも、試してみる価値のある治療法が見つかったのだ。わたしのほうは――じっと息をこらして見守っていた。そして、がっかりした。少なくとも血漿に関しては。

患者は途切れることがなく、患者やその家族に、新しい治療法に同意してもらうのも問題はなかった。さまざまな段階の患者がやってきたが、すでに重症になっていることも多く、そうなると本人の承諾が得られない。そこで身内の人に承諾を得ることになった。担ぎ込まれてきたときにどんなに重症になっていても、新しい治療法を試してほしいと望む患者を、わたしたちは一人も送り返したりはしなかった。高熱や激しい頭痛、礫にされたような体の痛みをうったえてくる人、灼けつくような喉の痛みがあり、ときには扁桃腺から目に見えるほどの膿を出している人もいる。だが、これらはまだ初期症状である。症状が進むと抑制のきかない嘔吐がはじまり、意識の混濁、手や舌の震えが起こる。歯茎や消化管から、すでに出血している人も運び込まれてくる。この段階になると患者は吐血し、直腸や腟からも出血している。なかには目をおおうほど、頭や首が腫れ上がっている人もいる。これは急激な血圧低下とともに、重篤なラッサ熱患者に見られる特徴的な症状である。

だがそれでもまだ、最悪というわけではない。最悪の状態は、痙攣と昏睡である。初期症状をすぎて、嘔吐や意識混濁、出血にまで移行した患者は、めったに助からない。だが痙攣を起こした患者は、わたしたちの知るかぎり、ただの一人も助からなかった。

血漿療法の臨床試験は約二年間つづけた。患者の腕から腕へ、静脈へ点滴針を刺し、貴重な免疫血漿を注入した。それでも患者は死んでいった。スタッフは意気消沈していた。あれほど希望に燃えて、懸命に働いてきたのに、結果はどうだ。投与する血漿が間に合ったところで、あのジョン・カマラを救うことはできなかった、そう結論せざるを得ないではないか。

だが、これは臨床試験である。臨床試験では途中で結論を出すのは禁物だ。つづけてみるしかない。きちんと試験期間を終了して、はじめて成否を判断できるのだ。

それにまだ、リバビリンを試験しているグループが残っていた。わたしには、こちらのグループのほうが健闘しているように思えた。もちろん、相変わらず多くの患者が死んでいく。だが、見込みのなかった患者が数名、快方に向かっていた。それが本当にリバビリンの効果なのか、それともただ運がよかっただけなのか——こたえを出すには、試験で得たデータを詳細に分析しなければならない。当時はまだパーソナル・コンピュータの時代ではなかった。それでその作業はCDCでやらなければならなかった。わたしたちは分離したウイルスと一緒に、全部のデータをCDCに送った。プロジェクトの開始から三年後の一九七九年、わたしはアトランタに戻り、すぐさまデータの分析にかかった。そうは言っても、まずは、留守中にCDCに設置された新しいコンピュータを使いこなせるように、使い方を習わなければならなかった。データと、コンピュータを相手に悪戦苦闘し、やっとのことで自由に使えるようになった。

だがそうして得られた結果は、さらにがっかりするようなものだった。

最初の分析結果は、どちらの治療法にも効果がなかったことを示していた。冷たく動かしがたい数字からは、リバビリン治療の効果もうかがえなかった。

しかし、簡単にはあきらめられなかった。考えれば考えるほど、調査結果にはべつの見方があるはずだという気がした。そこでまた最初から、データを分析しなおしてみることにした。今度は、違う方法でやってみよう。患者を大きく二つに分けて調べるのだ。治療を開始した時点が病気の初期段階だった患者と、そうでなかった患者である。最初の分析では、治療開始時期を考慮に入れていなかった。いつ発病し、いつ病院にきたか――わたしはリバビリンの投与を開始するまでに、何日が経過したかを考慮に入れて、はじめから調べなおすことにした。

免疫血漿による治療のデータは、いくら見なおしても同じだった。どの症例でも、血漿は効いていない。どんなに早い時期に治療をはじめても、患者は同じ率で死亡していた。だがリバビリンのほうには、いくらか希望の光がさした。求めつづけていた奇跡のかけらが、ちらりと光ったとでも言ったらいいだろうか。発病してから六日、ないし七日目までに入院してきた患者の場合、リバビリンを投与することで生存率が上がっていたのである。一週間以上経って入院してきた患者には、とくに効果はなかった。なにかがわかりかけていた。

しかしデータ数が少なく、相違は目立たなかった。もう一度試験をやってみなければならない。わからないこともまだたくさんあった。初期段階の患者に与えるリバビリンの量を増やしたら、さらに効果は上がるだろうか。リバビリンの静脈注射はどうだろう? 静脈注射をすれば血中のリバビリン濃度はより高くなり、肝臓や脾臓といったウイルスの潜んでいる臓器にまで薬が行きわたって、その結果、より効果が上がることになるのではないだろうか。

そうだ。リバビリンの静脈注射をやってみたい、とわたしは思った。だがそれにはいくつか問題があった。まず、各方面の許可をまた一から取り直さなければならないということがあった。また、十分な量の点滴用リバビリンをどうやって確保するかという問題もあった。その時点では、点滴用のリバビリンを製造しているのはメキシコだけだった。ところがＦＤＡは、メキシコでは薬剤の一定水準の品質を保てないという理由で、メキシコ製のリバビリンの使用を許可してくれそうになかったのである。

それでもなんとか許可が下り、一九八二年までには点滴用のリバビリンを使って治療を開始できる段階にまでこぎつけた。ふたたび人道的な見地から、対照群は設けないことにした。経口リバビリンに、すでにいくらかでも効果が見られたのだ。患者全員に、見込みのある治療法を試すべきだった。わたしがアトランタに戻ってからは、ＣＤＣの疫学者パトリシア・ウェブがこの仕事を引き継いだ。もちろんわたしも、たびたびシエラレオネに飛んだ。ボリビアや中央アフリカでの調査に加わっていたことのあるパトリシアは、ラッサ熱研究プロジェクトにもその経験を大いに生かした。まとめ役としての技量が抜群で、無秩序が当たり前のような土地でなにかをしようと思ったら、不可欠な人材だった。ＣＤＣの研究所でもそうだったように、シエラレオネの研究所でもパトリシアの影響力は大きかった。ＣＤＣでは一九九〇年になってもまだ、パトリシアのつくった分類表を使っていたくらいである。だが、パトリシアが本当に好きだったのは、フィールドに出て調査をすることだった。パトリシアは研究所をケネマからセグブウェマのニクソン記念病院に移すことにした。わたしがなんとかかき集めた基金で、施設を一カ所にまとめ、アトランタまではるばる検体を送らなくても、現地でウイルスの分離ができる設備を整えたのである。パトリシアの指揮のもと、プロジェクトチームはセグブウェマで、点滴によるリバビリン投与を開始した。この研究はパトリシアのあと、カーティス・スクリブナーに引き継がれた。

患者がやってきたとき、助けたいあまりについ希望的な観測をしてしまうのを、わたしたちは常日頃、自分に戒めている。だが暗い予測を裏切られたときほど、うれしいことはない。父親に連れてこられたアーマドゥという少年がいた。背の高い痩せた少年で、十七、八歳くらいに見えた。親子はポダポダ（乗り合い自動車）に乗って、パングマから三時間かけてやってきた。残念ながらその頃、わたしたちはパングマではもう治療を行なっていなかったのである。パングマ病院では上層部が何度も入れ代わり、あげくにラッサ熱のことを、そんな病気は存在しないと一蹴するような修道女が新しく要職についていた。

父親の話では、具合が悪くなってから、少年をまず呪医のところに連れていった。そして二、三日のあいだ、さまざまな水薬やまじない、それに粉薬を試したが、息子の容体はよくなるどころか著しく悪化してしまった。少年は一人息子だった。父親は、藁にでもすがる思いで決意した。

「こうなったら、セグブウェマまで行くしかない」

父親は研究所の外の古いベンチに息子を寝かせた。検査医のジェームズ・マサーリが、少年から採血した。つづいて看護長のクールブラが、親子のところに行って調査書類に書き入れる必要事項をきき、書類を埋めると、父親に言って少年を病棟に運び入れた。父親は、白と黒の幾何学模様の手織りの木綿布で息子をくるんでいた。少年が身につけていたのは、その布一枚だった。

その間、研究所内で、ジェームズは二種類の検査を行なっていた。一つは分光光度計によるAST値の測定、もう一つは蛍光顕微鏡による体内ウイルス量の検出である。分光光度計による検査で、AST値は三百二十五だった。絶望的な高さである。AST、すなわちアスパラギン酸アミノ基転移酵素は、肝臓でつくられる酵素で、通常の数値は四十以下だ。それまでの経験から、この数値が百五十を超えたラッサ熱患者は重症になりやすく、死にいたる危険が大きいことがわかっていた。アーマドゥのAST値は、その百五十の二倍をさらに超えていたから、かなり緊迫した状況だった。つぎにジェームズは蛍光顕微鏡をのぞいた。蛍光顕微鏡は、数人の平和部隊のボランティアが、古い木のコンテナを壊してつくってくれた不恰好な間仕切りのなかに置かれている。スタッフの一人の住居から

「拝借」してきた派手な色のカーテンが入口にかけられ、まるで安っぽい占い小屋のようだった。だがそのカーテンは、十分役目を果たしていた。蛍光顕微鏡をのぞくためには、間仕切りのなかを暗くする必要があったのだ。

　しかし占い小屋に似ているというのは、あながち偶然ではなかったかもしれない。ジェームズ・マサーリはそこで、患者の運命を読み取っていたのだから。ドイツ政府から寄付された顕微鏡のレンズの下で、蛍光染料で染色された少年の細胞は、きらめく光の斑点に変わっていった。ウイルスの滴定濃度はまだ低く、ラッサ熱が初期段階にあることを示していた。にもかかわらず、ＡＳＴ値は非常に高い。ただちに治療をはじめなければならなかった。間仕切りから出てくるとジェームズは、熟練の看護長が患者を見ただけでとっくにわかっていただろうことを改めて言った。

「すぐに治療をはじめて」

　すぐさまクールブラは、新しい点滴用リバビリンの瓶と、新品の点滴器具一式を取ってきた。容赦ない午後の暑さのなか、クールブラは研究室から病棟へきびきびと歩いていった。病室内は緊張していた。少年はベッドに横たわり、汗をかいていた。嘔吐がはじまっていて、口腔内に多少出血している。クールブラが体の向きを変えさせても、少年はうめき声を発するのでせいいっぱいだった。看護長は静脈を探り、いそいで針を刺して、点滴器具をセットした。薬瓶からリバビリンが下りてくる。点滴の速度を調整すると、瓶と器具をしっかり固定した。途方に暮れた面持ちで、一部始終をじっと見守っていた父親に、クールブラは少年の血に触れないようにと注意した。それから手袋をわたし、消毒液を見せて消毒の仕方を教えた。それから、病室を出ていった。

クールブラは、少年のベッドサイドにずっとついていてやるわけにはいかなかった。病棟には、その日見てまわらなければならないラッサ熱患者が、ほかに十四人もいたのだ。点滴は六時間ごとに繰り返す。少年の容体は相変わらずだった。致命的な段階に陥るのも時間の問題のように見えた。

それから二日が経過した。三日目の朝、たまたま回診が立て込んでいて、パトリシアが少年のベッドサイドにやってきたのはいつもより遅い時間だった。すると、少年の姿が見えない。ベッドは空だった。

隣のベッドに老人がいて、熱い茶を飲んでいた。パトリシアは狼狽して老人にたずねた。

「アーマドゥはどこ？」

死が近いとわかると、夜間に家族が患者を連れ出してしまうのはめずらしい話ではなかった。家以外のところで死ぬのはよくないとされているのだ。

しかし老人はにっこり笑って茶をすすり、窓のほうを振り向いた。パトリシアがガラスのない窓から外を見ると、点滴掛けを脇に立てて、少年が木陰に坐っているのが見えた。そばには家族が三人付き添っていて、用意してきた料理をしきりに食べさせようとしている。

「見えるだろ? どうやら、みんなで朝飯のようだ」と、老人が言った。

パトリシアは驚いた。少年は死んでいても不思議はなかったのである。

わたしたちは、研究所でラッサ熱と特定できた患者を千五百人以上、リバビリンの静脈投与で治療した。十六パーセントを超えていた死亡率は、五パーセント以下に下がった。時が経つにつれて、新しい治療法は地元に知れわたった。ラッサ熱プロジェクトのトラックに便乗したときなど、きまって村人が家から飛び出してきて、わたしたちを呼び止め、握手を求めてきたものだ。全員の顔を覚えていたわけではないが、わたしにはそれがどんな人たちなのかはすぐにわかった。みな、リバビリンによって命を救われた人たちだったのだ。

一九八五年、わたしたちのまとめた研究データは、リバビリンの静脈投与がラッサ熱の致死率を劇的に下げることを証明した。とりわけ、発病から一週間以内に投与を開始すれば、効果は大きい。リバビリン投与を開始したとたん、血液中のウィルス滴定量が急速に低下することもたしかめることができた。リバビリンは、血液中のウイルスを抹殺するのである。研究プロジェクトを終了する頃には、初期段階に治療を開始すれば患者を失うことはほとんどなくなった。わたしたちはこの成果をニューイングランド・ジャーナル・オブ・メディスン誌に発表した。ウイルス性の劇症感染症を、薬を使って効果的に治療できたのははじめてだった。この研究は、多くの人の協力があってはじめて成し遂げることのできたものである。とくにイザベル・キング医師や、代々のプロジェクト責任者、パトリシア・ウェブ、カーティス・スクリブナー、ボブ・クレイヴン、デュアン・ベネットといった研究者に負うところが大きい。

だが効果のなかった患者については、考えてみる必要があった。そういう患者の大多数は、入院したのが遅く、症状が進んでからリバビリン治療をはじめていた。ウイルスがすでにひどく体を蝕んでいて、リバビリンでは効果がなかったのである。そうした患者を救うためには、べつの治療法を探さなければならない。そしてほかにも、まだどう治療してよいかわからないタイプのラッサ熱患者がいた。このタイプの患者の治療が特殊だったのは、かかっていた命が一つではなく、二つだったからである。

12 カディアトゥ

カディアトゥは二十二歳、二人のこどもの母親で、そのとき三人目のこどもを身籠《みご》もり、すでに妊娠七カ月だった。シエラレオネでも有数のダイヤモンド採掘場、トンゴ・フィールドに、採掘夫の夫とこどもたちと一緒に生活していた。家にはほかに、二十人以上が同居していて、そのほとんどがやはり採掘夫だった。その地域の人の多くがそうだったように、カディアトゥと夫も、一攫千金を夢見て、ダイヤモンドの出る東部へやってきたのである。

カディアトゥは妊娠したあと、経過を診てもらうために診療所や医師を訪ねたことはなかった。とりたてて心配することがなかったからだ。最初の二人のこどものときもなにも問題は起きなかったし、そのときも心配する理由はなにもなかった。カディアトゥは若く、体力があり、苛酷な環境のなかにあっては、ずいぶん健康にも恵まれていた。苛酷な環境と言っても、ほかにもっとずっとひどい環境が身近にあったから、とくに苛酷だと思っていたわけではない。自給農業で暮らしを立てている人たちと比較すれば、ダイヤモンドの採掘は金になったから、暮らしは楽だった。たしかに家はこみあっていたが、そんなに狭いわけではなかったし、みんな採掘夫で金は稼いでいたから、食べるものに困るようなことはなかった。残った食料は日干しレンガでできた家の、波形鉄板の屋根の下の垂木に、いつも豊富に貯えられていた。家にはネズミがたくさんいた。それは事実だった。だがネズミはどこにでもいる。取り立てて騒ぐようなことではなかった。

ところがある日、カディアトゥは起きると体がだるいのに気づいた。熱っぽくて、頭痛がする。体の節々も痛かった。だが、少しくらい調子が悪いからと言って、のんびりと横になっている余裕はない。やらなければならないことはたくさんあった。朝のお茶を用意し、こどもたちに食べさせ、採掘場に向かう男たちに十分な腹ごしらえをさせる。その朝、カディアトゥはそうした家事を、いつものように元気にはこなせなかった。一通りの用事がすむと、ぐったりと疲れ、夫やこどもたちと共用にしている藁のベッドに倒れ込んだ。そしてそのまま、眠ってしまった。

目を覚ますと、熱が上がっていて、背中から腰のあたりを中心に、体がひどく痛んだ。

起き上がって、水を汲みに行くことはできそうもなかった。井戸は五百メートルほど離れたところにある。そこでカディアトゥは、従妹の一人に水を汲んできてくれるように頼んだ。それから夕食——夕食はどうしよう。米をたたいて籾殻《もみがら》を取ったり、キャッサバの粉でタピオカをつくったりする元気は、とてもわいてきそうになかった。だいいち、男たちが帰ってくる時間は迫っていて、それからではとても間に合いそうもない。だが幸い、家にはいく人もの女たちがいて、その日のカディアトゥの家事を肩代わりしてくれることになった。きっと、明日にはよくなるだろう。そして元通りの生活に戻るのだ。前にもこんなふうに高熱が出て、寒気がしたことが何度かあったが、いつも一日か二日で回復した。だれにもこういうことはあるものだ。おそらく、マラリアの発作かなにかだろう。

カディアトゥの高熱は、夜じゅう下がらなかった。夫のアブドゥールは心配になり、調剤師を探しに行った。そのあたりで調剤師を探すのは、それほどむずかしいことではない。ダイヤモンドの採掘場の周辺には、薬や注射に金を払える比較的裕福な人が住んでいたので、調剤師も多かったのである。村には医者は一人もいなかったから、調剤師が医者の役割も兼ねていた。調剤師はアブドゥールに、マラリアの薬クロロキンを四錠わたし、一度に全部呑ませるようにと言った。

カディアトゥは錠剤を呑むことは呑んだが、突き上げてくる吐き気のために吐き戻してしまいそうになった。翌日、アブドゥールは妻のようすを見て薬が効いてきたと思い、いつものように仕事に出かけた。しかし夕方戻ってみると、具合がよくなっていないのは明らかだった。熱は下がらないどころか、さらに高くなっている。喉の痛みを訴え、吐きはじめた。あまりに痛くてなにも飲み込めないと妻は言い、スプーン一杯の水も飲み込むことができなかった。アブドゥールは、妻を翌日、パングマ病院まで連れていこうと決意した。

いったい神は、どうして自分を罰しようとしているのだろう、とアブドゥールは思った。たいていのフラニ族の者と同じく、アブドゥールも敬虔なイスラム教徒だった。一日に最低一度は祈り、金曜の午後にはモスクにも行く。神はなにを怒っておられるのだろう。インシャッラー（神のご加護を祈って）、いずれにしても明日はパングマ病院に行くしかない。病院の医者は白人のつくった薬を出してくれるだろう。治療法もわかるに違いない。妻はきっとよくなるだろう。

翌朝、アブドゥールは妻を連れ、四十キロ離れたパングマまで、ポダポダ（乗り合い自動車）の朝の便に乗り込んだ。現代版のポダポダは、ニッサンの小型トラックの荷台に木のベンチを取りつけたものである。アブドゥールは運転台にいちばん近い位置に妻を乗せ、その隣に自分も坐った。後ろの席よりも、振動が少ないと思ったからだ。

その時点で、カディアトゥは激痛に苦しみはじめていた。痛みは体中に広がり、背中から腹部まで痛むようだった。吐き気もつづいている。喉の痛みも激しく、もはや唾を飲み込むこともできなかった。燃えるような熱も相変わらずだったが、べつの痛みも加わってきた。陣痛である。いや、そんなはずはない。まだ、早すぎる。出産予定は二カ月も先だった。

トラックが揺れるたびに、カディアトゥの痛みはひどくなった。乗客は二十四人になっていて、荷台の座席にぎっしり坐っている。加えて四人が、運転台の屋根につかまるようにして立っていた。みなそれぞれに収穫した物をもち、ヤギ一頭とニワトリ数羽が一緒に積み込まれていた。そのうちに、カディアトゥは耐えきれなくなった。自分の洋服で嘔吐物を受けとめ、吐きはじめた。運転手は、カディアトゥの具合が悪くなったことに気づいていないようすだった。だが気づいたとしても、車を止めるようなことはなかっただろう。だれにとっても生きていくのは厳しかった。車は走りつづけるしかないのだ。カディアトゥ自身もなにも言わなかった。パングマに一刻も早く着きたかったからだ。

不運な一団の乗客は、悪路に揺られ、汗と嘔吐物の悪臭に耐えながら、パングマに向かった。すべての停留所に止まり、そのたびに乗客が乗り降りして、トラックは三時間かけてパングマに着いた。

パングマに着いたときには、カディアトゥはもはや自力では坐っていられず、夫のほうに倒れかかっていた。アブドゥールは運転手に頼んで、トラックを病院の前につけてもらった。それからは、だれの助けもなく、アブドゥールは妻を病院のなかに運んだ。カディアトゥの意識はすでにだいぶ朦朧《もうろう》としていたが、それでも陣痛が起こっているのはわかっていた。病院では修道女たちが手際よく二人を受け入れ、すぐさまカディアトゥを産科病室に運び入れた。助産婦はそれまでの経過を聞き、カディアトゥがラッサ熱にかかっているのは間違いないと思った。ラッサ熱は、だれにとっても恐ろしい病気である。だが妊娠後期の女性にとっては、致命的な病気だった。苦い経験から、助産婦はカディアトゥの子宮にいる胎児が生き延びる可能性はあまりないだろうと思った。

カディアトゥの全身を痛みが支配していた。あるのは痛みだけだった。腹部の痛み、背中の痛み、灼けつくような筋肉の痛み、そして喉の痛み。痛みのこと以外、なにも考えられなくなっていた。なぜ、こんな目にあわなければいけないのだろう。体温計を腋の下に差し入れて測った体温は、四十度を超えていた。患者の意識が朦朧としているときは、舌の下に体温計を差し入れて測ることはできない。自分がどういう状況にあるか認識できない患者が、体温計をかみ砕いてしまうことがあるからだ。かといって直腸で測るのも無理だった。ただでさえそういうことが許される文化ではないところへもってきて、個室ではないのだ。脇の下で測る体温は、体の中心の体温に比べて、ふつう一度か二度低い。だから脇の下で測った体温が四十度を超えたということは、かなり危険な状態だった。

時間が経つにつれ、カディアトゥは膣から出血しはじめた。子宮の収縮は緩慢になり、やがて、まったくなくなった。胎児の心音が鈍くなっていた。助産婦の見たところ、カディアトゥはようやく妊娠二十七週に入ったくらいだった。その段階の胎児はまだずいぶんと小さく、生まれても生き延びる望みはほとんどない。未熟児のための新生児保育室など、国中探してもないのだ。未熟児で生まれれば死んでいくだけである。それで助産婦は、分娩の誘発をためらったのだった。

カディアトゥの容体は悪化の一途をたどった。次第に手足が冷たくなり、血圧が下がりはじめる。カディアトゥはショックを起こしかけていた。呼吸がせわしなく、苦しそうになる。肺に体液がつまる。成人呼吸窮迫症候群（ARDS）である。致死率の高いウイルス性出血熱によくみられる合併症だ。かわいそうな夫は夜を徹してベッドサイドに付き添っていたが、いまや妻は息をするだけで精一杯という感じだった。夫が隣にいることも、そのほかのことも、もはやなにもわからなかった。

輸血が必要だった。もちろん、アブドゥールは自分の血を使ってくれるように申し出たが、B型では妻のO型とは血液型が合わなかった。パングマには、というよりシエラレオネには、血液バンクはなかった。輸血には、親戚でも友人でも、あるいはほかのだれでも、血液を提供してもいいという同じ血液型の人物を見つけなければならなかった。アブドゥールとカディアトゥは、一攫千金を夢見てダイヤモンドの採掘場に移り住んできた身である。近くに親戚はいなかった。だが、知り合いならパングマにもたくさんいる。アブドゥールは、ただちに知り合いを探しに出かけた。一人くらいは妻と同じ血液型の知人がいて、死にかかっている妻に血液を分けてくれるに違いない。だが、たぶんO型だと思うという人物を見つけるまでには三時間がかかった。アブドゥールはその知人を連れ、病院に向かった。検査をして、問題がなければ、すぐに輸血の準備だ。

その頃には、カディアトゥは完全に昏睡状態に陥り、ショックを起こしていた。ショックを起こすと、血圧はもはや計測不能なほど下がる。そうなると、脳や腎臓に酸素が十分に供給されず、それらの組織は次第に機能を停止してしまう。その間も、カディアトゥは出血しつづけていた。ゆっくりと、少しずつ、だがその量は着実に増えていった。もはや胎児の心音は聞こえなかった。

ここにいたって助産婦は、病院長のシスター・アイリーンを呼びに行かせた。アイルランド人の修道女、アイリーンは、カディアトゥを見るなり決断した。ただちに陣痛を誘発しなければならない。胎児はすでに死んでいるだろう。すぐに取り出さなければ母体が危ない。間に合うように、死んだ胎児を取り出さなければ。シスター・アイリーンは看護師たちに輸液を開始させ、アブドゥールが戻り次第、輸血ができるように準備をさせた。

看護師は陣痛を誘発するためにピトシンを注射すると、すぐにカディアトゥを分娩室に移した。そこでカディアトゥの容体を、より詳しくチェックする。血圧を上げるため、さらに輸液が追加された。輸液を追加すると、カディアトゥの呼吸は速くなった。そして助産婦が驚いたことには、唇の色が紫色に変化しはじめた。

アブドゥールが分娩室に入ってきた。息を切らせ、友人から採血したばかりの血液をもっている。いそいで検査して、適合する血液であることはたしかめられていた。一刻の猶予もなかった。陣痛は強まってきていた。わざわざ口には出さなかったが、だれもが胎児は死んでいるとわかっていた。たった一人カディアトゥだけが、なにが起こっているのかを知らずにすんだ。

胎児は血の混じった羊水と一緒に出てきた。小さく、灰色で、動かない。看護師がそれをすぐに布で包み、みなの注意はまた母親に向けられた。助産婦は母親の状態に気を取られていて、死んだ胎児をひっぱり出すさいに手袋をするのを忘れていた。

つづく一時間で、カディアトゥの体温は急激に低下した。三十五度である。呼吸は速く、唇は相変わらず紫色だ。そして手足がますます冷たくなった。助産婦が、カディアトゥの手足にときどき痙攣が走るのに気づいた。危険な徴候だった。数分後、痙攣は全身を襲った。一瞬呼吸が止まりそうになり、それからようやく少し息を吸い込むと、カディアトゥは大きなうめき声を上げた。

しかし、長くは闘えなかった。カディアトゥは力尽きてしまった。痛みがカディアトゥから奪えなかった残された体力を、高熱と分娩の疲労が奪ってしまったのだ。ショックによって、心臓が停止しようとしている。体は動きを止め、カディアトゥはただ静かに横たわっていた。それから二、三回ため息をつくと、受難は終わった。看護師たちはゆっくりとシーツをかぶせ、疲れ果てて、部屋から出ていった。

アブドゥールに知らせる役目は、助産婦が受けもつことになった。

アブドゥールはその知らせを、冷静に受けとめることなどできなかった。どうしてそんなことができよう。

これが本当にアラーのご意志なのか。白人の医師に妻を委ねれば、きっと助けてくれると信じたのは間違いだったのか。金もたくさん払った。だがその結果はどうだ。カディアトゥは死んでしまった。これからまた金をかけ、日が沈むまでに遺骸をトンゴ・フィールドに持ち帰って、埋葬しなければならない。それがしきたりなのだ。だがそのあとはどうなる？　二人の小さな娘の面倒はだれがみるのだろう？　両親はシエラレオネには住んでいないから、頼むわけにはいかない。食事の用意をしたり、水を汲んだりするのは？　だれに頼んだらいいだろう？　だめだ。カディアトゥのように手際よく、しかも楽しげに、そうした家事をやってくれる者などほかにいるはずがない。アブドゥールは取り残され、混乱し、一人ぼっちだった。ギニアの故郷へ帰るしかないのかもしれない。だが、そこへ帰って、いったいなにをしたらいいのだろう。故郷には仕事などありはしない。アブドゥールのように読み書きのできない男に、いったいなにができるというのだろう。

マイケル・プライスはイギリス出身の一般医だった。冒険へのあこがれと、宗教的な信念、それに人道的な動機で、一九八五年にセグブウェマ病院にやってきた。物静かな内省的な医師で、診療室や手術室だけでなく、分娩室での処置にも経験豊かだった。マイケルは、手遅れになる症例の多さに心を痛めていた。どんなに手を尽くしても、カディアトゥのような患者を死なせてしまう。いったいなぜだ？　妊婦がラッサ熱にかかると、どうしてこんなにも致命的な症状に陥るのだろう？　なにか治療法はないものだろうか。

マイケルはその問題に、真剣に取り組みはじめた。

わたしたちの調査の結果、ラッサウイルスにかかった妊婦の十例に九例まで、胎児は子宮のなかで死んでしまうことがわかった。また胎盤が、ウイルスを増殖させる格好の場所になっているらしいということもわかっていた。CDC（疾病対策センター）の研究でも、妊婦のラッサウイルスは、胎盤内にもっとも高い濃度で存在していることがたしかめられている。そうした発見に鑑《かんが》みて、マイケルは高熱による流産が起きた症例のすべてで、ラッサウイルスの有無を調べた。また、妊娠前期にかかった場合と、後期にかかった場合のリスクの違いや、胎児の自然流産を待たず人工的に流産させた場合の予後の違いを調べた。

その結果、驚くべきことがわかった。細菌感染やマラリア、あるいは腸チフスと診断されて流産した患者の多くが、ラッサ熱にかかっていたとわかったのである。これは、大きな発見であると同時に大きな問題でもあった。マイケルは、いっそうの努力をしなければならなくなった。そして、ほかでは不可能な産科的な治療をはじめた。すなわち、自然流産が起きた場合、マイケルは患者を手術室に運び、子宮内を完全に空にするようにしたのである。マイケルは、ラッサ熱の妊婦の帝王切開までした。もちろんそういうときは感染の危険を考えて、必ず二重に手袋をはめた。

マイケルのデータは注目すべきものだった。妊娠六カ月までのラッサ熱患者の場合は、妊娠していない女性患者の症状とたいして変わらない。ほとんどは胎児を失ったが、患者自身は助かることが多かった。ところが妊娠後期、二十六、七週以降の患者になると、状況は劇的に変化した。ほとんどすべての胎児が死に、大部分の母親も助からなかったのだ。

マイケルの調査対象になったのは七十二人の女性患者である。胎児はほとんどの場合死んでしまったが、これは別段驚くようなことではない。驚くべきは、胎児を分娩させた場合(自然にであろうと、人工的にであろうと)、胎児を子宮に残しておいた場合よりも、はるかに母親の生存率が高かったことである。

議論の余地はなかった。胎児の生存率は十パーセント以下にすぎず、子宮を空にした場合の妊婦の生存率は五十パーセント以上にもなるのである。多くの場合、胎児はいずれ死んでしまうのだ。それを考えれば、ラッサ熱にかかった妊婦の場合、母体を救うためには胎児は即刻摘出するのが基本的な治療法になる。もっともいくつかの例外的なケースで、マイケルは帝王切開術を施し、ラッサ熱患者の胎児を無事に出産させた。こうした医療の進歩には目を見張るものがある。カディアトゥがラッサ熱にかかるのがせめて三年あとだったら、そしてマイケルの治療を受けることができたなら、きっと生きて病院を出られたに違いないのである。

13　ンザーラ再訪

一九七九年の七月末、シエラレオネでの三年間のラッサ熱調査のあと、わたしはアトランタに戻った。CDC（疾病対策センター）に戻り、しばらくぶりにアトランタにいる家族ともゆっくり過ごす時間をとるつもりだった。が、そうはいかなかった。たちまち、エボラとおぼしき疫病流行のニュースが入ってきたからである。知らせてきたのはジュネーブのWHO（世界保健機関）本部だった。詳しいことはわからない。わかっているのは、その病気の流行地に、またンザーラが含まれているということだけだった。一九七六年、エボラが流行し、わたしがザイールからはるばる国境を越えて、到達した先がンザーラだった。今回はンザーラに近いヤンビオの町でも流行しているらしい。すでに数人が死亡したという話だった。いったいどのくらいの人たちが感染しているのだろうか。それはまだわかっていなかった。ンザーラよりはるかに北に位置する首都、ハルツームにあるスーダン政府は、隔離措置を講じ、問題の地域への出入りを禁止していた。そのせいで、ただでさえ少ない情報はますます少なくなっていた。政府の指示で物資の流通もできなくなっていたから、流行地の人々の苦境が察せられた。

爆発的に広がるこの恐ろしい疫病に対する過去の経験から、すばやい対応が求められていることはわかっていた。知らせを受けてから二十四時間以内に、調査チームを飛び立たせるくらいの迅速さが必要だ。さいわいWHOからの電話は木曜の夜にあった。つぎのジュネーブ便は金曜の夕方だったから、それまでに準備を整える多少の時間がある。そして土曜の朝、ジュネーブでWHOの関係者に会い、それから現地に向かうことになるだろう。だがその前に、解決しなければならない問題がいくつもあった。だいいち、目的地がいまひとつはっきりしない。わたしたちは埃《ほこり》をかぶった地図を引っ張りだし、ヤンビオというのがンザーラから見てどのあたりになるのかを調べようとした。だが隔絶されたこの地域の、曖昧にしか描かれていない地図の上から、それを調べるのはむずかしかった。

さらに大きな問題は、CDCのなかでもこの手の疫病に経験のある優秀なスタッフが、みなヨハネスバーグに出払ってしまっているという事実だった。皮肉なことだが、そのときヨハネスバーグでは出血熱に関する大きな国際会議が開かれていて、みなそれに出席していたのである。あとは、ほんの少しの経験者しか残っていない──事実上、わたしと、あとはだれでもいいから、わたしと一緒に現地に行ってくれるスタッフを見つけるしかなかった。

わたしは疫病調査本部の野外調査部長、ライル・コンラッドに相談することにした。大きくてにこやかな顔、ふさふさとした白髪混じりの顎髭が、アーミッシュの農夫を思わせる人物だ。強い意志と忍耐力は、サウスダコタ州の田舎で厳しい冬に耐えてきた幼少時に培われたものかもしれない。たとえわずかでもCDCにいたことのある疫学者なら、だれもがライルを知っていた。一九六九年に、ナイジェリアで最初のラッサ熱調査に参加したことのあるライルは、急を要するそのときの状況をよくわかってくれた。わたしはライルに、わたしと一緒に現地に飛んでくれる優秀なスタッフをだれか紹介してほしいと頼んだ。条件は──男でも女でもかまわないが、適応力のあること。冒険好きなこと。原始的な生活や、潜在的な危険を厭《いと》わないこと、などだ。そして肝心な点は、そういう候補者がすぐに必要だということだった。

「それならぴったりのがいるよ、ジョー」と、ライルはまごうことなき中西部訛りで言った。「恐れを知らん登山家だ。きっといい仕事をすると思う。ロイ・バロンという免疫部で仕事をしていた男だ」

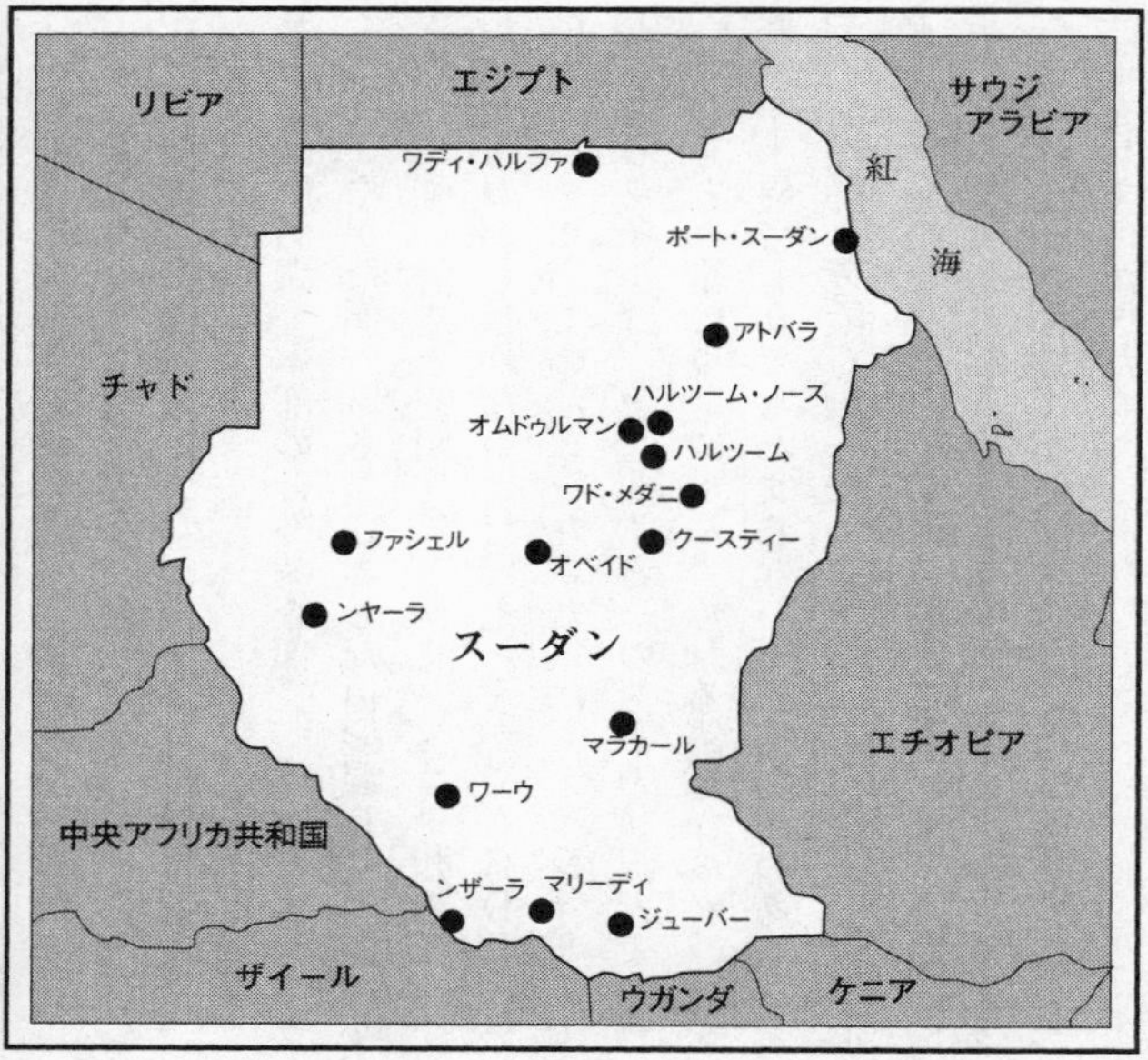
エジプト
リビア
サウジ
アラビア
紅
海
ワディ・ハルファ
ポート・スーダン
アトバラ
チャド
ハルツーム・ノース
オムドゥルマン
ハルツーム
ワド・メダニ
ファシェル
オベイド
クースティー
ンヤーラ
スーダン
マラカール
エチオピア
ワーウ
中央アフリカ共和国
ンザーラ
マリーディ
ジューバー
ザイール
ウガンダ
ケニア

＊地名は1996年当時

わたしがその人物に提供できる山は、言ってみれば心のなかの山だ。だがそれでも適任者のように思えた、ライルがこうつけ加えるまでは。

「ところで、ロイはまだ一度も海外に出たことがないんだ。いろいろ面倒みてやってくれよ」

それだけでなく、その候補者は、まだ一度も大きな調査に加わったこともないとわかった。ＥＩＳ（疫病情報部）ならではの実地教育の伝統にのっとり、現地で実際に調査に加わりながら、一つ一つ学んでいくというわけだ。まあ、それもよかろう。ライルが適任だと言えば適任なのだ。わたしにはそれで十分だった。

ジュネーブでの打ち合わせをすませてハルツームに着くと、ＷＨＯの職員たちが言っていた「もったいぶって頭の固い」役人に迎えられた。もっともその役人は途中でどこかに行ってしまい、代わりにその部下の、ずっと愛想のよい役人が出てきた。二人目の役人が言うには、もともと多くはないンザーラへの便は、政府が隔離措置を講じたため、すべて欠航になっているということだった。さらにこの疫病の流行で、南へ向かう空の便は大幅に制限されているという。ンザーラにもっとも近いところでは、ジューバーへの最終便が二時間後にあった。それを逃したら、つぎはいつになるかわからないらしい。いそいで決断しなければならなかった。が、簡単には決められない事情もあった。わたしたちはハルツームに着いてから情報を集め、問題を整理して、それからの行動を決める予定にしていたのだ。しかし、いつまでもぐずぐずと考えているわけにはいかない。わたしは心を決めた。一人で先にジューバーへ行って、向こうで状況を見極めよう。そしてジューバーから、なんらかの交通手段でンザーラに向かうのだ。ロイはハルツームに残り、現地のWHOが確保しておいてくれた防護服を受け取る。それからンザーラでわたしと落ち合う（ンザーラまで来られたとしての話だが）という段取りにした。

スーダン航空は、悪名高いセネガル航空やザイール航空、それにシエラレオネ航空（いまはなくなってしまった）に比べても、決して引けをとらない乗り心地で知られている。どんなに経験豊富な乗客でも、この飛行機に乗れば鼓動は速くなり、固く拳を握りしめること間違いなしだ。この機体で無事上空に舞い上がるのも奇跡なら、そのあとばらばらにならずに地上に降り立つのも奇跡である。ジューバーへ飛んでいるあいだは、今回の疫病に関することをすべて完璧に忘れていたと言えば、そのフライトがどれほど恐ろしいものだったか、わかっていただけると思う。

さて、二時間に及ぶ神経をすり減らす飛行のあと、飛行機はところどころアスファルトの剝《は》げかかった滑走路になんとか降り立った。ターミナルは、すすけたブリキ屋根の大きな掘っ立て小屋といったところだ。見える範囲には数人の人影しかなく、荒涼としたわびしい風景がひろがっていた。飛行機は空港に降り立ったかと思うと、乗客を一人も乗せずに、すぐさまハルツームに向かって飛んでいってしまった。そのあたりに長居はしたくなかったのだろう。

そこは、赤道のすぐ北、赤道直下だった。だがいくらそうだとしても、そこまでの暑さは予想していなかった。この炎獄のなかにあっては、片足をもう一方の足の前に踏み出すだけでも、相当な覚悟がいるような気がした。

ンザーラに向かう前に、ジューバーにいる国連の職員から、疫病の話を聞こうと、翌朝、わたしはUNDP（国連開発計画）のコンパウンドに出向いた。ブリキ屋根に漆喰《しっくい》壁の家が何軒か、プールを囲むようにして建っている。理性を失わせる暑さのなかで、プールは人気の場所だ。職員は、ほとんどが北欧の人かフランス人だった。ジューバーは赴任先に決まって、決してうれしい任地ではない。それは暑さのためだけではなかった。スーダンのこの地域は、絶え間ない紛争の舞台だったのだ。地元住民はつねに、軍の規律からはずれた兵士たちに脅かされてきた。足りていたことのない食料は、ますます少なくなっていた。状況はひどかったが、それでも西部に比べればはるかにましだ、というのが職員たちの話だった。

わたしは、エボラのような疫病の患者を見たことがないかとたずねてみた。だがそのコンパウンドにいただれ一人、ジューバーではそういう患者は見たことがなかった。あとで話したドイツと北欧の宣教師は、西部でなにかが起きているらしいということにはうすうす気づいていたが、それがなんなのかは知らなかった。ジューバーで得られる情報は、かぎられているようだ。交通が遮断され、感染地域との連絡手段はほとんど皆無である。そういう状況では、それも当然かもしれなかった。こうなったら一刻も早く、ンザーラに行くほうがいい。ンザーラまで行く方法を見つけようと、探しはじめたときだった。ロイ・バロンが現われた。ハルツームでなんとか役人を説得し、調達してきたという警察の飛行機に乗っている。わたしは感動した。これがこういう土地での正しいやり方というものだ。ライルの推挙は正しかった。ロイは明らかに、生まれながらの旅行家だ。そして、目端がきいて有能な研究者だということを、自ら証明してみせた。ロイのような人物を同行してきて、幸運だった。警察の操縦士たちはいったんジューバーに降り、つづけてンザーラまで行ってくれるという。すばらしいニュースだった。そうでなかったら長く埃っぽい悪路を、国連のトラックか、あるいはヒッチハイクで、ヤギやニワトリなんかと一緒にンザーラまで、えんえん行かなければならなかったのだ。それに道路では、途中で検問に引っかかり、止められるか、通してもらえるとしても、いろいろ説明しなければならなかったろう。隔離措置が取られていて、いっさいの交通は遮断されていたのだから。

交通手段を確保して、ンザーラに行く準備は整った。早ければ早いほうがいい。というのも疫病の流行のことを知った操縦士たちが、明らかに、この冒険への戦意を喪失しはじめたからだ。とは言っても、二人とも、予定通り飛んでくれるとは請け合った。わたしたちはンザーラに飛び、一泊して、それからヤンビオへ飛んだ。エボラとおぼしき患者がそこにいると聞いたからだ。ヤンビオでは、ぐらぐらする小屋が病院として使われていた。わたしとロイはその小屋で、膝をつき、灯油ランプの薄明りのなか、患者を診察し、採血した。その夜のうちに、わたしは患者の血液から血清を分離した。それを帰りの飛行機でハルツームまでもって帰ってもらい、できるだけ早くアトランタまで届けたかったからである。

翌日、操縦士たちは、そうとは知らずにドライアイスに詰めた血液サンプルをもち、意気揚々とハルツームに帰っていった。最初の仕事はすんだ。それからは腰を落ち着けて調査を行ない、流行を食い止めるためになにができるかを検討することになる。

到着から二晩がすぎて三日目、事故が起きた。その日早く、すでにエボラと確認された患者の出た地域から、一人の老女が運び込まれてきた。症状は高熱と下痢と痙攣である。わたしは傍らに跪《ひざまず》き、腕から採血しようとした。ところが注射針を血管に刺し、まさに採血をはじめたとき、突然、老女が予想外の強さで腕を動かし、その拍子に採血途中の針が血管から抜けて、わたしの手袋を突き刺した。針は手袋を貫通し、親指のつけ根に刺さった。

エボラウイルスでいっぱいの注射針を突き刺したら、百パーセント、エボラになると言ってよい。わたしは自分の不注意を呪ったが、騒いでももう遅かった。わたしはそのまま、ほかの患者の採血をつづけた。それ以外にしようがなかったからだ。その夜、ロイが点滴器具を組み立て、もってきていたエボラの免疫血漿をわたしに点滴した。感染したかもしれない。していないかもしれない。とにかく、できることをするしかなかった。

そのときの調査では、現地でエボラの診断が確実にできるよう、CDCのヘレンが用意してくれた検査薬をもってきていた。だがそれを使って実際に診断するには、多少の設備がいる。幸運だったのは、一九七六年の突発的流行《アウトブレイク》のさいに知り合った、シモン・ヴァン・ノイヴェンホーヴを見つけ出すことができたことである。ザイールでのアウトブレイクがどこではじまったかを突き止めようと、スーダン南部を調査して歩いた別働隊の疫学者である。シモンはまだその地域にとどまっていた。恰幅のよいベルギー人で、十六世紀フランダースの肖像画によくある裕福な自由市民、といった風情である。くつろいだ雰囲気を漂わせていて、ときにはのんびりしすぎているような印象を与えたが、そのじつ、食らいついたら離さない粘り強さがあった。シモンの目標は、眠り病の撲滅である。眠り病はアフリカの重篤な疫病の一つで、トリパノソーマによって起こる。トリパノソーマは単細胞の寄生生物で、患者の血液をめぐって脳にいたる。蚊によって媒介されるマラリアに似ているが、この病気を媒介するのは、ツェツェバエと呼ばれる特別な蠅である。シモンは簡素な暮らしが好みだった。それで献身的なアフリカ人のスタッフ一人と、隠遁生活のような生活をしていた。シモンはわたしたちに、自分が研究所に使っている小さなビルの一室を自由に使うようにと鷹揚に勧めてくれた。施設内に、エボラウイルスがもち込まれることになるという事実は、少しも気にしていないようだった。長くアフリカに暮らし、すでにさまざまな危機を乗り越えてきたので、その程度のことでは騒ぐ気にならなかったのだろう。加えて、わたしたちの技術を信頼してくれていたということもあると思う。シモンが貸してくれた研究室には、うれしいことに、ガソリンによる発電機から供給される電気もきていた。灯油の冷蔵庫まであった。これは予想もしていなかった贅沢である。これで血液を分離するために、手動のクランクを骨折って回さなくてもよくなった。冷蔵庫がその代わりをしてくれるからだ。機械的に分離する代わりに、採血した試験管を冷蔵庫に一晩立てておけばいい。朝までには血球はかたまって、試験管の底のほうに沈む。そうなれば試験管の上澄みから、金色の血清部分のみを簡単に取り出せる。そのなかに、エボラウイルスが入っている可能性だけを忘れないようにして、慎重に取り扱いさえすればいいわけだ。

日々は、同じようにはじまった。わたしは研究室に歩いていき、ウイルス検査のためにピペットで血清を取り出す。これを蛍光抗体試験で検査するのである。ヘレンは荷物のなかにエボラに感染した細胞（ガンマ放射線を照射して固定してある）をいくつか入れてくれていた。血清をスライドの上に数滴落とし、蛍光ラベルを貼り、顕微鏡でのぞく。それが輝いて見えれば陽性だ。通常は、一日の終わりにやることの多い仕事である。だがそのときは、早く調べたかった。だれが陽性かを、できるだけ早く知る必要があった。冷蔵庫にあったサンプルのすべてをスライドに取り出し、一つずつ調べていく。わたしは手元に意識を集中して、余計なことは考えないように努めた。だがどうしても、ある一人の患者のサンプルを探してしまう。そして見つけると、わたしはそれを脇によけておいた。

そのよけておいたサンプルを残して、すべての検査がすんでしまうと、わたしはそのスライドを手元に引き寄せた。それはあの老女のものだった。スライドが蛍光染料に染まって黄色く輝けば陽性、すなわちわたしは感染していることになる。だが陰性でも、それだけではわたしが感染していないことの証明にはならない。老女の病気が初期段階で、まだ抗体ができていないとも考えられるからだ。つぎの採血をするまで、元気で生きていてほしい、とわたしは祈った。鼓動が早くなる。妻のシャノンが目に浮かんだ。それから三人のこどもたち。末の娘のアンはまだ三歳だ。家族の支えはわたしだけである。妻はそのとき働いていなかった。たしかに公的生命保険による保障はあるだろうが、それに家族を委ねるのは心許なかった。わたしは家族のためにも、病気になるわけにはいかない、と思った。

逡巡したのち、蛍光ラベルを貼りつけ、ついに顕微鏡にセットした。ハンドルを動かし、焦点を合わせる。集中力を持続させるだけで精一杯だった。

その血清が、だれかほかの人のものだと思おうとした。おまえとはなんの関係もない人のものだ、と自分に言い聞かせる。

焦点が合うと、細胞がくっきりと見えた。のぞき込む。スライドを動かす。目の前に現われる細胞はどれも灰色か緑、あるいは黒かった。輪郭も、核もよく見えた。ところどころに蛍光染料の斑点が見える。それがくっついているものは一つもない。十分だ。陰性に間違いない。わたしは陽性反応のサンプルに目をやった。鮮やかな黄色である。

あの老女は陰性だ。明らかに陰性だ。

救われた――少なくとも、つぎのサンプルを取って調べるまでは。毎日調べなければなるまい。そしてその間、わたしは自分の仕事をつづけるのだ。

このときの最優先課題の一つに、エボラにかかってやってきた患者の住んでいる場所を突き止め、周囲の者や家族に感染が広がらないようにするということがあった。感染を食い止めるもっとも有効な方策は、監視システムの確立である。できるだけ早期に患者を見つけることである。初期段階ではウィルスの滴定濃度は低く、感染力はまだ弱いからだ。これは理論的には簡単だが、実行するとなると大変だ。先進国なら、患者は病院に助けを求めてくる。だがスーダンでは違う。この国では、病院は死にに行く場所と思われているのだ。とくにエボラの場合はそうである。さらに、エボラの感染を恐れるあまり、病院が死んでいく患者に家族が付き添うのを禁じていたことが、事態をよりむずかしくしていた。いったいなんの権利があって、と患者の家族は思う、大事な家族を一人で死なせろなどと命じるのか。アフリカの人々にとって、葬儀は非常に大切なものだ。わたしもそれを何度か思い知らされた。同じように、埋葬場所も大切だった。適切な葬儀のために病院が遺体を返してくれると保証しないかぎり、家族は患者を病院へは連れてこなかった。

家族の協力なくしては、なにも進まないのははっきりしていた。家族から患者を引き離しつづけようとするかぎり、感染を最小限に食い止めるというわたしたちの目的は達せられないに違いない。そこでわたしたちは、逆に家族による看護を支援することにした。病院で、彼らが看護するのを認める。ただし、そうするにあたっては、感染を防ぐ簡単な防護策を講じてもらう。どうぞ、病院に来て、旦那さんでも娘さんでも看護してください。ええ、その人があなたにとってどんなに大切な人か、わかります。ただ、マスクと手袋、手術衣は必ずつけてくださいね、というわけだ。家族には、ストックのなかからそれらのものをわたし、どうやって身につけるかを徹底させた。ことが容易に運ぶように、わたしたちは家族のなかから、一人か二人、代表して看護する人を選ぶようにした。看護の責任を家族の特定のメンバーにもたせることで、感染が家族全体に広がるのは防げるだろう。患者との接触によって起こる二次感染のおもなルートは、これで断ち切られることになる。同時に、こうすればしきたりにも従うことができる。一九九六年、死んだチンパンジーの肉を扱った若い男に端を発したガボンでのエボラ流行のさい、アラン・ジョルジュもこの方法を採用し、感染を食い止めるのに成功した。

だがそれでもまだ、埋葬の問題がある。伝統的な葬儀では、親しかった人はみな遺体に取りすがる。一九七六年、スーダンとザイールでのアウトブレイクにおいても、この伝統的な葬儀のやり方が、感染の拡大に一役買ったのは間違いなかった。しかし実際問題として、わたしたちにそのやり方を変えさせること、すなわち埋葬の前に遺体から便と尿をすべて取り去り、浄める儀式をやめさせることなど、とてもできそうになかった。その行程なしで埋葬するのは、家族にとっては重大事である。わたしたちにできるのは、せめてその儀式によって感染したりすることのないよう、防護策を講じてもらうことだけだった。冷静に考えれば、病院で行なうのと同じ防護策で十分なはずだ。患者の尿や便に触れるという意味では、病院でも同じことが行なわれているのだ。防護して行なう看護が、防護して行なう埋葬準備になるだけである。

わたしたちが決めた方針は、すぐさま効果をあらわした。エボラにかかっているかもしれないと思われる人たちが、一人また一人と病院にやってきて、血液検査を受けるようになった。しかし、もちろんまだ全員ではない。わたしたちがなにをやろうと、どう言おうと、すべての人の不安を拭い去ることなどできはしないのだ。そういう人たちについては、わたしたちのほうで森の奥に出向き、どこにいるか見つけて、なんとか一緒に来るように説得しなければならない。助かるための治療を、病院でわたしたちから、また家族の手から受けられることを説明して、連れてこなければならない。

ンザーラやヤンビオ周辺の人々は、おおかた家族用のコンパウンドに住んでいた。そうしたコンパウンドに行くには、三メートル近くにもなる大型ガマが生い茂るなかを、ガマを押し分けつつ、徒歩で進まなければならない。そのあたりの地図はもちろんないから、土地の人々に案内を頼むことになる。だがそうやって目的地に着いたとしても、そのあとの人々の反応は予測できない。患者を病院に監禁しようとしているわたしたちは、おおかた警戒される。さらにこうした地域では、疫学上の調査をしようとしても、だれがだれのなんなのか、親族同士の関係がわかりにくいということがあった。この地域では、二人以上の妻をもつ男もめずらしくない。たとえば、あれはわたしの兄だという女性がいて、それを書き留めたとしよう。するとその女性はまた違う人物を指して「あれも兄だ」と言う。それでまた、その通り書き留める。三番目の男が現われて、あれはだれですかときくと、女性はまたしても「兄だ」とこたえるのだ。そのうちに、兄の名前がずらずらと並ぶ。九人も十人もである。これはいささか妙だ、と気づく。いくら大家族だとしても、兄弟が多すぎる。そしてその女性の言う「兄」が、わたしたちの言う「兄」とは違うということに、ようやく思いいたるのだ。多くの文化で、血縁関係のある仲のよい親族の男や女は、兄弟、姉妹と呼びならわされる。この地域でも仲のよい親戚を全部、兄弟と呼んでいるなら、疫学上の調査の「集団」としてはあまり意味がないことになる。

わたしとロイ、それにスーダン保健省のオムラン・ズベリ医師は三方に散り、病院に来ないエボラ患者のウイルスが周囲の人に広がる前に、なんとか感染を食い止めようと、探しに出かけた。だが隠れている患者を見つけるという点では、わたしを奥地に案内してくれた地元の病院の看護師にかなう者はいなかった。その看護師は自分もかつてそうしたコンパウンドに住んでいて、そのあたりの多くの人たちと親しかったし、そういう人たちの習癖もよく知っていた。そしてわたしたちにウソの情報を流そうという者がいると、瞬時にそれを見破った。その見事さは、ニューヨークやシカゴの敏腕探偵のようで、実際、看護師は探偵と同じやり方で人々から情報をとった。まず、エボラらしき人を知らないかとザンデ語でたずねる。それから、相手の言ったことをわたしに通訳して聞かせる。

「この男はあっちのほう——西のほうへ行けば、エボラにかかった女がいると言っています」

よしわかった。それじゃ、そっちへ行ってみよう、とわたしは言う。

ところが看護師は首を横に振って、そんなにあわてるなと合図をする。

「先生、この男はウソをついていますよ。目の動きを見てください」

「なんだそうか。エボラの女性なんかいないってわけだ」

「違いますよ、先生。女の人は病気です、間違いなく。だけどこの男の言っているところではなくて、こっちのほう、東のほうに住んでいるんです」

こんなとき、わたしはよくわかるものだと感心して、どうしてわかるのかとたびたびたずねたが、看護師はただにっこり笑って「さあ、こんなところに立っていてもしかたありません、早く行きましょう」と、こたえるばかりだった。

そんなわけである午後遅く、背の高いガマのあいだに忽然と、幻のように現われたコンパウンドにわたしたちが向かったのも、この看護師の直感によるものだった。コンパウンドは日干しレンガでできた数軒の小屋でできていた。小屋は藁葺き屋根で、広場を囲むようにして建てられている。たいていの小屋がきれいに掃かれていた。小屋の配列から家族内の関係がわかった。頭主の住む一番大きな小屋の脇が第一夫人、その隣が第二夫人である。中央の広場に女性たちが集まって、一・五メートルほどもありそうな長いすりこぎで、大きな木のすりばちに入れたトウモロコシを突いていた。こういうコンパウンドでよく見かける光景である。ほかの女性たちも、なにか穀類を用意していた。そのまわりを、こどもたちやニワトリや家畜のこどもが駆けまわっている。石を三段に重ねた簡単な炉の上には、底が黒くなった大きな鍋がかけられ、細い煙が上がっていた。だれがどの小屋に住むかは、親族内の序列を反映してきっちりと決まっている。一番立派な小屋には族長、その長男と家族が二番目、次男が三番目という具合である。

わたしたちが現われたことで、コンパウンドにいた人たちはみな落ち着かないようすを見せた。わたしたちがなにをしに来たか、わかっているからだ。看護師が男の一人に近づいていって、ザンデ語でたずねた。

「このコンパウンドに、だれか病気の人がいないかい？」

男は首を横に振った。いいや。みんな、元気だ。

通訳を待つまでもなく、そのこたえはわたしにもわかった。

「ウソだ」と、看護師はいつものように自信たっぷりに言った。「先生、この男は間違いなく、ウソをついていますよ」

看護師は、ニワトリとヤギとヒツジが（アフリカではヤギとヒツジはあまり区別されない）ごっちゃに入れられている囲いのほうに歩いて行った。小さな男の子が見張りをしている。看護師はその男の子にきいた。このへんに、だれかとても具合の悪い人がいないかい？　男の子はその質問がなにを意味しているか、ちゃんとわかっているらしく、目をそらした。看護師が同じ質問を繰り返した。男の子の視線は一瞬、宙をさまよったが、今度はすぐ右横の小屋に向けられた。わたしたちは行くべき場所がわかった。

おそらく二十代だと思われる若い女性が、自分の家族の小屋から親戚の小屋に移されていた。病院へ連れていかれないようにするための攪乱作戦である。しかし、わたしたちがそこへ行こうとしているのを見ても、だれも立ちはだかったりはしなかった。女性は藁のマットに寝かされていて、顔にも手足にもひどい汗をかいていた。高熱に浮かされ、うわごとを言っている。たずねると、具合が悪くなってからすでに四、五日が経っているようだった。

エボラに関しては、病気の進行を食い止める治療法はほとんどない。唯一の治療法は、回復した患者の血漿を与えるというものだ。だが、果たして効くかどうか？　それはわからなかったが、試してみる方法はほかにないのだった。リバビリンは、エボラにはまったく効果がなかった。だからすでにエボラにかかって苦しんでいる患者には、効果はわからなくても、血漿を試すしかない。そしてそうすることによって、わたしは自分に投与した血漿の効果も推し量ることができる。その若い女性が不運だったのは、発症してから日が経っていることだった。四、五日も経つとエボラの症状はかなり進んでしまい、助かる見込みは減ってしまうのである。

その女性を病院に運ぶことを、家族に了承してもらうのには多少時間がかかった。いや、入院させたら家族に会わせないなんていうことはありません、とわたしたちは約束した。もし死んだら、葬儀のために、もちろん遺体はお返しします。

だが家族の了承を得ても、病院に運ぶまでにはまだ問題があった。車があったとしても、密生したガマの林を走り抜けることはできない。可能な方法は、担架に乗せて、人の手で運び出すことだけだ。いちばん近くの道路まで、たぶん四十五分くらいで出られるだろう、とわたしは踏んだ（ずいぶん楽天的だった）。まず使いをやって、道路でわたしたちを乗せてくれる車を確保してもらう。それから、患者の家族二人に手伝ってもらい、いよいよ担架をもって出発した。

たいへんな道中だった。容赦ない暑さ、耐えがたい湿気。加えていたるところにガマが生えていて、それを押し分けながら進まなければならない。夕暮が近づいていた。暗くなるまでには道路に着かなければならない。ガマの林のなかで夜を明かすのはごめんだった。どんな獣と一緒に夜明かしすることになるか、わかったものではない。暗くなれば方向もわからなくなるし、患者には一刻も早く血漿を投与したい。結局、わたしが予測した時間の二倍かかって、ようやく道路に出た。すでに日は暮れていた。患者の意識が朦朧としていたおかげで、苦しい思いはさせなかっただろうと思えるのが救いだった。道路には、わたしたちを乗せてくれる車が待っていた。

ヤンビオに着いたあと、わたしたちはエボラの患者を隔離するのに使っていたビルの一室にその女性を運び入れた。部屋は決して快適とは言えなかったが、ほかに選択肢はなかった。換気装置も窓もない部屋である。あるのはよどんだ空気と、くらくらする暑さだけだった。

わたしは紙の防護服を着て、外科用のマスクと手袋をつけた。わたしたちに協力してくれていたスーダン人のオムラン医師が、血漿を投与するための点滴装置のセットを手伝おうと申し出てくれた。だがオムラン医師は普通のマスクではなく、防毒マスクをつけて部屋に入ってきた。これは間違いだった。防毒マスクでは空気がほとんど通らないために、すぐに視界が曇ってしまう。息苦しくて呼吸が速くなればそれだけ二酸化炭素が増える。マスクが曇ればパニックにも陥りやすい。オムラン医師はぴりぴりしていた。そんなに危険な仕事ではありませんよと、わたしは保証した。

オムラン医師は、なんと暑いのだろうと文句を言いはじめた。見上げると、マスクの後ろの顔は、曇ってもう見えなかった。このときわたしたちは、灯油ランプの薄明りを頼りに、血漿を投与する点滴装置をちょうどよい位置に立てようとしていた。点滴装置は交差させた二枚の板に、荒削りの木の棒を釘でとめつけたものにすぎない。棒の上のほうに打ちつけた釘が、点滴の袋をかけるフックの役割をする。人によっては磔のようだと言うだろう。

突然、オムラン医師が気分が悪いと言い出した。

「もう、つづけられそうもない」

わたしは自分の手を休めて、スーダン人の同僚に外に出てマスクを取ったらどうかと勧めた。同僚はそのまま戻ってこなかった。それでわたしは、一人で点滴装置をセットした。

患者は意識不明の状態がつづいていた。ひどく汗をかいているが、体は冷たく、身じろぎもしない。血圧は計測不能なほど下がっていた。

奇跡は起こらなかった。ガマの林の奥から運び出して二日後、患者は死んだ。もし血漿に効果があるとしても、少なくとも今回はその効果は現われなかった。

なるほど。では、わたしの場合はどうだろう。わたしは、この恐ろしい病気の潜伏期にあるのだろうか。

じつは、希望の光は見えていた。わたしの運命を握る例の老女の具合が、よくなっていたのである。ベッドの上に起き上がり、ほかの患者と話などしている。もう、とてもエボラ患者のようには見えなかった。エボラ患者にしては元気がよすぎるのだ。エボラにかかってもまれに助かる患者はいるが、そういう患者もこれほど急に起き上がったり、元気になったりはしない。どうやら、老女は違う病気だったようだ。わたしは期待に胸を膨らませて採血した。老女がすでに回復期にあるのはたしかである。血液のなかにエボラの抗体ができていなければ、そもそもエボラにはかかっていなかったということだ。そのときは、老女の血液を調べるのを後回しにしたりしなかった。実際大急ぎで、その血液を調べにかかった。

気持ちを落ち着けて、わたしはスライドを見た。まず、陽性と陰性の見本をチェックする。よし、大丈夫だ。それから老女の血清の細胞を見る。前回と同じ暗い緑色だった。陰性だ。老女はエボラではなかったのだ。そしてわたしも、感染はしなかったのだ。

安堵の波が押し寄せて、心を満たした。このときの気持ちを言葉で表現するのはむずかしい。わたしは陶然として、まるで取られていた命と未来を返してもらったような気分になった。そのほかのサンプルの検査をすませるとすぐ、わたしは研究室を走り出た。早くロイに知らせたかった。そしてスコッチでも開けて、祝いたかった。だが事故の起きた日の夜、すでに全部飲んでしまったので、残念ながらスコッチはもうないのだった。

14 スーの生い立ち

あれは一九八三年の夏、キンシャサでエイズの調査をするために、ザイールに向けて出発する二、三週間前のことだった。わたしは、予想外のさまざまな局面で、わたしの人生を大きく変えることになる一人の研究者に会った。はじめにその女性研究者のことを聞いたのは、七年前にともにスーダンでエボラ調査にあたった、WHO（世界保健機関）のデイヴィッド・シンプソンからである。ウイルス性の出血熱に興味のあるイギリス人女性がいると、手紙に書いてきたのだ。その女性の名前はスーザン・フィッシャー＝ホウクという。会ってみると、痩せていて、とてつもなくエネルギッシュな、そして、はっきりものを言う女性だとわかった。髪は赤毛でくるくるとカールしており、顔にはそばかすがいっぱいである。ちょうど会議に出席するためにアトランタにきていて、わたしを訪ねてきたのだった。その会議はアトランタで開かれていたアメリカ在郷軍人病（レジオネラ症ともいう）会議で、スーはそこで、イギリスで起こったレジオネラ・ニューモフィラ（在郷軍人病を起こす細菌）の給湯システムを通した感染について、新しいデータを発表することになっていた。スーの報告によれば、イギリスで在郷軍人病の流行が起きたと知ったとき、それはエアコンディショナーを通したものではないと、すぐにぴんときたそうである。冷たく、湿った島国イギリスでは、エアコンディショナーはそんなには使われない。そこで、なにかべつの感染ルートがあるはずだと探したのだった。

もっともその研究が、ウイルス性の出血熱とどう結びつくのか、わたしにはわからなかった。だがそれは、すぐに判明した。

レジオネラ菌の研究に加えて、スーはイギリスのポートン・ダウン（現在の国防科学技術研究所の所在地）にあるレベル4実験室で、エボラの研究にも取り組んでいたのである。スーはあふれんばかりの情熱で、この謎に満ちたウイルスを研究し、謎を解明したいと願っていた。だがそのスーから、ポートン・ダウンで実施したという感染したサルを使った実験の話を聞かされて、わたしはたまげた。スーや同僚たちがその手の実験をする施設の設備は、薄ら寒くなるようなものだった。ウイルスを吸い込む危険から身を守る防護策はごく薄いフィルターだけ、防護服は大きすぎるパジャマにすぎず、それに顔面をおおうマスクをして終わりである。そんな状況で実験をして、よく感染しないでいられたものだと、わたしは心底驚いた。

スーが行なってきた数々の実験は、CDC（疾病対策センター）ではまだ行なわれていない種類のものだった。とりわけ、エボラがラッサと驚くほど似たような形で人体に打撃を与えているという研究は、興味深かった。スーが会議に戻る時間までには、わたしたちはスーができるだけ早い機会にCDCにきて、今度はラッサ熱で一連の実験を行なってはどうかということで合意した。CDCの設備は、スーが使い慣れているいつもの設備より、少しばかり安全だから安心して、とわたしは言った。その午後、わたしはスーを在郷軍人病会議の会場まで、車で送っていった。

おもしろいことに、一九七六年にわたしたちがスーダンで実施したエボラ調査が、間接的ながら、スーにウイルス研究への道を選ばせることになったのである。スーが実地調査のおもしろさに気づいたのは、一九七八年、修士号を取るための勉強をしていたロンドン公衆衛生・熱帯医学大学で、デイヴィッド・シンプソンの特別講演を聞いたときだという。その講演が人生の転機になったわけだ。ここからは、スー自身に語ってもらうことにしよう。

デイヴィッドは、ポートン・ダウンにあるイギリスで唯一のレベル4実験室で、出血熱ウイルスの研究をしていた。ウガンダの奥地ではじめた研究を、そのままつづけていたのである。デイヴィッドはまた、クリミア・コンゴ出血熱ウイルスの分離にかかわった科学者の一人としても、有名だった。わたしも、出血熱ウイルスについてまったく知らないというわけではなかった。不可思議なミドリザル病、マールブルグについては聞いたことがあったし——デイヴィッドはマールブルグも研究していた——人間に致命的な影響を及ぼすそのウイルスの奇怪な姿を、なにかで見たこともあった。それはヒモのように細長く、くねったり、渦をまいたりしていた。あまりに奇妙な、気持ちの悪い形をしているので、『アンドロメダ病原体』（マイクル・クライトン著、浅倉久志訳、早川書房）に出てくるような、宇宙からやってきた伝染病ウイルスを想像させた。このウイルスは、いったいどこからやってきたのだろう。どうしてそんなに毒性が強いのか。もっといろいろ知りたかった。実際には、どんなふうに体に影響を与えるのだろう。このウイルスに感染すると、どうして人間はそんなにすぐに死んでしまうのか。

わたしはそのときのデイヴィッド・シンプソンの講演を、いまでもよく覚えている。デイヴィッドは一九七六年、ザイールとスーダンで行なわれたエボラ調査に参加していて、その体験談を話したのだった。

一九七六年に行なわれたスーダンでのエボラ調査で、WHOの中核メンバーの一人だったデイヴィッドは、知的で、話がうまかった。そしてどこかに、自らの知力と魅力だけを頼りに人生をわたってきた一匹狼のようなところがあった。たしかに、デイヴィッドには魅力があった。講演のために、細かいところまで準備してきたようには見えなかったが、講演内容は一級だった。話上手のアイルランド人の血が流れているから、聴衆をそんなにも惹きつけることができるのだろうか。だが、わたしがデイヴィッドの講演を夢中で聞いたのは、その話術の巧みさでも、透徹した知性のためでもなかった。いちばんわたしを惹きつけたのは、世界の果てまでウイルスを追っていったデイヴィッドの体験そのものだった。デイヴィッドの話を聞きながら、わたしは一つのことだけを考えていた。これこそわたしのやりたいことだわ。

だが実際に、その道に進む決心をするまでにはかなり時間がかかった。さらに、デイヴィッドがやっていたのと同じような調査を、自分でもやるようになるまでには、もっとかかった。しかしそれを言ったら、わたしはいつだってスタートは遅かったのだ。そして行く手には必ず、想像を超えるほど多くの障害があった。

わたしは一九四〇年の八月、イギリスのデンビーで生まれた。その年の夏は暑くて長く、その長い夏のあいだじゅう、空襲がつづいた。母はわたしが生まれる前に黒スグリの実を摘んだのを覚えていて、イギリス北部では普通、黒スグリの実は八月の末まで熟すことがないのを考えると、やはりその年は例年にない暑さだったのだろう。わたしのもっとも古い記憶は、防空壕につづく階段の上に寝かされていたことで、空を敵の飛行機が飛んでいくのが見えた。

十一歳のとき、わたしはウェールズ北部の寄宿学校に入れられた。それはまるで追放されたようなもので、わたしはまったくの一人ぼっちだった。その学校での六年間は、人生でいちばん不幸な時期だった。わたしはさみしさを紛らわすために、夢中で本を読んだ。文学でも詩でも、手当たり次第に読んだ。それから音楽をはじめた。わたしはピアノとオルガンを弾くようになった。

英語とフランス語、それに歴史でAレベルをとってその学校を卒業したとき、わたしに転機が訪れた。父がフォンテンブローにあったNATOの基地で働くことになり、家族でパリに移住することになったのである。わたしはソルボンヌで勉強できることになり、本物の旅もできそうだった。

フランスとイタリアで二年間過ごし、わたしはそれらの国のことばができるようになった。と同時に、外国暮らしが気に入ってしまった。冷たく、湿った、灰色のイギリスには帰りたくなかった。かといって、生活の糧を見つけなければ、外国に暮らすのは不可能だ。その頃には、わたしは心底、地中海人になっていたのだろう。故郷イギリスの暮らしには、どうしても馴染めなかった。わたしは年上の男性と結婚した。仕事柄、世界各地を旅することが多く、とくにアフリカ大陸に行くことが多い男性だった。

けれどもわたし自身のなかにある変革への渇望は、結婚してもおさまらなかった。それどころか、時が経つにつれていよいよ強くなった。そして二十七歳のとき、わたしはなんでもいいから、実行に移さなければと思った。そしてあることを決意した。それは結婚していて、しかも一児の母である身にはとうてい無理だと、だれもが考えることだった。わたしは医者になろうと思ったのだった。

一九六〇年代の終わりから七〇年代のはじめにかけて、イギリスには医学を志そうという女性に対して偏見があった。にもかかわらず、わたしは地元のテクニカルカレッジで、医学部進学課程の物理、化学、獣医学のコースをとった。それらのコースをとることができたのは、おそらく勉強をはじめれば、そのたいへんさにうんざりして、主婦のくせに医者になろうなどという、常軌を逸した考えは捨てるだろうと思われたからではないだろうか。実際、一学期は本当にたいへんだった。十五歳の男の子たちの列の端に坐ると、まだこどもっぽいそれらの男の子たちが、すでに二年間物理を学んできているのを思い知らされた。わたしの知らないこたえを、みんなもう知っていたのだ。
けれどもわたしの場合は、決意が並みではなかった。わたしはあらゆることをノートに取り、学校が終わると一人娘のハンナを迎えにいって、それから家に帰って食事のしたくをした。家族の世話がすべてすんでから、ようやく宿題にかかった。その宿題も簡単にはいかなかった。一九六七年には、まだ電卓は普及しておらず、わたしは対数の計算ができないのを、恥ずかしくてだれにも言えなかった。それで一学期のあいだ、ノートの端から割算と掛算をはじめ、『不思議の国のアリス』のネズミの尻尾のように、長々と計算式をつらねて、ようやくこたえを出していた。弟がそんなわたしに同情して、計算尺（アナログ式の棒状や円盤状の計算用具）をくれるまでそんな状態がつづいた。

　そうしたさまざまなハンディを乗り越えて、わたしは物理と化学で全部Aレベルを取った。なかなかよい。この分なら、医学部に入れるぞ、とわたしは思った。女性の場合には定員がある。各クラス、だいたい十五パーセント程度だ。いちばん合格の確率がよいのは、名門私立学校出の女の子が化学の専攻を希望する場合だった。しかし、それはそれとして、わたしは自分が医学部に入れるものと思っていた。それで思いつくかぎりの医学部の学部長に、入学の希望を伝える手紙を書いた。だが返事はすべて同じだった。わたしには、医学部進学は「不適切」であると思われる、というのである。そしてみな、おとなしく台所へ帰るよう、ある大学などはずいぶん長々とことばをつらねて、書いてきた。その間、若い男の子たちは、わたしより成績が悪くても、つぎつぎに医学部進学が決まっていった。きっと医学部は、ラグビーの能力かなにかで合格を決めていたのだろう。

ありがたいことに、たった一つだけ例外があった。王室施療病院である。ここの代表のフランシス・ガードナー女史がわたしに興味をもってくれ、面接に呼んでくれたのだ。面談のあと、ガードナー女史は入試委員会の残りのメンバーの反対を押し切って、わたしの合格を決めてくれた。ただし一つだけ、彼らの条件をのんだ。医学部を卒業するまでの四年間、決して離婚しないと保証する夫の手紙を、わたしに提出させるという条件である。夫はその通り書いてくれた。

医学部に入るにあたっては、かなり心配だった。頭のよい若い子たちのなかで、わたしはちゃんとやっていけるだろうか、さんざんに打ち負かされるのではあるまいか、と考えた。それから通学の問題があった。当時わたしたちはロンドンから八十キロほど離れた郊外に住んでいて、毎日通うだけで、片道一時間半がかかる計算だった。けれども医学部に入ることのできた喜びで、家事と勉強を両立するための多少の無理なら、まったく気にならなかった。家族の協力があったことも、幸運だったと思う。それに、わたしは自分の意外な能力を発見した。電車のなかで、集中して本を読む能力である。その結果、読むべき本は毎日の通学電車のなかで、ほとんど読んでしまうことができるようになった。ただ問題は、細い縞の入ったビジネススーツに身を包んだまわりの通勤客が、ときどき好奇の目を向けてくることだった。とくに解剖学の教科書かなにかを読んでいて、秘部が図示されたページなどを開いていると、そういうことになった。ある日は、本物の骸骨が入った箱を、頭上の網棚にのせていた。このときはさすがに、箱が落ちて、中身がこぼれたりしたらどうしようと、気が気ではなかった。そのような事態になった場合、わたしは解剖法によって逮捕されると聞いていた。いつできた法律かは知らないけれど、医学的な物によって公衆にショックを与えるようなことがあってはいけないのだ。

もう一人、わたしの進路に大きな影響を与えた女性がいる。シーラ・シャーロック女史である。インターンの期間中、わたしを指導してくれたのはシャーロック女史だった。堂々たる体格に、厳しい指導をする女史は、黄疸をともなう肝炎の研究で国際的に知られていて、「黄色の女王」と呼ばれていた。シャーロック女史に受け持たれたら、間違いは許されない。エキセントリックだが頭脳明晰で、ルイス・キャロルがつくり出しそうなキャラクターだった。あるとき、受け持ちのレジデント（専門医学実習生）たちが開いたクリスマスパーティーにいきなりやってきた女史は、ドライアイスを詰めた大きなクロマトグラフィーのタンクが、誘うように白い煙をあげているパンチ・ボウルのほうへ、つかつかと歩み寄っていった。レジデントたちは、一瞬しずまりかえった。

女史はパンチの味見をすると、口をすぼめ、顔をしかめた。

「お酒が足りないわね」そうつぶやくと、レジデントの一人に向かって言った。「わたしの机の下を見てきてごらん。ウイスキーの瓶があると思うから。患者さんからのお礼にいただいたものだけど。さあ、早くもっておいで」

ウイスキーの瓶が届くと、女史はそれを開け、パンチ・ボウルのなかに注ぎ込んだ——全部。そのあとパーティーは、大いに盛り上がった。

インターンが終わったあと、わたしは六カ月、外科のレジデントを務めなければならなかった。だが外科は、わたしには向いていなかった。外科医はあまり、ものを考えないような気がした。彼らは切るだけだ。わたしの興味はべつのところにあった。シャーロック女史のもとで肝炎の患者に接してきたこともあって、わたしはウイルスに魅せられていた。それで外科のレジデントの受難が終わるとすぐ、ごく自然に公衆衛生研究所（PHLS）に入った。イギリスでウイルスについて学ぶには、よいところだからだ。

当時ウイルス学は、まだ科学界のシンデレラのような（まだあまり知られていない）存在だった。ウイルスは病気を起こす主な原因とは考えられていなかったから、医学界ではウイルスをそれほど真剣には考えていなかった。いずれにせよ、ウイルスは「手の打ちようのない」ものだった。また予防医学という観点から公衆衛生を考えるのは、当時まだめずらしいことだった。医者は患者が病気になるのを待って治療をはじめ、治そうと努力するのが普通だったのである。そして、ポリオのような病気は、現代医学によって制圧されたと広く信じられていた。同僚のなかには、ウイルス病を専門にするなど「もってのほかだ」と非難する者もいた。わたしに必要なのは、とその同僚は言った、自分と同じように、細菌学を学ぶことだ。そうすれば、ウイルスのことなど自然にわかるはずだから。しかし心のどこかで、わたしはその同僚のほうが間違っていると思った。いや、それを言うなら、当時はほとんどの人が間違っていた。わたしはウイルス学は、これから大いに発展する分野だと感じていた。

15 つかみにくい流行

スーがまだイギリス南部のポートン・ダウンでエボラ研究に取り組んでいた頃、わたしはエイズに関心をもちはじめた。アントワープ出身の疫学者、ジャン・デスマイターから、ザイールから来た患者のなかにエイズらしき患者がいると聞かされたのは、一九八三年のはじめだった。そしてその年の三月までには、ジャンと同僚たちはベルギーで、その種の患者を三十人以上治療したということだった。これは驚くべき数字だった。ベルギーはすでに二十年前にザイールの統治権を放棄していたが、二国間には依然親密なつながりが保たれていた。ザイール人は本当に具合が悪くなると、経済的に余裕があればの話だが、ベルギーに治療を受けにやってくる。ザイールにいた経験からすると、どんな治療であれ、治療のためにベルギーまでやってくる経済的な余裕のある人は、人口の一パーセントにも満たないはずだった。ということは、ザイール国内にはエイズ患者がもっとずっとたくさんいるということになる。なんとなく、この流行は広がりそうな予感がして、わたしは当時CDC（疾病対策センター）のエイズ特別班の班長だったジム・カランと話をした。ジムもやはり、ザイールにはまだわかっていない患者が相当数いると考えていた。ジャンの報告については、現地に行って調査すべきだということで意見が一致し、ジムは特別班としても協力を約束してくれた。そこでわたしは一九八三年の七月にキンシャサのアメリカ大使館に電報を打ち、通商部で科学担当官をしていたセス・ウィニックに連絡をとった。わたしはセスに、ザイール保健大臣の主任顧問であるカリサ・ルティとの橋渡しを頼んだ。大使館を仲介役として、ベルギーでいま起きていることをルティに知らせようと考えたのだ。そして、現地で調査を開始するために、ザイールへの入国許可を手配してもらえるよう頼むつもりだった。九月には、承知したという返事が来た。

一九八三年のその時期には、まだエイズウイルスは分離されていなかったので、患者がエイズにかかっているかどうかをたしかめるエイズの抗体検査法はなかった。あったのは、面倒で、技術的にもむずかしいT4・T8比率検査だけだった。免疫システムのなかでのT細胞の損失を測定する検査である。そこからエイズ感染の有無がわかる。じつはそのとき、エイズがウイルスによる感染症であるのかどうかさえ、まだはっきりとはわかっていなかったのだ。ウィルスが見つかっていないのでは、抗体テストはできない。現地でT4・T8検査をするためには、専門の技術者に同行してもらわなければならないだろう。むずかしいこの検査をやりこなす技術とともに、検査用の装置をアフリカまで運び、CDCの研究室と変わりなく、きちんと稼働するように組み立てることのできる人物が必要だ。わたしはシーラ・ミッチェルに白羽の矢を立てた。シーラは研究所ですでに二年間、わたしと一緒に働いていた。アフリカへ行くのははじめてだったが、このむずかしい任務には最適の人物だった。実際、わたしの選択は正しかった。シーラはわたしのもとですばらしい働きをしただけでなく、その後、発展途上国でHIV検査の施設を設立したさいにも重要な役割を果したのである。

ザイールに向けて出発する十日ほど前に、以前、特殊病原体部でわたしの上司だったジョン・ベネットから電話があった。ジョンは、そのときは伝染病センターの副理事長をしていた。ジョンの情報では、わたしたちのチームのほかに、NIH(国立衛生研究所)からもトム・クイン率いるエイズ調査団がザイールに赴き、調査をはじめるということだった。エジプトでリフトバレー熱を調査していた若い昆虫学者で疫学者のフレッド・ファインソッドと、アントワープのプリンス・レオポルド熱帯医学研究所のピーター・ピオットが、トムに同行するという。トムとは面識はなかったが、ピーターとは一九七六年のエボラ・ザイール調査で一緒に働いて以来、よく知っていた。あの酔っ払った二人の操縦士が乗った悲劇のヘリコプターに、賢明にも同乗するのを辞退した疫学者である。わたしはその操縦士たちの棺と、悲嘆に暮れる家族とともにキンシャサに戻ってきたのだった。あそこまでのことが起きると、そう簡単には忘れないものだ。

ジョンに前もって、NIHの計画を知らせてもらったのはよかった。わたしはさっそくトムに電話して、こちらの計画を知らせた。トムはCDCとNIHが補い合って、協力し合うのはいいことだと同意してくれた。おそらくCDCのいちばんの強みは、ザイール保健省から公式の招請を受けている点だ。トムのほうは受けていなかった。一方トムは、T4・T8検査用の検査薬をふんだんに供給できるように用意していて、その点ではCDCに優っていた。また、ピーターはザイールのいくつかの病院と個人的な人脈をもっていた。そのほかの者にはそんな人脈はなかった。わたしたちはザイールへ向かう前に、アントワープのプリンス・レオポルド熱帯医学研究所で顔合わせをすることにした。計画の進め方について、ピーターやトムと厳しい議論になるかもしれないと危惧したが、それは杞憂だった。

ザイール保健大臣の主任顧問カリサとは、以前、ジュネーブとナイロビで開かれたWH

〇の会議で顔を合わせたことがあり、よく知っていた。カリサはたいていのザイールの役人と同じように、サファリスーツを仕事着にしていて、その日もそれを着てわたしたちを迎えた。かつてエリートのあいだでは西洋式の服が支配的だったが、そうした流行に反発する動きが起きているようだった。公式な場でも、ネクタイと上着の着用を義務づけられなくなっていた。熱帯の国にあって、これは理にかなった変革である。また、数年前から西洋式の名前はあまり使われなくなり、昔ながらのアフリカの名前がつけられるようになっていた。

カリサは、わたしたちの訪問を悪くとってはいなかった。つまりわたしたちの訪問を、ザイール政府が危機に対処できないからと見くびってやってきたのだろうとは勘繰っていなかった。とても協力的で、翌朝の会見で保健大臣がなんと言おうと、少なくとも第一期エイズ調査の実施は政府が必ず許可すると保証してくれた。ザイールでは、政府の対応を推測することは不可能である。社会的政治的危機がいつ起きても不思議はない状態にあるからだ。いちばん近いところでは経済危機があった。わたしたちの到着が、ちょうど通貨ザイールの平価切り下げと重なった。前日に、一ドル五ザイールから一ドル三十ザイールにまで、貨幣価値が引き下げられたのである。平価切り下げによって、まず生じた問題は、手に入れられる最高額のザイール紙幣が一ザイール紙幣になったことだ。人々は現金の詰まった鞄やスーツケースをもって、買物しなければならなくなったのである。キンシャサに着いて二日目の夜、わたしたちはギリシアレストランで食事をするために、半ザイール紙幣と一ザイール紙幣をぎっしり詰めた書類鞄をわざわざもって行かなければならなかった。賄賂でもわたしにいくマフィアのような気分だった。ところがすぐに、いくら現金をもっていても注文できる品はかぎられていることがわかった。メニューに書いてある数々の料理は、インフレと外貨不足で出せなかったのである。運搬車のガソリン代が高くなったせいで、日用品のなかにも手に入らないものがずいぶんあった。わたしたちはたしかに不便な思いをした。だが、こうした状況のときにはいつもそうであるように、いちばんの犠牲者は貧しい人たちだった。ザイールの人々の主食はたいてい、澱粉《でんぷん》を主成分とするキャッサバの根である。キャッサバはどんな土地にも簡単に育ち、一見、樹皮に被われた大きなヤムイモのようだ。だがアフリカ産のキャッサバには、有毒アルカロイドが含まれている。この毒を取り除くために、根を流水に二日間浸しておかなければならない。この過程で根は大量の水を吸収し、重量が増す。その結果、運ぶのには高い運送費がかかる。平価切り下げと燃料費の急騰に伴い、キャッサバの運送費はとてつもなく高くなっていた。それで都市に住む貧しい人たちは、食料不足にあえぐことになった。

ギリシアレストランで食事をとりながら、わたしはトムとピーターに、アメリカでのエイズ感染の危険要因についてたずねた。エイズは新しい病気で、まだあまり知られていなかったのだ。二人は喜んで、わたしにいろいろなことを教えてくれた。サンフランシスコの風俗浴場の話、不特定多数の相手と性的な関係を結びがちな同性愛者の話——わたしにはピンとこなかった。そんな話を聞いたのは、はじめてだった。そしてそれは、わたしだけではないようだった。横目で伺うと、近くに坐っていた客がみんな、耳をそばだてているのがわかった。トムとピーターの、じつに具体的な話しぶりに、みんな思わず聞き入ってしまったのだろう。性行為感染症（ＳＴＤ）が専門なら、二人の話から、たしかに驚くべき情報をいくつか得たかもしれない。

わたしは残念ながら、一九七〇年代のゲイライフと多少なりとも関連のあるような体験はしたことがなかった。西洋では忌むべき一夫多妻制が、ごく普通に受け入れられているザイールで暮らしていたというのに、ピーターとトムが、ムサカや、ブドウの葉で包んだ料理を前に教えてくれた、驚くような話を聞く心構えはまるでできていなかったのである。けれどもザイールの人々の性習慣と、二人が教えてくれたサンフランシスコでの性風俗とはまるで違っていたから、この二つの土地でエイズが同じようなかたちで広がるとは思えなかった。また、ベルギーでエイズの治療を受けているザイール人の患者は、たしかにほとんどが男性だったが、同性愛者というわけではなかった。さらに、わたしにはエイズが男性だけを襲う病気のようには思えなかった。ベルギーに行った患者がほとんど男性だったのは、単に経済的な理由からではないか。家計を握っているのが男で、ベルギーまで出かけて治療費を払えるのも男だった、というだけの話だろう。

翌日、保健大臣であるドクター・チバスの執務室に集まった。チバスは背が高く、がっしりした体格で、髪には白いものが混じっていた。流暢なフランス語、おだやかな物腰。その洗練された雰囲気は、あとから努力して身につけたもののようだった。わたしはザイールの政治状況についてはよく承知していた。この男はきっと、モブツ大統領に引き抜かれたのだろう。チバスはもう六カ月以上も保健大臣の座にあった。モブツ政権ではあまり見ない長さである。大臣は、どんなに長くても一年未満で辞めるのだ。もっとも一年もあれば、十分に私腹を肥やすことはできる。平の議員に戻ってからでは、財を築くのはむずかしい（できない、ということではないが）。ドクター・チバスの任期は、そろそろ終わりに近づいているのかもしれなかった。チバスが辞任すれば、わが友カリサ・ルティも辞めることになる。ということは、わたしたちが初期の調査を敢行し、そこで発見したことに基づいてその後の活動方針を決めるための時間は、あまりないということだった。

ドクター・チバスとの会談は、興味深い話題ではじまった。わたしたちを迎えたチバスはやや堅苦しく、おだやかに洗練された口調で語った。しかし心のなかにある疑念は隠そうとしなかった。自分たちはもうすでに、手に余るほどの問題を抱えているのだ。マラリア、栄養失調、下痢、結核、眠り病、麻疹《はしか》。

「ですからあなた方がご関心をおもちの問題について、わたくしどもから多くの関心や協力が得られると、あまり期待しないでください」チバスは達者なフランス語で言った。「さきほども申し上げました通り、もっと日常的なさまざまな問題に対処しきれないでいる状況なのですから」

チバスはエイズについてなにも知らないのだ、とわたしは気づいた。エイズがこの国の住民にとってどれほどの脅威なのか、見当もつかないのだ。

そこでわたしは、まずエイズについて説明した。そして数人の裕福なザイール人がエイズになり、ベルギーの病院で治療を受けているが、次第に衰弱してきていると話した。そのなかには、陸軍大佐、銀行家、大手醸造所の副社長などがいる。それを聞くとチバスはいくらか関心を示したが、それでもまだ自分の見解を変える気にはならないようだった。そうなるのはもっとあと、わたしたちが驚くような調査結果を集めてからである。

まずやらなければならないのは、キンシャサに研究所をつくる場所を確保することだった。きれいな水と十分な電力の供給が可能なところでなければならない。それから、調査対象にする病院を決める。キンシャサ市にある二大病院は、モブツ大統領の母親にちなんで命名されたママ・イェモ病院と、郊外にある大学病院だった。大学病院には比較的裕福な患者が来る。一方、ママ・イェモ病院はキンシャサ市民の大多数を占める貧しい人々のための病院だった。友人のビル・クローズが、エボラの流行時期に監督していたのが、このママ・イェモ病院である。ビルは一九七七年にザイールを去り、ワイオミング州のビッグパイニーに落ち着いて、現在は家庭医をしている。地元では有名人だ。

ママ・イェモ病院の建物は不規則に広がっている。植民地時代に建てられた病院に典型的な設計で、病棟は広く、天井は高い。ブリキの屋根は錆ついて、もろくなりはじめている。セメントの床は無数の苦痛の痕で黒ずみ、室内の換気はガラスのない窓と天井扇とで行なわれていた。各部屋には三十台ほどの金属製のベッドが置かれていたが、空くことはめったになかった。マットレスには綿や干し草が詰められている。シーツはなかなか手に入らないようだった。食事は、患者の家族が面倒をみる。また看護スタッフが足りないので、看護も患者の家族に負うところが大きい。トイレは数が少なく、いずれにしても、きちんと水が流れることは稀だった。そのため強烈な汚臭がして、なかに入るなりその悪臭に包まれ、出るまでそれにまとわりつかれなければならない。病室には、さまざまに絶望的な病状の患者がひしめいていた。黄疸、むくみ、悪液質、昏睡状態、嘔吐。多くの患者が下痢を起こしていた。傷口が化膿して、かさぶたや膿におおわれ、悪臭を放っている者もいる。そうした患者が途切れることなく、怒濤のように押し寄せて来るのだ。湿った廊下に、叫び声やうなり声がこだましていた。これが貧しい者にとっての病の現実であり、死なのだった。

わたしたちがエイズの患者を捜しに行ったのは、この地獄のような場所だった。エイズかどうかは患者の示している症状と、T4・T8比率検査の結果から判断する。HIVはT4リンパ球だけを殺し、T8リンパ球には手を出さない。T4リンパ球は、外部から侵入する微生物を殺す生体維持に不可欠の細胞である。もしT4細胞の数がT8細胞に比べて大きく減少していれば、その患者はエイズになりつつあるか、もうなっているという証拠だった。というのも、T4だけを減少させるようなことができるのは、知られているかぎりHIVだけだったからである。T4・T8比率検査を実施するために、シーラは大学病院に研究室を設けることにした。ママ・イェモ病院に研究設備を確保するのはむずかしかったからだ。

わたしたちがやろうとしていることは、きわめてはっきりしていた。三週間で、ママ・イェモ病院と大学病院の入院患者すべてを調べるのである。新しい患者が入院してきたら、これもすぐに診察し、病歴を調べて採血し、T4・T8検査にかける。同時に、すでに診た患者についても経過を見守る。わたしたちはじきに、目の前の光景に圧倒されることになった。エイズらしい患者があまりに多くいたというだけではない。もちろん、それだけでも十分にひどい状態である。だが、目の前に現われた患者たちは、みなすでに末期症状を呈していたのである。わたしたちが知っていたアメリカやヨーロッパのエイズ患者と、一九八三年のキンシャサで見た患者では、まったく状況が違っていた。キンシャサの患者は、ろくな治療も受けぬまま日和見感染症に苦しみ、病状を進行させてしまっていた。

ママ・イェモ病院のなかをはじめて見てまわったのは、保健大臣に会った翌日だった。わたしは医長のドクター・ベラ・カピタを訪ねるように言われていた。そこで看護師の一人に近づき、フランス語できいた。

「CDCのドクター・マコーミックです。エイズ調査のチームの一員でまいりました。医長とお話しできますか」

「ドクター・カピタは今日はおりませんが」と、返事がかえってきた。看護師は、カピタ医師は明日には戻ると言ったが、あまり信用できなかった。やれやれ、ここでも責任者が私用を優先させて職務を放棄するという、アフリカに特有の悪夢のような状況があるのだろうか。もしそうなら、わたしたちの計画は進まず、無為に時間を過ごすことになる。それまでの経験から、そういう場合にほかのスタッフが上司の許可なく行動するとはとても思えなかった。だから上司が不在なら、運に見離されたということだった。

しかし、ドクター・カピタは翌日、たしかに姿を見せた。それほど遠くない村に住んでいる病気の父親の往診に行っていたという。ベルギーで学んだ心臓病医であるカピタは、たびたび父親を訪ねて、心不全の治療をしていた。父親の村にはそういう治療のできる医師がいなかったのだ。カピタと話をしてすぐ、前日、勝手に邪推していたことがまったく見当違いだったとわかった。それどころか、カピタ医師はすばらしい人格の持ち主だった。一度、一緒に地元の郵便局へ行ったことがあった。そのとき、小さな女の子が近づいてきて、わたしたちに金をせびった。カピタは、傍目にも困惑していた。その目に、涙があふれた。

「以前はこんなふうではありませんでした」と、カピタは言った。「それがこんなになってしまって。状況はますます悪くなって、とうとうこどもまで物乞いをするようになりました。わたしにはどうしてよいやらわかりません」

わたしはカピタの気持ちを、その無力感を思うと、つらかった。

カピタは背が低く痩せていて、大きくて丸い頭に、鋭い目をしていた。頭がよく、今回のエイズ調査には積極的にかかわりたいと願っていた。わたしたちが来るずっと前から、入院患者のなかにエイズ患者がいることに気づいていたのである。わたしたちの助力をなんであれ喜んでくれ、同時にできるかぎりの協力を約束してくれた。そこでわたしは、ぜひ調査チームの一員になるように勧めた。心が温かく、人々の窮状をよく理解している、カピタのようなザイール人の同僚がほしかった。

調査を開始してから五日目、カピタの受けもつ病棟に二十一歳の女性が意識不明の状態で運び込まれてきた。家族の話によると、具合が悪くなったのは数カ月前。熱が出て、体重が急に減り、ひどい咳がつづいた。ここ二週間は激しい頭痛を訴え、意識がぼんやりしはじめた。もはや呼んでも目を覚ますことがなくなり、ママ・イェモ病院へ連れてくる決心をしたのだった。こうしてわたしたちは、イェマと会った。

16 ラ・シテから来た「自由な女」

九年ほど前にイェマの家族がカナンガからキンシャサに移ってきたさい、自然に引き寄せられた場所はラ・シテだった（カナンガは百万人以上の人口がありながら、まだ電気が通っていない。そこで世界最大の電気のない都市と言われている）。ラ・シテは、キンシャサの中央に不規則に広がるスラム街である。木やセメント、泥、ブリキ、厚紙など、さまざまな材料でつくられた家が建ち並ぶ。実際、雨と害虫、侵入者、そして悪霊を防ぐことさえできれば、あらゆる材料が使われていた。キンシャサのこの地区には、小さな店が無数にある。中国製やタイ製の安いおもちゃを売っている店もあれば、車や自転車の修理店、タイヤのゴムで靴底を修理してくれる店もある。ラ・シテは、金のない連中が一時的に住み着くところ――いい仕事を見つければすぐにでも、もう少しましなところに出ていくぞ、と思いながら暮らす地域だった。もっとも本当にそうなって出ていく者は少なかった。

女性がこのラ・シテで金を稼ごうと思ったとき、数少ない手段の一つが、体を売ることだった。「自由な女」と言われる女性たちである。「自由な女」は未婚女性とはかぎらない。むしろ未亡人だったり、離婚されていたり、別居していたり、捨てられたりした場合のほうが多かった。ほかに生活費を得る方法がなく、自分やこどもが食べていくための金をなんとか稼ぎ出さなければならないという女性たちだ。「自由な女」は、金や物をもらうために不特定多数の相手と性行為をするので「自由な女」なのだが、職業として見ると、「娼婦」とは違う。この違いは大きい。「プロの」娼婦は、客をとるのが商売だからつねに客をとるが、「自由な女」はときどきしかとらない。人口の急増と不況でラ・シテの生活環境が悪化するにつれて、「自由な女」も増えた。これもまた、女性の社会的地位の低さが人々の健康を危機にさらすという一つの例である。

イェマは七人兄弟の二番目だった。父親は読み書きができなかったが、ビールの醸造所にビール瓶運搬係の仕事を見つけた。しかし往復の通勤には徒歩かバスで一日何時間もかかり、ときには何日も家に帰らないことがあった。その結果、イェマの母親は家族のために、自分でも金を稼がなければならなかった。とはいっても、家計はつねに赤字だった。

母親のわずかな賃金ではほとんど家計の足しにはならなかったし、やらなければならないことが多すぎて、こどもたち全員に目を配ることはできなかった。もちろん、学校になどやる余裕はなかった。いずれにせよ、学校を必要としているこどもの数に比べ、学校の数は足りなかった。そこでこどもたちは小さいうちから、自分の食い扶持《ぶち》は自分で稼ぐように鍛えられるわけだ。ラ・シテに住むほかの思春期の少女と同じく、イェマも土地の男と関係をもって金を稼ぐようになった。ザイールの農村地帯ではそんなことは許されなかったが、都市のスラムでは、おそらくは社会の怠慢のせいで、黙認されていた。イェマは二十歳になるまでに、二回中絶を経験している。やがて、一九八二年の末から一九八三年の初めにかけて体重が減りはじめ、同時に月経不順が起こり、一九八三年の五月には無月経になった。体重が減るにつれて疲れやすくなり、しばしば悪寒に襲われるようになった。食欲が落ち、乾いた咳をする。立ち働く元気はなく、家族に完全に面倒を見てもらわなければならなくなった。医者にかかる費用もなく、イェマはなんの治療も受けていなかった。そしてとうとう九月の終わりに、母親がいくら呼んでもイェマは起きなくなってしまった。ことここに至り、絶望的な思いで、家族はイェマをママ・イェモ病院まで連れてきたのだった。

イェマのような特異なエイズの症状を見たのは、そのときがはじめてだった。だがキンシャサで医師をしているベルギー人のドクター・ニストは、似たような患者をいく例か知っていた。ニストによると、前年、クリプトコッカス髄膜炎と診断された患者が数人出たが、それがますます増える傾向にあるという。おそらくイェマもこの種の髄膜炎にかかっているのだろう。普通はめったに見られない病気である。酵母菌のような微生物が原因で起こる脳の病気で、放射線治療や化学療法を受けることによって免疫機能が極端に低下した末期ガン患者などにときどき見られる。

医師のニストはイェマに腰椎穿刺《ようついせんし》を行ない、脊髄から髄液を採り、研究室で調べることにした。顕微鏡のレンズの下で、何百という円い半透明の微生物が黒墨色の背景に浮かび上がっている。イェマは本当にクリプトコッカス髄膜炎にかかっていた。この微生物は糖衣状の菌で、患者の脊髄で増殖する。わたしたちにとって大きな問題だったのは、この病気の治療薬が手元になかったことだ。ザイールでその種の高価な薬を手に入れることは不可能だった。注射剤は毒性が高く、錠剤は一錠が十五ドル以上もしたのだ。なすすべもなく、わたしたちはイェマが死んでいくのを見守るしかなかったのである。

外観上は、昏睡状態のまま死んでいくというのは安らかな死に見える。だが、その見かけにだまされてはいけない。じつはイェマの体内では、壮絶な闘いが繰り広げられていたのである。糖衣に守られたクリプトコッカス菌と、弱った免疫細胞（シーラが測定した残り少ないT4細胞）との闘いだ。この酵母菌はパン種に使うイーストとは似ても似つかず、皮膚や粘膜に感染するありふれた病原菌、カンジダ菌とも異なる。クリプトコッカスは本来、土のなかにいて、鳥類、とくにハトの糞のなかで繁殖する。イェマにしてやれることの少なさを考えると、わたしたちの役目は病院の掃除夫にも及ばなかった。掃除夫なら少なくとも後始末をきちんとして、仕事を成し遂げた多少の満足感を得ることもできただろう。だがわたしたちときたら、突っ立って、高等教育の結果を役立てることもできないまま、ただ見ていることしかできなかったのだ。

イェマの家族は、わたしが予想していたのよりはずっと冷静に、イェマの死を受け止めたようだった。イェマは死ぬ運命にあり、それにさからうことはできないのだと、かなり前から覚悟していたためかもしれない。それでもママ・イェモ病院にイェマを連れて来たのは、おそらく、なにかの奇跡が起こるかもしれないと、かすかに希望をつないでのことだったのだろう。わたしたちはその奇跡を、起こすことはできなかった。

調査の結果、二つの重大なことがわかった。一つは、いまだに圧倒的に高い割合でエイズがゲイの人たちを襲っているアメリカやヨーロッパと違って、ザイールでは女性のエイズ患者が多数記録されたことである。もう一つは、性交渉をもった相手の数と感染率とのあいだに、はっきりした相関関係が見つかったことである。エイズ流行の初期に、サンフランシスコのゲイたちのあいだでも、同様の関係が発見されている。エイズが性行為を通して広がる病気なのはたしかだ。だがショックだったのは、ザイールではほぼすべての患者が、「普通の」異性間の性交渉によってエイズに感染したという点だった。もちろん、だからといって、同性愛者間の感染がないということにはならない。ただ、わたしたちの調査では、キンシャサ在住の男性のあいだでは、そういうことはまれだということだ。これはアフリカの大部分の地域でそうだ。ザイールには、西洋の国々にあるようなゲイ組織やゲイ社会は、見られない。一方、西洋に比べて、アフリカでは異性間の性交渉は頻繁で、自由である。少なくとも男性にとっては、社会的な規制がゆるい。

キンシャサでのわたしたちの調査結果は、アフリカ全土、とくにルワンダで行なわれた同様の調査によっても裏付けられた。いまや世界は、信じたくない恐ろしい現実に直面することになったのである。わたしたちは調査結果をよく検討し、長時間話し合った。キンシャサでエイズが異性間に感染したのなら、世界のほかの地域でも同じことが起こって不思議はない。そのときまで、とりわけアメリカでは、エイズはゲイや麻薬常用者、ハイチ人といった、いわば特殊な人たちの病気だと思われてきた。「一般の」人たちが感染するような病気とは思われていなかったのである。

一九八四年、わたしたちの調査チームと、ヴァン・デル・ピア率いるルワンダのベルギー人調査チームは、調査結果を合同でイギリスの医学誌ランセット誌上に発表した。その記事で、人々のエイズに対する見方は変わるはずだった。アフリカの概況を述べたあとに、わたしたちはつぎのように問いかけた。「これがつぎの十年に、エイズが西洋に見せる素顔だろうか？」

当時、こんなことを言うのは、とんでもないことだった。しかし今日、西洋の多くの国で、それが現実のものとなっている。一九九六年、エイズは二十五歳から四十歳までの女性の死因の第一位である。

CDC（疾病対策センター）に提出した報告書のなかで、わたしはエイズがザイールでは風土病のような病気であり、一九七〇年代の半ばにはもう存在していた可能性があると示唆した。これは少なくともこの十年のあいだに、体重減少、下痢といった症状がありながら診断がつかず、死んでいった患者が多くいたという、地元の医師たちの話から導き出した結論である。そうした患者は結核ではないかと言われてきたが、いまから思うと、エイズ関連症候群だった可能性がある。報告書のなかでもっとも論議を呼んだのは、やはり、わたしがエイズはザイールでは異性間交渉によって広がったと強調し、同性愛や麻薬乱用が感染に重大な役割を果したという証拠はなかったと書いた部分だった。わたしはCD

Cに、ザイールの保健省と協力して、長期的な合同調査をはじめるべきだと提言した。そうすれば、ザイールでのエイズの感染を監視できるからだ。そしてWHO（世界保健機関）に、キンシャサか、隣国コンゴの首都ブラザヴィルで、エイズ問題研究会を開いてはどうかと提案した。これらの提案は、のちに実現した。

わたしは十一月八日にアトランタへ戻り、ただちに上司のゲリー・ノーブルと伝染病センターの理事長ウォルター・ダウドルのもとへ報告に行った。二人はわたしの報告を聞いたあとで、CDC所長ビル・フォージにも報告すべきだと口をそろえた。その年はフォージが所長の座を退くことを発表していて、後任者のジェームズ・メーソンがたまたまその日CDCに来ていたので、メーソンにも同席してもらうことになった。さらにHIV／エイズ部部長のジム・カラン、ウイルス疾患部部長のフレッド・マーフィーも加わった。偶然が重なって、エイズ研究に大きな役割を果たすCDCの関係者が、一堂に会したのである。

ビル・フォージは、自身アフリカに滞在して仕事をしたことがあったので、わたしたちの直面している状況がいかに容易ならざるものかをすぐに理解した。そしてアメリカ厚生次官補のドクター・エドワード・ブラントに、ただちに連絡すべきだろうと言った。わたしはブラントを電話口に呼び出した。わたしはブラントを知らなかった。ロナルド・レーガン大統領によって任命されたということ以外、なにも知らず、どんなこたえが返ってくるかも想像できなかった。わたしはまず集めたデータについて説明し、わたしたちの得た結論を話した。できるだけ簡潔に、明確に、伝えたつもりだった。

電話の向こうで、長い沈黙があった。

それからブラントは、わたしがなにか勘違いしたのではないかと言い出した。

「その調査結果には、べつの解釈が成り立つような気がするが。きみ、ほかのものが媒介した可能性については考えてみたかね？ たとえば特別な蚊であるとか」

明らかに、性行為より、蚊について話したいようだ。

「調査結果から考えると、蚊ではないと思います」と、わたしはこたえた。「これまでのところ、こどものエイズ患者はほとんど発見されていません。こどもが蚊に刺される割合は大人と同じはずです。ひょっとしたら、大人より多いかもしれない。ですからマラリアの場合、こどもの患者のほうが多いのです。もし蚊が媒介してエイズが感染するのなら、エイズ患者の年代にはもっとばらつきがあるはずです。こんなに偏ったものにはならないでしょう。実際、マラリア患者の年代にはばらつきがあります。だれもがマラリアにかかる可能性があるわけです。これは蚊に刺されただけで感染するからです。ですがエイズについては性的な接触を通じて集中的に感染し、感染経路がかぎられています。こどもや老人のエイズ患者はほとんどいません」

この説明は筋が通っていたと思うが、ブラントを揺り動かすには至らなかった。ブラントは、異性間の性行為によって感染するという結論以外なら、どんな仮説でも歓迎しそうだった。そんな具合で二十分も話しただろうか。わたしの説明はなに一つ、ブラントの心に響かなかったようだ。ワシントンにいる電話の相手が、わたしの言うことを信じられないでいる（あるいは信じるのを拒否している）その頑《かたく》なな態度には恐れ入った。一方でわたしと一緒に部屋にいた人たちはみな、調査結果の意味するところを理解し、ただちに行動を起こさなければならないと考えていた。

どうやら、政府が導き出した結論はかなり違ったものだった。レーガン政権時代である。もしエイズに説明が必要なら、わたしたちが示した説明より、もっとずっと政治的、社会的に受け入れやすいものでなければならなかった。有権者はわたしたちの出した結論を好まないだろう。エイズが一般に知られはじめた頃に言われていたように、「ゲイの感染症」ということにしておいたほうがはるかに安全だったのだ。そこには自己満足的な、みにくい教訓主義も含まれていた。エイズはたしかに感染症だ。だがそれは、特殊な感染症なのではなく、だれもがかかる可能性のある感染症なのだ。

エイズ危機の重大さを認めるのを拒否したことによって、レーガン政府はエイズウイルスと手を結んだのである。公衆衛生局長官にC・エヴァレット・クープが就任し、ワシントンの政策が変わりはじめるまでには、それから一年がかかった。クープは政治的には保守派だったが、正誤の判断をはっきりさせるタイプだった。すぐれた医師であり、客観的な科学者だった。クープは公衆衛生を、イデオロギーで汚染するのを拒否したのである。

17　HIVはどこからきたか

エイズが最初にどこで起こったかを突き止めることは、感染がどう広がったかを理解する上で重要だった。まず、感染が集中しているのが中央アフリカと東アフリカであり、感染者の多くが都市部に住む人たちだというのがわかってきた。やがてSIV（サル免疫不全ウイルス）という謎に包まれたサルのウイルスが、HIVに酷似しているとわかった（HIVに感染してもサルはエイズのような症状は起こさないようだ）。すると多くの人が、エイズはサルから人間に感染する病気で、このアフリカの流行も、まずだれかがサルから感染し、それが広まったのに違いない、という仮説に飛びついてしまった。しかし疫学的には、この仮説は弱かった。サルはたいていジャングルに住んでいるのに、エイズが蔓延しているのは都市部だったからだ。

研究はつづいた。エイズ研究にかかわっている者には、エイズウイルスはそれほど効率よく感染することはできないとわかってきた。感染には性的な接触か、あるいは血液の接触（ウイルスに汚染された血液の輸血、麻薬常用者の注射針の使い回し、誤って注射針を刺すなどの事故）が必要である。これはなにを意味するのだろう？

アフリカ大陸の国々では、何百万という人たちが職を求めて都市部に出てきていた。農村部では――少なくともわたしが働いていたことのある地域では、イェマがいたキンシャサのような都市部とは違い、不特定多数を相手にする性行為は決して日常的には行なわれていなかった。農村部では、人々はそうした行為に寛大ではなかったし、社会的な規制から逸脱するのはむずかしかった。逸脱すれば、その代償は大きい。アフリカで広く行なわれている一夫多妻の慣習は、結果として女性を早く結婚させることになったが、その女性の自由を束縛する風習が、翻《ひるがえ》って性の乱れを抑制してもいたわけだ。つまり、おそらくはエイズの流行を最小限に食い止めていたのである。こうした環境にあっては感染効率が悪く、潜伏期間の比較的長いエイズウイルスは、感染の範囲を広げられず、長いあいだ、数人のエイズ患者を出す程度にとどまっていたのだろう。また、医者のめったにいない、診察設備もないような未開地では、エイズを発病した患者がいても、それとわからなかったに違いない。ザイールの辺地では、医療はほとんど行なわれていないのが現状である。したがって、そうした地域でエイズが目にとまらなかったとしても、とくに不思議はなかった。

長期にわたると思われるエイズ調査プロジェクトで、そうした仮説を実証することができるかもしれない。アフリカの農村部でのエイズ感染率を、かなりの期間にわたって調べることができるだろう。そのときわたしは、一九七六年のエボラ熱調査を思い出した。あのとき、わたしたちはヤンブク一帯で六百本にものぼる血清を集め、ＣＤＣ（疾病対策センター）の冷凍庫に入れて保管したのだった。つぎにやるべきことは、はっきりしていた。

ＣＤＣのＨＩＶ研究所に連絡をとり、一九七六年に採取した血清のＨＩＶ抗体検査を依頼した（ウイルスの分離には前年成功していた）。当時、この検査を行なうのは今日よりも難しかった。市販の検査薬は手に入らず、検査薬はすべて研究所でつくらなければならなかった。さらに、その頃もちいられていた判定法は、放射性同位元素標識免疫沈降法と呼ばれる、その長ったらしい名に匹敵する困難な検査法で、後年もちいられるようになった簡単なウェスタンブロット法（特殊なウィルス蛋白質に対して血清中の抗体を見つける）に比べ、はるかに手間がかかった。六百本の血清を検査し、陽性陰性を判定するまでに数週間がかかった。

わたしたちは大いに期待して結果を待った。おそらくＨＩＶは発見されるだろう。だが、数はかなり少ないに違いない。どのくらいの少なさだろうか？　わたしは六百本のなかに、少なくとも一本は陽性のものがあるように願った。そうすれば、とにかく見当をつけることができる。一九七六年当時のザイール北部の辺境で、どのくらいＨＩＶ感染が広がっていたか、推測できる根拠がほしかった。

ようやくＨＩＶ研究所から電話が入った。検査が終了したのだった。

放射性同位元素標識免疫沈降法とともにＥＬＩＳＡ《イライザ》法（固相酵素免疫検定法）を使って判定した結果は、六百本のうち五本が陽性というものだった。つまり、一九七六年当時、ヤンブクの住人のおよそ〇・八パーセントがエイズウイルスに感染していたと推測できるということである（一九八六年、パリのクロード・ベルナール病院のフランソワーズ・ブラン＝ヴェジネが実施した調査では、一九七六年にスーダンから持ち込まれた血清の〇・九パーセントが陽性で、千人に九人の割合で感染者がいたということがわかった。ザイールの調査結果と非常に近い数値である）。だがわたしたちは、そこで満足しなかった。ＣＤＣで、その五本の血清からＨＩＶを分離できるかどうか調べたかった。ＨＩＶを含め、たいていのウイルスは人体の外ではうまく生きてはいけない。人体の外に出されると、普通は数分から数時間のうちに検体のなかで死んでしまう。ウイルスを生かしておくためには、細心の注意を払って検体を集め、保存しなければならない。ＨＩＶの場合、ウイルスを生かしておこうと思ったら、患者の血液はそのまま全部保存しておくのが望ましい。ヤンブクから持ち帰ったのは血清だけで、血液全体ではなかった。しかしこれらの血清は、アトランタまでの長い道程をきわめて慎重に、ドライアイスに詰めて運ばれたものだ。ということは、マイナス八十度に保たれてアトランタに着いたということだが、それでもその血清が、運ばれてからすでに十年を経過したものだという事実は残る。ウイルスを生かしておくには長すぎる時間である。とりわけ血清のみで、滴定濃度も低いとあってはなおさらだ。陽性の五人は、血清を提供してくれた時点では健康を回復していた。この五人はエボラ出血熱からの生還者だった。そしてだれ一人、採血した時点ではエイズの徴候は示していなかった。

五本の血清からウイルスを分離するという、あまり成功の見込みのありそうもない仕事を受け持ったのは、ジェーン・ゲッチェルという、かつてわたしの助手だったことのあるＨＩＶ研究所の若い女性である。

ジェーンには、ドナルドという小柄で太った実験助手がいた。二人は貴重な血清のごく小さな部分を組織培養システムを使って培養した。五本の血清のうちのどれかに、生きたウイルスがいるかもしれない。それを調べるためには、まず新鮮なヒトのリンパ球を集める必要があった。リンパ節、脾臓、扁桃など、人間の免疫システムの重要な部分を構成するリンパ組織にある細胞である。ウイルスが存在すれば、リンパ球は決定的な反応を示す。だが、その検査を実施するには十分な量のリンパ球がなければならない。そこでジェーンとドナルドはリンパ球を刺激して、ウイルスを含んでいるかもしれない血清に接種するのに足る細胞数になるまで繁殖させなければならなかった。これは骨の折れる作業だった。並外れた献身と組織力と経験、それに少なからぬ幸運が必要になる。ジェーンとドナルドは毎日、培養組織を調べ、培養液（リンパ細胞を育てるための養分を含んだ液体）を取り替え、定期的に逆転写酵素の有無を調べた。この酵素はHIVの名刺のようなものだ。この酵素が見つかれば、なにか重大な発見があったということである。HIVの遺伝子はDNAではなくRNAだ。そのRNAを逆転写してDNAをつくるのが、この酵素である。RNAからDNAを逆転写するというのは人体の細胞が行なわないことなので、通常この酵素が人体の組織や体液中に見つかることはない。だからこの酵素が見つかれば、レトロウイルス（HIVもこの一種）があるということになる。もちろん、見つかるかどうかはわからなかった。可能性は低いのだ。残っている血清量が少ないことを考えると、やりなおしがきくとも言えなかった。その前年の一九八三年に、べつの研究所で、ママ・イェモ病院の患者から採取した血液を使い、ウイルスの分離は成功していたので、ザイールから持ち込んだ血清からウイルスを分離することも、理論上は可能なはずだった。だがそうは言っても、採取してからこれほど時間の経った血清から、ウイルスの分離に成功した例はまだなかった。

新しい細胞培養基に、血清を盲目的に何回か通過させたあと、ついに血清の一つにかすかな逆転写酵素の活性の増加が見られた。はやる気持ちを抑えつつ、ジェーンとドナルドはその血清を新しいヒトのリンパ培養基にさらに何度か通した。そして、とうとうそれを十分な量にまで増やすのに成功したのである。こうしてわたしたちは、現存する最古のＨＩＶを手にしたのだ。

ジェーンとドナルドが分離したウイルスは、ＨＩＶの進化の研究に基準株として使われることになった。ＨＩＶは多くの変異株をもつので、このウイルスは、べつのとき、べつの場所で分離された各ＨＩＶの関係を調べる上で、大いに役立ったのである。のちにほかの科学者数名が、このウイルスの遺伝暗号の配列を明らかにした。それによって、またべつの科学者が、このウイルスの子孫が時の経過とともにどれほど変化してきたかを突き止めた。簡単に言えば、ある変異株がべつの変異株とどのくらい前から関係があり、どの変異株と密接に結びついているかを調べたのである。このようにして得られた情報はその後、系統樹と呼ばれる一種の系図にまとめられた。ウィルスの系図をつくることによって、HIVが、よく似たサルウィルスと分岐したのはどこか、はっきりつかむことができたわけだ。サルウィルスのSIVと、ヒト免疫不全ウィルス（HIV）は、同じ起源を持つもののようだったが、遺伝学的な変遷をみると、かなり昔にべつべつの道に分かれたことがわかった。このウィルスがまずサルに現われ、その後人間に感染したのか、あるいはその逆なのかは、おそらく今後も判明することはないだろう。たしかなことは、それが最近起こったことではないということだ。

研究室での分離に成功しても、ではこのウィルスがどの程度アフリカの人々のあいだに蔓延しているかということは、まだわからなかった。エイズは結核や、そのほかさまざまな病気の形で現われるので、蔓延の度合いを測るのはむずかしかった。エイズに対処するには、まずエイズ患者の数を知らなければならない。それが、わたしたちの前に立ちはだかった、つぎなる問題だった。

事態は急速に進展しはじめた。一九八三年にわたしたちがザイールで行なった調査は、同じ時期にルワンダで行なわれた調査とともに、HIVが中央アフリカにまで広がっていることをはっきり示していた。わたしはWHOの精力的なファーキー・アサドと、一九七九年、スーダンに向かう途上で会ったことがある。そのファーキーが、ちょうどWHO伝染病部の部長を務めていた。ファーキーの得意分野である。わたしは電話と手紙で、ファーキーと頻繁に意見を交換した。ファーキーはWHOの後援で大規模なHIV調査をただちに実施すべきだと考えていたが、上司のハフダン・マーラーはなかなか腰を上げなかった。事態の深刻さをすぐには理解しなかったのである。もっとも理解してからは、積極的に支援してくれた。

一九八五年のはじめ、わたしたちは中央アフリカ共和国(CAR)でHIV調査を開始した。中央アフリカ共和国は人口約二百四十万、スーダンとザイールに国境を接する国である。この国へは、一九七六年のエボラ調査のときに、ザイールの北の国境から入国しようとして失敗したことがあった。そこで今回はべつのルートをとり、首都のバンギを経由して入国した。エイズが前回わたしの試みた経路で中央アフリカ共和国に入ったのだとしたら、一九七六年には道を塞いでいた木は取り払われ、流されていた渡し舟も帰ってきたのだと考えるしかない。

共同研究者の代表格は、バンギのパスツール研究所所長のアラン・ジョルジュだった。

世界中にネットワークをもつフランスのパスツール研究所は、旧フランス領のアフリカの国々には全部と言わないまでも、たいていは支部をおいていた。アランは赤褐色の髪をした精力的で研究熱心なフランス人である。物事をやり遂げるのがなにより好きな人物だ。また料理がうまく、ワイン通で、スキューバダイビングの達人でもある。アランは今もまだアフリカにいて、目下のところはガボンで、わたしたちがともに強い関心をもっているHIVや、ほかのウイルス性出血熱について研究している。一九九六年のはじめに、死んだチンパンジーの肉を扱って感染したエボラ出血熱の患者から、ウイルスを分離したのも、このアランである。あのときアランはその患者を見てすぐ、エボラの流行を確信したのだった。

さて、わたしたちはエイズ調査を開始してすぐ、HIVが中央アフリカ共和国にまで広がっていることに気づいていた。一九八五年四月、バンギで、わたしはアランに、もしWHOが中央アフリカ共和国でエイズ会議を開催することになったら、その司会をしてもらえないだろうかと打診した。アランは基本的に同意してくれた。わたしはジュネーブのファーキー・アサドにファクスを送り、その年の十月に中央アフリカ共和国でエイズ会議を開くことを提案した。翌十一月にはヨーロッパで、べつのエイズ会議がすでに開かれる予定になっていた。ファーキーに異議はなかった。できるだけ多くの研究者に会議に参加してもらうために、ヨーロッパやアメリカはもちろん、アフリカ十六カ国からも代表を招待することにした。エイズに関する知識を広め、アフリカ以外の研究者には、アフリカにおけるエイズの実状を知らせるのがこの会議の目的である。世の中には科学者も含め、救いようのないほど地理に疎い人がいるものだ。アフリカでの疫病の発生状況を直接に知るだけでも、この会議に参加する価値はあるだろう。西洋人の科学者がアフリカにどんな美しい幻想を抱いてやってこようと、中央アフリカ共和国の現実を見ることで、目を開かれるに違いない。中央アフリカ共和国は、アフリカ大陸のなかでももっとも発展の遅れた、最貧国の一つである。一九七九年まで、自分の戴冠式に何百万ドルもかけたサラエディン・アハメド・ボカサ大統領が統治していた。ボカサはナポレオンをまねて自ら皇帝と称し、帝政をしいた。のちに政権を剝奪されるまで、乏しい国の予算を私物化し、反対分子を虐殺したが、一説によると、虐殺したうちの何人かをあとで食べたという。専制君主には事欠かないアフリカ大陸でも、ボカサは際立った暴君だった。

十月の会議のための準備に追われながら、わたしとアラン、アランの妻でアランよりさらに精力的な（そして忍耐力のある）小柄なマリ・クロード（クローディ）は、シーラ・ミッチェルとともにバンギのさまざまな階層の人たちの調査をつづけた。ウバンギ川沿いにあるバンギの町は、人口三十四万の大きな港町で、この国の商業の中心地でもある。このときの調査でわたしたちがもっとも関心をもったのは、「自由な女」と呼ばれるグループだった。ザイールのイェマのような女たちと同様、ここの「自由な女」も頼れる家族のいない女たちである。バンギでは、「自由な女」は町の特別区にいて、すぐに見つけることができた。インタビューのさいには、名前を伏せることを約束して、協力を得た。「自由な女」が商売をする場所は、悲惨だった。たとえば古いフォルクスワーゲンの車体にボール紙を敷いて、わずかばかりのプライバシーを保つために、ぼろ布をカーテン代わりに吊す、といった具合だ。さいわい、わたしたちが調査した女性は全員、定期的に地元の医師の検診を受けていた。それで、そういう仕事をすることでどんな危険に直面しているかを説明するのは楽だった。また、感染の程度を知る上でもよかった。一九八五年の段階で、すでに「自由な女」の四パーセントがＨＩＶの陽性だった。だがそれは、氷山の一角にすぎないような気がした。

十月にバンギで行なわれた画期的な会議には、アフリカとヨーロッパのエイズ研究の第一人者が顔をそろえた。そのなかには、パリから来た二人のフランソワーズ――フランソワーズ・バレ＝シヌシとフランソワーズ・ブラン＝ヴェジネもいた。パスツール研究所のバレ＝シヌシは、エイズ研究史に名前を残す重要な研究者である。その名はもっと広く知られていい。というのも一九八三年、リュック・モンタニエ教授の実験室で、世界で初めてHIVの分離に成功したのが、フランソワーズ・バレ＝シヌシだったからである。しかしその貢献は、エイズウイルスをついに発見した、その「発見した」という大騒ぎの陰に隠れてしまった。あとから聞いたところによれば、バレ＝シヌシの成功は、決してあきらめない性格と、驚嘆すべき忍耐力のおかげだということである。バレ＝シヌシはのちに、名誉あるキング・ファイサル・医科学賞を受賞した。そしていまも、発展途上国でのHIV研究に、積極的にかかわっている。

二人目のフランソワーズ（ブラン＝ヴェジネ）は、一人目のフランソワーズによって書かれた有名な論文——はじめてHIVの分離に成功したことを報告した論文——の共同執筆者である。やはりHIV研究の第一人者で、のちに、一九七九年にスーダンから持ち帰ったエボラ患者の血清を検査し、一九七九年のスーダンでの感染率は、一九七六年のザイールのときとほとんど同じであることを確認した研究者でもある。ところでこのブラン＝ヴェジネは、バンギの会議開催中、すんでのところでエイズ研究を十年以上遅らせてしまいかねない大惨事を起こすところだった。会議の合間に息抜きとして、スポンサーがちょっとしたヘリコプターツアーを用意していた。二人のフランソワーズはそのツアーの参加者に名前をつらねていたが、ヘリコプターが離陸して二十分後、操縦席の脇に坐っていたブラン＝ヴェジネが、ふとしたはずみにレバーにぶつかり、回転翼を停止させてしまったのである。突然、ヘリコプターは、急降下をはじめた。しかし操縦士がすばやくレバーを戻し、高度が下がりすぎる前になんとか機体を立てなおした。ヘリコプターから降りた科学者たちは、地上に降り立ってからもしばらくは震えがとまらなかったという。実験室での偶発的な感染の危険に対してなら、心の準備ができていないわけではない。だが中央アフリカの荒野での、遊覧飛行中のヘリコプターが墜落する危険となると、これはまったく話がべつなのだ。

中央アフリカからアトランタへ戻る頃になってもまだ、わたしはエイズの流行の出所について考えつづけていた。ともかく、わたしたちは基本的で重要な情報の一部は握っていた。一九七六年当時、ザイール北部のＨＩＶ感染率は、一パーセント以下だったのだ。さらに、当時の村人の一人から採取したウイルスを手にしている。わからないのは、エイズが流行するまでの数年間に、ザイールでなにが起こったのかということだった。もしわたしたちの仮説が正しければ、都市部で爆発的な流行が起こっても、田舎では同じ程度の感染率が保たれているのではないか。人里離れたアフリカの奥地では、ウイルスは一気に流行することなく、そのままおとなしく生きつづけているのでせいぜいだろう。それをたしかめたかった。そうすればこの数年のあいだ、ＨＩＶがどこに潜んでいたかもわかるだろう。また、べつの仮説、すなわちエイズの大流行が、急激な都市化や、地方からの人口流入、生活習慣の変化、とりわけ性習慣の変化といった要素と、たしかに関係があるのかどうかについても知りたかった。だれかがザイールへ行き、調査をする必要がある。ケヴィン・デコックの出番だった。

18　HIVは川に沿って

ケヴィン・デコックは、世界でももっとも隔絶した地域に、十年越しの疑問点を調査するために出かけることになった。この十年のあいだに、人里離れたアフリカの奥地で、HIVになにが起こったのか。わたしたちはまた、HIVの陽性だったヤンブクの五人がその後どうなったか、とりわけ血清からウイルスの分離に成功した二十代の若い女性のその後を知りたかった。

そのときケヴィンは、わたしと同じ特殊病原体部のEIS（疫病情報部）にいた。かつてケニアで仕事をしていたことがあり、しきりにアフリカへ戻りたいと言っていたケヴィンは、当時三十代の後半で、長距離ランナーのような引き締まった体つきをしていた。いや、実際にも長距離ランナーだった。またケヴィンは、まさしく世界市民だった。最後に会ったときにはベルギーのパスポートとアメリカの入国許可証をもっていて、まごうことなきイギリス英語を話し、ソピアトゥという美しいケニア人の妻がいた。ケヴィンはベルギーで、戦争中の恋を実らせたベルギー人の父親とアメリカ人の母親のあいだに生まれた。イギリスのブリストル大学医学部で医学博士号を取り、アメリカにわたって、肝臓病の専門医として研修を受けた。アフリカでウイルスに関する仕事をやるのが希望で、そうなると自然にＣＤＣ（疾病対策センター）に、とりわけわたしのいた部に、引き寄せられるようにしてやってきた。

ケヴィンがザイールへ発つ前に、わたしは血清を採取した六百人全員のリストを手渡した。そのリストのなかの最重要人物は、当然、ＨＩＶの陽性が確認された五人である。その五人がどうなったかを調べるのが、調査の目的の一つだった。

かつての調査から十年が経っていたが、その地域の状況は少しもよくなっていなかった。若い疫学者のために、物流管理を助けてくれる人が必要である。キンシャサでエイズ調査プロジェクトを指揮していた知り合いのジョナサン・マンは、ＷＨＯ（世界保健機関）の本部でエイズプロジェクトを統括するため、すでにジュネーブへ発っていて、もはや当てにすることはできなかった。マンの後任は、長年ＣＤＣで働いたあと、大学で教えていたロビン・ライダーだった。エネルギッシュでやせていて、毎日朝と夕方、必ずかなりの距離を走るほど、ジョギングにとりつかれていた人物である。ガンビアで肝炎の研究をしていたことがあり、アフリカ事情には結構詳しかった。フランス語を知らないのがいくらか不利と言えば不利だったが、毎日公園を走るのと同じくらいの情熱を傾けて、新しい仕事に取り組んでいた。わたしたちがＨＩＶ調査をはじめたのは、ロビンがキンシャサで舵取りを引き継いだ直後だった。ロビンには、山ほどある重要な仕事のなかでも、ケヴィンの調査は最優先課題だとわかってもらわなければならない。そして実際、わたしたちはそうわかってもらった。

ケヴィンはついていた。キンシャサから内陸へ向かって飛ぶ便は少なく、不定期だったが、すぐに座席を確保できたのである。ケヴィンはこうして、旅行者がめったに足を踏み入れることのないザイールの内陸部を、自分の目でたしかめることになった。リサラへ向かう途中、飛行機は北部の村、ガドリテに立ち寄った。モブツ大統領の生地で、ザイール北部のウバンギ川沿いの村だ。ケヴィンによれば、そのような村はザイールでは、いや、世界のどこでも、見たことがないということだった。受付カウンターの天井が、黄金のドームになっている空港なんて、世界中探してもほかにあるだろうか、というわけだ。じつはわたしも、その村を何年か前に見たことがあった。サル・ポックスの仕事で北部へ向かう途中、村は忽然と現われた。まわりにはなにもない。村に通ずる幹線道路もない。村に著名な産物があるわけでもない。それなのにその村には街灯が灯り、二十四時間電力が供給されていた。商店の棚には、ザイール航空によって運ばれた品物があふれている。要するに、ザイールのほかの地域にはない、ありとあらゆる便利なもの、快適なものがその村にはあった。村自体が、長年にわたる乱脈、腐敗、浪費といった、モブツ政権を象徴する記念碑だったのだ。

アトランタで、わたしは落ち着かなかった。ケヴィンはうまくやっているだろうか？　エイズの流行があったかどうか、わかっただろうか？　わたしはケヴィンがうらやましかった。オフィスで知らせを待っているよりも、現地で調査をするほうがいい。ケヴィンはザイールへ発つ直前に、アトランタに家を買う仮契約をしていた。わたしは落ち着かない気分を紛らわすために、ケヴィンに代わって期限内に本契約の手続きをすませてやった。ケヴィンの冒険に、こういう形でしか参加できない自分を少し哀れみながら。

ケヴィンはたいへんな苦労をして、しばしば気力をくじかれそうになりながら、十年前の足跡をたどっていった。そしてとうとう、ＨＩＶ陽性の五人になにが起こったかを突き止めた。この成功で、ケヴィンの力量と才覚が明らかになったのはもちろんだが、それだけでなく、アフリカ奥地の社会が安定していることも証明されたのである。五人のうち三人は死亡していた。死因がエイズによるものかどうかを見極めるために、ケヴィンは五人を知っていた人物を探し出して話を聞いた。友人や親類たちの話を総合すると、死んだ三人の病気は極度の体重減少を伴うもので、そのほかの症状からもエイズを発症したのは間違いないように思えた。ケヴィンは、まだ生存している残りの二人からリンパ球を採取してCDCに持ち帰った。検査の結果、わずかに残っていた不確定要素も消えた。二人ともHIVの抗体をもっていた。

間違いなくエイズだった。

五人のその後を調べたあと、ケヴィンはつぎの仕事に取りかかった。十年前に血清を集めたのと同じ村で、無作為に血清を集めるのである。一九七六年の調査と同じやり方で、結果を比較するためだ。三百にのぼる血清を集め、保存した後、ケヴィンはそれをCDCに持ち帰った。調査には六週間がかかった。血清はHIV研究所に送られ、そこで一九七六年の血清と同じ検査法で調べられる。わたしたちはまたしても、はらはらしながら結果を待った。

結果が届き、わたしたちはデータを比較した。ぴったり同じだった。ヤンブクにおける一九八六年の感染率は、一九七六年の感染率とまったく同じだったのである。住民の〇・八パーセントがHIVを保有していた。HIVはずっとヤンブクに潜んでいたわけだ。アフリカにおけるエイズの発祥地を知る手がかりが得られた。もちろん、エイズの発祥地がヤンブク付近だと決まったわけではないが、アフリカ中央部の奥地のどこかではあるだろう。ウィルスは多数の住民を脅かすことなく、ときどきわずかな住民に感染するだけで、細々と生き延びてきたのだ。エイズは新しい病気ではない。突然ジャングルから湧いて出たわけではないのだ。わたしたちの仮説――エイズはかなり前からあったという仮説――はたしかめられた。のちにフランソワーズ・ブラン＝ヴェジネが、一九七九年に集めた数百の血清を調べ、スーダン南部の奥地におけるHIV感染率もほぼ一致する（〇・九パーセント）ことを発見したときに、この仮説はさらに確固たるものとなった。

だが奥地では比較的安定した感染率を保っていたエイズが、都市部では明らかに流行と言えるほど広がったのはなぜか。これはたしかに新しい徴候だった。わたしたちの立てたもう一つの仮説は正しいのだろうか？　急激な都市化は、これほど短期間のあいだにエイズをここまで危険な疫病にしたのだろうか？「自由な女」の存在や、都市部に特徴的な変化は、たしかに農村部にはないものである。だが都市化は、そもそもどこからはじまったのだろう。ケヴィンはヤンブクから百五十キロほど南にいった川沿いの町、リサラで調査をしてみることにした。このような町でのHIV保有率はどのくらいだろう。ケヴィンはリサラでも血清を集めて持ち帰った。CDCで検査すると、リサラではなんと、独身女性のHIV保有率が十一パーセントに跳ね上がっていることがわかった。これはどういうわけだろう。リサラは川の交通の要衝で、キンシャサから来た船が入港する港町である。農村部から移住してくる人々で、近年人口が爆発的に増加していた。だからこの町に「自由な女」が多いのは、偶然ではない。そして「自由な女」のいない農村部に比べて、この町にHIVに感染した女性が多いのも意外なことではないのだった。わたしたちの予想通りだった。急激な人口増加、劇的な社会の変化、性習慣の乱れ――こういった都市化に伴ういくつかの要素が重なって、アフリカのエイズ流行は引き起こされたのだ。キンシャサの人々のHIV保有率は八から十パーセントだが、そこの「自由な女」のHIV保有率は、なんと三十から四十パーセントなのである。アフリカの奥地では、十年以上もHIVは低い感染率のまま変わらなかった。それが少し大きな町に広がると、ハイリスク集団（「自由な女」のような）のあいだに、感染率が高くなり、キンシャサのような大都市に広がると、さらに感染率は高くなった。この十年のあいだに、HIVは静かに川を下り、次第に大都市に広がっていったのである。

知りたいことがもう一つあった。人間から分離されたもっとも古いHIVを提供してくれた、あの若い女性はその後どうなったか。

こたえを待つ必要はなかった。それはケヴィンの顔を見ればわかった。その女性は、生き残ることのできなかった三人のうちの一人だったのである。

もちろん、その女性の悲劇はもっと大きな悲劇の一部でしかない。キンシャサで行なわれていたエイズ調査プロジェクトでさえ、ウイルスによってではなく、ザイールの政治的混乱によって死んだも同然である。九〇年代のはじめ、ザイールの政情は大混乱に陥った。モブツ政権と反対派との睨み合いがつづき、何カ月も給料を支払われなかった軍の部隊が暴動を起こした。混乱のなかで危険が増し、エイズプロジェクトの続行はほとんど不可能になったのである。ロビン・ライダーのあと、長くＣＤＣにいたビル・ヘイウォードがプロジェクトの指揮を引き継いでいて、ロビン同様、ザイールで仕事をうまく進めるため、なんとかフランス語を習得しようとエネルギーを傾けていた。ところが、たとえフランス語を流暢に話せるようになったとしても、まだ目の前に、ほとんど越えるのは不可能な障壁が立ちはだかっていることに、ビルはまもなく気づかされた。結局、政情不安のため、それ以上ザイールにとどまるのは危険になったのである。たった一年いただけで、ビルは出国を余儀なくされた。エイズプロジェクトは書類の上ではまだつづいていることになっているが、その実態は幽霊計画である。だがアフリカで実施されたもっとも初期のエイズ調査の一つとして、ザイールをはじめ世界中のエイズ撲滅の努力に、少なからぬ貢献はしたと言えるだろう。

19　ラッサ熱、シカゴへ

一九八九年一月十三日の夕方だった。アジキウェは、シカゴにある自分のオフィスで設計図を見直していた。と、そのとき、電話が鳴った。妻のヴェロニカだった。仕事中に、それも、もうこどもたちが学校から帰ってきているその時間帯に、電話をかけてくるなんてめずらしいことだった。いたずら盛りの六人のこどもたちを相手に、大忙しのはずなのだ。ヴェロニカの声から、気が動転しているらしいようすがはっきりと伝わってきた。

「アジキウェ」抑揚のある西アフリカ訛りの英語が言った。「お義母さんが……お義母さんが急に倒れて亡くなったって、ヴァレリーが電話してきたのよ」

頭から血がひいていくのがわかった。アジキウェは自分の聞き違いではないだろうかと思った。母親の具合が悪いなんていうことは聞いていなかった。病気の徴候など、なかったのだ。なにもなかったはずだ。ちょうど両親に、アメリカへ遊びに来てもらおうと考えていた矢先だった。両親はアメリカを見たことがなかった。こどもたちに祖母の記憶がほとんど残らないというのは、悲しいことだった。年長の息子たち、オグベジュールとオヤキは少しは覚えているかもしれない。だが、残りの四人は小さすぎた。

しかし、悲しみに溺れている場合ではない。アジキウェは気を取り直し、上司に電話をかけて、休みをとらなければならなくなったことを伝えた。それから、ニューヨーク経由でナイジェリアのラゴスに向かう、翌日の午後の便を予約した。この旅のことを考えると気が重かった。故郷の人々は悲しみに沈んでいるだろう。だが、気を重くさせている理由はそれだけではなかった。楽しい気分のときでも、故郷への旅はひどいものになるのだ。アジキウェは、世界でも有数の、治安が悪く、効率も悪い空港、ラゴス空港が嫌いだった。空港から無事に出られても、今度は異常なまでの交通量と、いたるところで行なわれている警察による道路封鎖に耐えて、二車線の道路をえんえんと行かなければならない。だが自らを叱咤激励して、アジキウェは出発した。

道中は、想像していた通り、まさに耐えがたいものだった。けれどもとにかく、荷物は一つもなくさずにラゴス空港を出ることができた。家族への土産をたくさん持ってきていたので、いくつかはなくなると覚悟していたのだ。だが大丈夫だった。しかし、そこから今度はバスで六時間、ベニン・シティまで行き、さらに二時間、またべつのバスに揺られ、故郷の村の近くにあるエクポマへ向かわなければならなかった。理論上は、バスはゆったりと設計されていて、エアコンも効くことになっている。だが、実際には三人掛けの椅子に四人が坐り、坐れない客は通路に立っていた。あまりの混雑にエアコンは効かない。運転手はなにかに憑かれたように運転している。こちらに向かってくる車と衝突するのを避けるため、ひっきりなしにハンドルを切り、アクセルは踏みっぱなしだった。バスの揺れがひどいので、乗客のなかには気分の悪くなる者もいたが、アフリカの奥地で生き延びるのは厳しいことだとだれもが承知していたので、不平を漏らす者は一人もいなかった。

だが、例によっていたるところで行なわれている警察の道路封鎖は、もっと煩《わずら》わしかった。バスの運行が許されるには、警察に渡す金が必要だった。ベニン・シティに着いたとき、アジキウェは無事にバスを降りられただけで、ずいぶん幸運なような気がした。それからさらにニッサンの小型バスに乗る。いよいよ最後の行程だ。バスは市場で買物をして帰る女性でいっぱいだった。あまりに混んでいて、立錐の余地もない。おまけに乗客はとてつもない荷物を抱えているのだ。ニワトリやアヒルを入れたバナナの葉の籠、発酵させたキャッサバ粉の入った袋、刺激臭のある濃いオレンジ色のパーム油を入れた缶や瓶……

女性たちの多くが、うとうとまどろむ赤ん坊を色鮮やかな布紐で背中におぶっている。この騒音のなかで眠っていられるのは赤ん坊だけだ。アフリカの田舎を旅しようと思ったら、騒音は覚悟しなければならない。ここではだれもが身振りをまじえ、うるさいエンジンの音や、怯えた動物たちの鳴き声に自分の声をかき消されないよう、年中、声を張り上げているのだから。

ようやくエクポマに着くと、アジキウェは手足を伸ばし、体の平衡感覚を取り戻さなければならなかった。疲れ果てていたが、それでも生家の近くまで来たことで、思いがけず気分が高揚していた。だが故郷の村、イシャンまで連れて行ってくれる人を捜そうとして、はじめてアジキウェは、エクポマが最後に見たときと比べてずいぶん拓けたことに気づいた。数えきれないくらい何度も来て、よく知っているはずなのに、まるで知らない土地のように思えた。しばらくのあいだ、だれも知り合いは見つからなかった。アジキウェは道に迷い、少し落ち着かなくなり、そのうちに不安になった。だいぶ歩きまわってから、ようやく古い友人を見つけ、オートバイに乗せて行ってもらえることになった。荷物は安全な場所に置いておいた。兄弟の一人が、あとで取りにきてくれるだろう。

両親の家に着くと、悲しみと喜びが一挙に襲ってきた。まず、無意識に母親を探し、それから、もう二度と母に会うことはないのだと気づいて、悄然とした。だが一方で、久しぶりにほかの家族と会えたのはうれしかった。家族に囲まれるのは、なんと素晴らしいことだろう。互いに挨拶を交わしたあと、家族はバッファに集まった。バッファは、居間や客間として使われる伝統的な藁葺きの円天井の小屋だ。両側が開いたつくりで、涼しい風が通り抜けるようになっている。アジキウェは、思わず父を見つめている自分に気づいた。父はまるで別人のようだった。最後に会ってからこの四年のあいだに、父は驚くほど老けていた。

夜明け前、アジキウェは目を覚ました。まだ体がシカゴ時間のままだった。はっとして、ベッドに体を起こした。なにかが変だ。そして気づいた。静寂だった。村は死んだように、ひっそりと静まり返っていた。車が走る音も、エンジンをかける音もない。時計が時を刻む音も、犬の吠える声さえないのだ。アジキウェはベッドから抜け出し、寝ている人たちの横をすり抜けて、外に出た。外はまだ暗かった。空は驚くほど澄みわたり、星が一面に輝いている。満天の星を眺めながら、アジキウェにはこれが、イリノイでいつも見ているあの空と同じひとつづきの空であることが信じられなかった。夜の空気は日中ほど重苦しくなく、肌にひんやりと感じられた。

アジキウェはバッファの脇の低い椅子に腰をおろし、物思いに沈んだ。家族や幼なじみのことを考えた。教育を受けた友人たちのほとんどが、自分と同じように自給自足の農業を捨て、大都市へ出ていった。たぶんそのなかのだれよりも、アジキウェは経済的に成功した。だが、とアジキウェは自問した。こんなふうに故郷を切り捨てた、それだけの価値があっただろうか？

アジキウェはこどもの頃から、食物に困ったことはない。家もあった。思春期には冒険もたくさんした。それではなぜ、故郷を去ったのだろう？　退屈のせい？　よりよい生活を求めて？　たしかにアメリカでは快適な生活を送っている。一流製作所に勤め、ほしいものはすべて手に入れた……だがそうだとしても、やはり心にひっかかるものがあった。なにか大切なことを――それがなんなのかはわからないけれども――忘れているような、やり残しているような気がして、落ち着かなかったのである。

翌日の火曜日は、母の葬儀とその後の喪に服す期間の準備に追われた。アジキウェは家長として、重要な葬いの儀式がつつがなく執り行なわれるよう、さまざまな手配をしなければならなかった。村の長老たちや賢者、太鼓打ち、まじない師（土地のシャーマンであり魔術師、伝統的な療法士でもある）と連絡をとって、打ち合わせる。こうした人々抜きでは、きちんとした葬儀を行なうことはできず、葬儀をきちんとしなければ、母を無事に来世へ送り出すことはできないのだった。その手続きを整えるのは、アジキウェの責務だった。当然、長老たちやまじない師には、それ相応の報酬を支払わなければならない。それから、食料が十分に用意されているかどうかにも目を配る必要があった。喪に服す期間は数日にわたるので、その間、遠方に住む親類を家に泊めることになるからだ。

　翌日の葬式には、こどもを含め、一族の者すべてが参加した。葬式のあいだ、まじない師は遺体をじっと見張っていた。霊魂が滞りなく、確実に天に昇るのを見届けるのが仕事なのである。アフリカではどんな宗教を信じていようと、霊世界の存在を疑う者はだれもいない。霊世界は、実際に手で触れることのできる物やインドソケイの香り、耳に聞こえる風の鳴る音と同じくらい、現実味をもった世界なのだ。アジキウェはキリスト教徒だったが、同時に霊世界の力を信じていた。その点では、まったくのアフリカ人だった。

　葬儀にはほとんど丸一日がかかった。そこで夕方遅くになってようやく、アジキウェは母の最期について家族にたずねる機会を得た。ところが驚いたことに、だれもそれを話したがらなかった。妹の話はかなりあいまいだったし、叔父たちもそろって非協力的だった。父でさえ、ためらっているようだ。とりわけ父がどうしてそんなふうに口をつぐんでいるのか、アジキウェには理解できなかった。いったい、どうしたというのだろう？　母はもう年だったのだし——少なくとも、ナイジェリア奥地の人口学的観点からはそうだった——その死がとんでもないことで、みなの口をつぐませるようなものだったとは思えなかった。

アジキウェはその後数日間を家族と過ごし、月末にならないうちに帰国する予定だった。ところが、母の葬式から五日後、父が寒気がすると言い出した。背中が痛み、頭痛もするという。アジキウェは地元の調剤師のところへ行き、薬をもらってきた。薬は、当時、マラリアの治療に広く用いられていたクロロキンだった。つねにマラリアが流行していたアフリカの多くの地域では、どんな場合にもとりあえずクロロキンを試してみるということがよく行なわれていた。ちょうど西洋でアスピリンを呑むような感覚である。アジキウェの父親はそのクロロキンを呑んだが、具合は少しもよくならなかった。それどころか激しい喉の痛みと、吐き気を訴え出した。まもなく、ものを食べられなくなった。うまく飲み込むことすらできない。熱がどんどん上がった。その頃アジキウェは、それらの心配な症状以上に気がかりな、あることに気づいた。家族の者たちが怯えて、父のそばに近づこうとしないのだ。

そのときになってはじめて、妹がアジキウェにささやいた。どうやら父は、母を襲ったのと同じ病気にかかっているらしい。

父が病気になったと知って怖がったのは、家族の者たちだけではなかった。近所の人たちも同じだった。アジキウェが深夜に気づいた静寂が、新たな意味をもって迫ってきた。

まじない師のしわざだという噂が流れていた。しかしだれも、はっきりとは口にしない。軽はずみなことを言えば、今度は自分が呪われるかもしれないからだ。

たしかにアジキウェはその村で育ち、村の文化にどっぷり浸かって大きくなった。が、同時にアジキウェは、西洋的な教育を受けた技術者だった。科学者のように、そしてある程度はアメリカ人と同じように、考える訓練を受けていた。だから父母の病気が呪いのせいだなどと、もちろんそんなふうには思わなかった。だがその確信も、科学的、合理的世界と、さまざまな儀式の支配する霊的な世界とのあいだで、揺らぎはじめた。アジキウェが育った世界では、まじない師が全権を握っていた。社会の秩序と調和を維持するのは、まじない師である。どんな現象も、まじない師によって引き起こされる。家畜が死ねば、それはまじない師が呪いをかけたせいだ。そんなときは呪いをかけたまじない師を見つけ出し、呪うのをやめさせなければならない。

アジキウェの父親は呪われているのだろうか。

最近、この奇妙な病気で死んだのが、アジキウェの母親だけではないのは明らかだった。喉が痛くなり、あちらでもこちらでも、ばたばたと人が死んでいくという。いったいなにが原因なのか、だれもわからない。喉の痛みなんかでどうして人が死ぬだろう？　だれも、どう対処したらいいのかわからなかった。西洋的な思考を身につけていたはずのアジキウェでさえ、その不気味な病気はやはり呪いのせいかもしれないと考えはじめた。そうとでも考えなければ、説明がつかない。アジキウェが思い出せるかぎり昔から、村には魔女がいると言われていた。魔女たちがどこにいるか、知っていると言う者までいた。もしかしたら――あくまでも、もしかしたらの話だが――本当に魔女のしわざかもしれない。

そうこうしているうちにも、父親は衰弱していった。もはや話すことはできず、ただベッドに横たわって、無言で苦しんでいた。ひょっとすると、これは妻を失ったせいではないだろうか、とアジキウェは思った。父は母のもとへ、早く逝きたいだけなのかもしれない。

一月二十八日、父親は死んだ。

これでアジキウェは、父の埋葬を見届けるまで、さらに二、三日滞在を延ばさなければならなくなった。もっとも二度目の葬儀がすむと、今度はすぐにナイジェリアを去ることにした。アメリカでの仕事があったし、家族も待っていた。だが帰り支度をしながら、アジキウェの心は悲しみに沈んでいた。そして、相次ぐ肉親の不可解な死をどう考えてよいのか、頭が混乱していた。

二月一日に帰国したとき、シカゴのオヘア空港にはヴェロニカが迎えに来ていた。涙ながらの再会になった。アジキウェは、まったく理解できない方法で、両親を一挙に奪われたのだ。教会から得た宗教的な支えも、こどもの頃からの精神世界の教育も、満足のいくような説明や慰めを与えてはくれなかった。アメリカに戻ったことで霊やまじないの世界は遠のいたが、喪失感は強く残っていた。

アジキウェがナイジェリアに出発してから、ヴェロニカのほうも大変だった。インフルエンザにかかって寝込んでしまったのだ。六人のこどものうち二人も、同じようにインフルエンザで寝込んだ。彼らの住んでいる地域でインフルエンザが大流行して、住民の半数近くがかかったのだった。流行はまだおさまってはいなかった。それでもだいぶ下火にはなっていた。アジキウェはよく眠れないまま、翌朝起きると、職場に向かった。

アジキウェは仕事に戻ってまもなく、熱っぽく感じるようになった。その日は二月三日だった。旅の疲れがまだ残っていたし、精神的にもまいっていたので、多少具合が悪くても不思議はないような気がした。あるいは、ヴェロニカやこどもたちが先週かかったインフルエンザに、自分もかかったのかもしれない。ナイジェリアで起こっていることが、ふと頭をかすめた。アジキウェは会社を早退して家に帰ることにした。そうだ、きっとインフルエンザだろう。

だが、なにかが頭の隅にひっかかっていた。

妻やこどもたちの場合は熱が出て、二、三日寝込んだが、そのあとは快方に向かった。ところがアジキウェの症状は違った。熱は日増しに上がり、激しい頭痛にも襲われるようになった。アスピリンは効かなかった。それから、喉が痛くなった。スプーン一杯のスープでも、飲み込めれば運がいいというほどになった。夜は食卓につくことができなくなったアジキウェのまわりにこどもたちが集まり、なにか少しでも食べるようにと励ました。そしてベッドサイドに坐り、父親の皿から一緒に食べたりもした。

ヴェロニカや年長のこどもたちは、ナイジェリアで起きたことを知っていたから、当然、とても心配した。二月七日、アジキウェは目の奥がひどく痛むと言い出した。熱は下る気配がない。ヴェロニカは、もう手に負えないと判断した。医者に診てもらうしかない。アジキウェを車に乗せ、HMOクリニックへ連れて行った。診察した医師は、扁桃腺とリンパ腺が腫れていることに気づいた。それに腹部の皮下組織もいくらか腫れている。白血球の数が少ないが、それはインフルエンザの症状と矛盾しない。それで医師はアジキウェをインフルエンザと診断し、解熱剤としてアセトアミノフェンを処方した。

八日の朝、アジキウェは気力をふりしぼって職場に行き、なんとかその日一日をやり過ごした。だが翌日は、事務所の机に一、二時間向かっただけで、またもや早退した。アジキウェは自分の病気はインフルエンザだと思い込もうとしたが、心の奥底ではそれがどうやらもっとタチの悪いものだと感じはじめていた。それはインフルエンザより、ずっとタチの悪いなにかだった。

アジキウェは再びHMOクリニックへ行った。そして高熱と喉の痛みに加え、口のなかが苦いということも医師に話した。だがそのときも、前回診療を受けたときも、ナイジェリアに行ったことには触れなかった。医師も、アジキウェに最近海外へ行ったかどうかをたずねなかった。インフルエンザが大流行している最中だった。馬の群れがすさまじい勢いで病院を駆け抜けているときに、どうしてシマウマのことなど気にしていられるだろう？　それでもやはり、医師にはアジキウェの症状は不可解だった。通常のインフルエンザよりもかなり長引いているし、それまで健康だった四十三歳の男性がインフルエンザにかかったにしては、症状が重すぎた。

そのときの診察で、医師は前回には認められなかった症状に気づいた。咽頭部に膿をもっているようだ。連鎖球菌検査は陰性だったが、医師は敗血性咽頭炎と診断した。アジキウェはペニシリンを投与され、家へ送り返された。

容体はさらに悪化した。二月十二日、血の混じった下痢が起こった。それから、胸部と背中に激しい痛みを訴えはじめた。ヴェロニカは夫がひどい痰を伴った咳をするのに気づいた。喉の痛みが激しいため、もはや水を飲ませることさえできなかった。ヴェロニカには、もうどうしたらいいのかわからなかった。

ヴェロニカが夫をまた同じクリニックへ連れて行ったとき、九日前からつづいている熱は四十度近くまで上がっていた。最大血圧が下がっていて、ようやく百を少し越えるくらいだった。頸部が腫れ、扁桃腺の膿はひどくなっていた。腹部はしばらく前から、触ると痛むようだった。ヴェロニカは、夫の下痢便に血が混じっていたことを忘れずに医師に伝えた。動揺していたけれども、ヴェロニカは夫が前に言ったことを心のなかで繰り返していた。アメリカの医者はナイジェリアの医者とは違うんだ。自分のしていることは承知しているさ。診断を誤っているんじゃないかなんて、心配することはないよ。だが、HMOクリニックに三回も足を運んだ今となっては、そのことばに確信はもてなかった。

しかしヴェロニカもアジキウェも、前月の両親の死について話してみようなどとは思いつかなかった。そのとき診察した医師は、前回の診断である敗血性咽頭炎に、痔を加えた。そしてまたペニシリンを投与した。

血液検査では多くのことが調べられる。肝臓の酵素の血中濃度もその一つだ。アジキウェの酵素濃度は異常に高く、肝機能の低下を示していた。だがそれに、だれも気づかなかったようだ。その時点で、アジキウェにはラッサ熱と診断するのに十分なあらゆる症状が現われていた。それが敗血性咽頭炎であるとか、あるいはインフルエンザをこじらせたものであるという診断は、もはや通らなかった。

必死の思いで、ヴェロニカは夫をべつのクリニックへ連れて行った。けれどもそれで、事態がよくなったわけではない。アジキウェを診た耳鼻咽喉科医は扁桃炎と診断し、抗菌薬を倍にして与えた。そこでもまだ、旅行のことはだれもきかなかった。

ふたたび二人は家に戻った。すっかり心を取り乱しながらも、ヴェロニカは夫の枕元に寄り添い、額を拭いてやったり、つきっきりであらゆる世話をした。ヴェロニカは、少なくとも一人ぼっちではなかった。教区の牧師が大きな支えになってくれたし、教区の仲間たちもやってきて、食事の用意を手伝ってくれたり、こどもたちの面倒をみてくれたりした。そのときのヴェロニカが、教会や神に救いを求めたとしても当然だった。すでに四人の医者に診てもらったというのに、夫の具合はいっこうに快方へ向かう気配がなかったのだから。

アジキウェは意識が混濁するようになり、ときどき、たいていは母国語で、支離滅裂なことを口走るようになった。ヴェロニカが話しかけても、聞こえないようすだ。ヴェロニカは、もはやこの救いようのない悲しみに耐えきれなかった。

二月十四日の夜、ヴェロニカは夫をデュペイジ郡病院の緊急救命室へ連れて行った。緊急救命室でアジキウェを診た医師は、目の前の患者をどう診断すればいいのかわからなかった。妻の話によれば、二週間近くも高熱がつづき、体重が七キロほど減ったという。どうやら意識は朦朧として、見るからに重体である。喉が腫れて抗菌薬を服用することもできず、そのときには血便に加えて、鼻からもひどく出血していた。

アジキウェは支離滅裂なことを口走っていたが、黄疸はなく、肝炎のようにも見えなかった。ということは、それらによる幻覚や知的障害ではない。すでに夜も遅かった。医師はアジキウェを入院させ、体液を補うために点滴を打って、ただちに看護師にいくつかの検査をするよう指示した。数時間後、検査結果が手元に届いたとき、医師は肝酵素の濃度の高さに驚き、考え込んでしまった。そんなに数値が高かったら、肝炎を疑うのがふつうである。けれども、患者に黄疸が出ていないのはわかっていた。翌朝早く、デュペイジ郡病院の感染症顧問医、ロバート・チェイスがアジキウェを診た。チェイス医師は、アジキウェが最近旅行しなかったかどうか、ヴェロニカにたずねてみた最初の人物である。まもなく、アジキウェが少し前にナイジェリアへ行っていたことが判明した。チェイス医師はすぐさま応援を頼む必要を悟り、CDC（疾病対策センター）に電話してきた。

それは木曜日だった。わたしがCDCの自分の部屋で書きものをしていると、チェイス医師からの電話がつながれた。医師は、自分の患者の症状を説明した。

「ナイジェリアで、こんな症状の出る病気がありますか？」と、チェイス医師がたずねた。

「間違いなく、ラッサ熱でしょう。典型的な症例ですよ」わたしはこたえた。

アジキウェにとっては苦しみ抜いた十四日間のあと、ともかく一つのこたえが見えたことになった。だが、予後は決して楽観できないだろう。わたしはチェイス医師に、アフリカ西部でラッサ熱に治療効果を上げたリバビリンが、命を救えるかもしれないと期待するには、アジキウェの症状は進みすぎていると伝えた。だが、可能性がないわけではない。できうるかぎりの延命処置を施し、危険な時期を乗り越えられるように願おう、とわたしは言った。そうやって時間をかせいでいるうちに、リバビリンがウイルスをたたくかもしれない。アフリカ西部なら、ここまで症状の進んでしまった患者は間違いなく死亡するだろう。だがアフリカ西部の患者は、最新の集中治療室で治療を受けてはいないのだ。もしかしたら、助かるかもしれない。

わたしはチェイス医師に、心配はいらない、応援に行くから、と言った。そしてその日のうちにCDCのチームを連れ、デュペイジ郡病院に行くと約束した。受話器を置くと、今度はすぐにリバビリンの製造業者にダイヤルした。カリフォルニアの製造業者はリバビリンを、人間に可能なかぎりの速さでシカゴまで届けると請け合ってくれた。スーはセネガルにいたので、スーの同僚の技術者、クカ・ペレスに電話を入れた。

「組み立て式移動隔離室の器材一式をまとめてほしいんだ。午後には発ちたい」

組み立て式移動隔離室の器材をそろえ、空港までの運搬手段を確保し、着替えを取りに急いで家に戻って、空港へ向かう前にデュペイジ郡保健局と必要な打ち合わせをする——それだけのことをするのに五時間がかかった。考慮に入れなければならないさまざまな問題があった。大都市シカゴの郊外に、恐ろしい感染症、ラッサ熱の患者が現われたのだ。多くの人が関心を示さずにはおかないだろう。そしてみな、新たな感染者が出る危険について知りたがるに違いない。だが不幸中の幸いと言うべきか、エイズの流行のおかげで、医学関係者の意識は数年前とは比べものにならないほど高くなっていた。医者もそのほかの医療従事者も、血液や排泄物に含まれているウイルスによって起こる感染症の危険について、十分に承知していたのである。そこで、患者の治療にあたるさいの接し方や習慣は劇的に変わっていた。血液や分泌物を扱うときには必ず手袋をはめ、誤って注射針を刺すことがないように細心の注意を払う。エイズと診断されたわけではない患者に対しても、同じような防護策がとられている。信頼のおける検査でＨＩＶの陰性がたしかめられないかぎり、どの患者もＨＩＶをもっていないと言いきることはできないからである。ＨＭＯ

クリニックでアジキウェを最初に診察した医師も、そのほかの医師たちも、そうした一定水準の防護策をとっていたおかげで、ラッサ熱に感染しないですんだのだろう。

アジキウェの担当医たちが生命維持装置を取りつける準備をしていたさなか、アジキウェは重症のラッサ熱患者によく見られる症状を示しはじめた。成人呼吸窮迫症候群（ARDS）である。簡単に言えば、肺が循環系へ十分な酸素を送り出すことができないために、アジキウェの血液に酸素が行きわたらなくなってきたのだ。ラッサのようなウイルス性の出血熱は、体中の器官や組織に酸素を運ぶ小さな網状血管組織である毛細血管層を、広範囲にわたって傷つける。血液がガス交換を行なう肺に関しては、特に損傷が激しい。そうなると、人が水のなかに沈められているようなものだ。呼吸を助けるために、アジキウェは人工呼吸装置を装着された。同時に、弱まりつつある心臓を監視し、迅速な処置ができるように、スワンガンツ・カテーテルが挿入された。会ったこともない一人の医者の提案を全面的に受け入れ、アジキウェにカテーテルを挿入し、生命維持装置を取りつけた麻酔医の奮闘ぶりは、CDCで働くわたしたちに向けられた信頼の証だった。

しかしながら、わたしが提案した処置は十分ではなかった。アジキウェは生命維持装置をつけられてからわずか二、三時間で心停止に陥り、死亡した。リバビリンはカリフォルニアから、まだ届いてさえいなかった。

わたしがチームのメンバーとともに空港へ向かうため、部屋を出ようとしていたまさにそのとき、チェイス医師から電話が入り、アジキウェが死んだことを知らされた。それでわたしたちは任務を変更した。治療チームは解散し、クカは組み立て式移動隔離室の器材を元に戻した。新たな患者が出るまで使うことはない。だがほかに患者が出れば、またたちに用意する。いく人かが感染の危険にさらされたのは明らかだったから、さらに患者が出る可能性はあった。わたしはメンバーのなかから一人、ゲーリー・ホームズという若い医師をシカゴに同行することにした。ゲーリーにとって、出血熱の仕事にかかわるのははじめてのことだった。しかも最初から、ずいぶん劇的なケースにかかわることになった。

わたしたちの目的は、第二の患者が出る場合にそなえて、監視体制をうち立てることだった。それからもう一つ、考えなければならない問題があった。

「遺体は、どうしましょう？」チェイス医師が電話口でたずねた。

わたしは診断を確認するために、肝臓生検と血液検査をするように勧めた。そのさいだれであれ、死体を扱う者は適切な防護服と手袋を身につけ、先の尖った器具で手指を傷つけたりすることのないよう、細心の注意を払うようにと念を押した。さらに、死体には防腐処置を施したらどうかと提案した。火葬は、文化的に受け入れられそうになかったからだ。防腐処置を施せば、残っているウイルスは死ぬだろう。だが、それでもまだいくらか不安は残る。その後、死体は家族に任されることになるが、一つだけ注意しなければならないことがあった。葬式では、蓋のない棺に死体を入れるのはやめるべきだということだ。シカゴに着くと、わたしとゲーリーは患者に関わった人たち全員と話をした。少しずつ、アジキウェに関する話がまとまってきた。ナイジェリアで、なにかが起こっているのはたしかなようだ。だが、それを突き止めるのは後まわしだった。まずはアジキウェと接触した人全員を見つけ、それぞれの接触の程度を見極めることだ。アジキウェと密接に接触した者は三週間の監視下に置く。ウイルスに感染していれば、三週間もあれば必ず症状を現わすからだ。とくに感染の危険性が高いと思われたのは、アジキウェの妻とこどもたちだった。そこで家族には経口リバビリンを投与した。

二日後、アジキウェの家で家族から話を聞いていると、ヴェロニカに、ナイジェリアにいるアジキウェの妹のヴァレリーから電話が入った。ヴァレリーはすでにアジキウェの死を知らされていた。だがそのときの電話は、アジキウェのことではなかった。アジキウェがナイジェリアを発ってから、ほかの家族の者たちも同じような病気にかかって倒れているという。まず二十八歳になるべつの妹と、八歳の従弟が病気になった。その二人は回復したが、つぎに自身が医者である三十六歳の弟の具合が悪くなった。弟はアジキウェが、シカゴで死んだのとほぼ同じ時期に死亡した。ヴァレリーがヴェロニカに話したところによれば、家族はほかに病気になった者がいないかどうか、葬式に出席した親類たち一人一人に連絡を取ろうと努力しているらしい。だがそれは、そんなに簡単なことではなかった。遠方に住んでいる者もいて、連絡がつくまでにはかなり時間がかかるだろう。一族を苦しめる悪夢はつづいていた。

わたしは現地の事情をもっとよく知る必要があると思った。ラッサ熱に詳しい専門家で、わたしたちのよく知っている人物がナイジェリアにいれば……幸運なことに、まさにぴったりの人物がいた。オエウェール・トモリである。ふつうにはウェールと呼ばれている。ウェールはかつてCDCで働いていて、その後ナイジェリアに戻り、イバダン大学でウイルス学の教授をしていた。ナイジェリアの電話回線はまったくあてにならなかったから、すぐにウェールと電話がつながったのは、ちょっとした奇跡だった。アジキウェの話をすると、現状がわかるかどうか、ただちにエクポマへ行ってみようと約束してくれた。かつてない複雑な調査のはじまりだった。この話のつづきは、調査に同行したスーに任せることにしよう。

20　まじない師

　わたしとジョーは、徹夜明けのかすんだ目をして、ほかに類を見ないラゴス空港の混沌のなかへ降り立った。長年、各地を旅してきたが、これほどまでに無秩序な空港は見たことがなかった。その混乱のなかで、わたしたちはどうやら二組の対立する人たちと会うことになった。一組はラゴスで働いているCDC（疾病対策センター）の仲間たち、もう一組は二人連れのナイジェリア人である。その二人のナイジェリア人がだれかはわからなかったが、先方ではわたしたちのことをよく知っているようで、しきりに自分たちのほうへついてこさせようとした。

　二人がわたしたちの航空券をもっていると言い出した。ただちにエヌグへ飛んでもらう、などと言う。

なぜエヌグへ？　たしかなことはわからなかったが、ナイジェリア政府から正式の招請を受けることができたのは、エヌグにあるアナンブラ州立医学校のある医師が、政府の上層部に顔がきくおかげだとは知っていた。そうでなければ、入国できなかっただろう。アジキウェが死んでからすでに六週間が経っていたが、その間、わたしたちはなんとかナイジェリアに行き、感染源を調べたいと思っていた。だがそのときまで、それは実現してこなかったのだ。だから、橋渡しをしてくれたその医師には大いに感謝していた。だが、空港に現われた二人のナイジェリア人が、その医師の関係者なのかどうかはまったくわからなかった。

「ところで」と、一人が言った。「リバビリンはどこ？」

まもなく明らかになったのだが、この二人のナイジェリア人の頭のなかを占めていたのはリバビリンのことだった。わたしたちが動かない荷物搬出用のベルトコンベヤーの端に腰を下ろし、考えをまとめようとしていたときだった。いきなり頭の上から、そうきいてきた。知らない、というこたえは受けつけそうもなかった。

「一緒に来てもらわないとならない」と、主張する。

そして、わたしたちのこたえを待たずにまた言った。「リバビリンはどこ？　リバビリンはどこにある？」

彼らはリバビリンが欲しいのだ。それも、すぐに。エヌグへ一緒に行く気がないのなら、ここでリバビリンをわたしてくれというのだろう。リバビリンはどこ？

もっともここ二日間の出来事を考えれば、こうした奇怪な歓迎ぶりは予期しておくべきだったかもしれない。この二日間、事務所の電話は鳴りっぱなしだったのだ。アメリカにいるナイジェリア人の高官からの電話、どこかの重要人物の、ナイジェリア人の友人だか親類だかのそのまた友人とかいう人物からの電話。もう、わけがわからなかった。でも、たしかなことが一つあった。ナイジェリアにいる力のあるだれかが、ラッサ熱に怯えているらしいということだ。

だがそうした連中に、いつまでも振りまわされているわけにはいかない。ウェール・トモリとは連絡をとっていた。わたしたちが恐れていた通りだった。つぎつぎにラッサ熱患者が見つかっていたのだ。大勢の死者が出ているという噂もあった。たしかに、ラッサ熱は流行している。おそらく、一カ所ではないだろう。だがどの地域で起っているのかは、いまひとつはっきりしなかった。リバビリンは持ってきていたけれども、目の前のナイジェリア人歓迎団にわたすつもりはなかった。一つには、どういうことかがわからなかったし、その二人が何者かもわからなかったからである。もう一つには、ラッサ熱に対してリバビリンを使うことはＦＤＡ（食品医療局）の承認を得ておらず、わたし

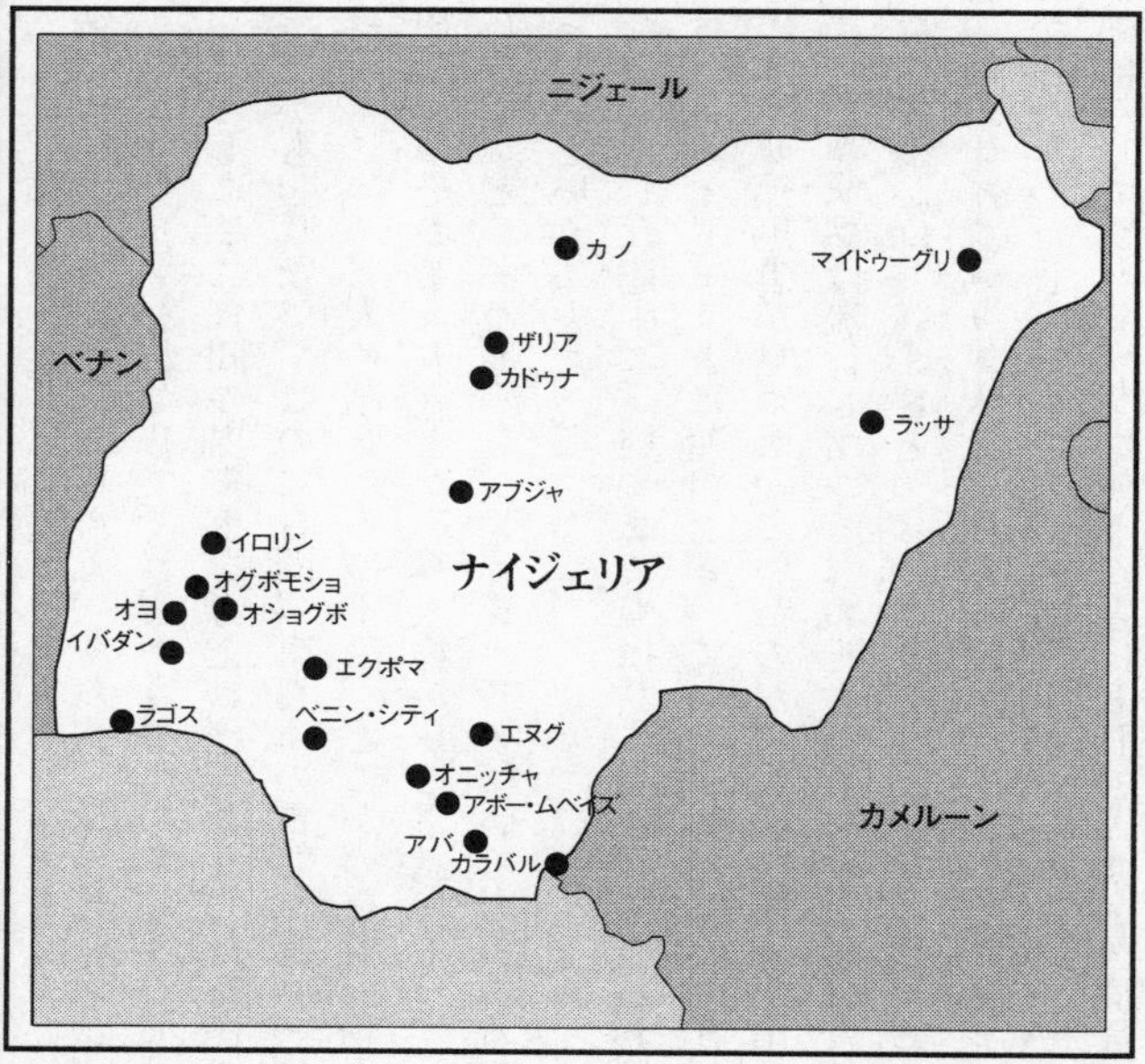
ニジェール
ベナン
カノ
マイドゥーグリ
ザリア
カドゥナ
ラッサ
アブジャ
イロリン
ナイジェリア
オグボモショ
オヨ
オショグボ
イバダン
エクポマ
ラゴス
ベニン・シティ
エヌグ
オニッチャ
アボー・ムベイズ
カメルーン
アバ
カラバル

＊地名は1996年当時

たちは研究計画の一部としてのみ、使用する権限を持っていたからである。そこで、翌日リバビリンをエヌグに持っていくと約束して、CDCの仲間たちとともにその二人から逃げ出した。

「リバビリンはどこ？　リバビリンをください」ということばが、空港を出たあともしばらく、耳について離れなかった。

さてラッサ熱の調査に取りかかるまえに、わたしたちはまず席について、ナイジェリア政府の代表者と状況を話し合わなければならなかった。この国の役人たちとの折衝は骨が折れる。世界中どこを探しても、交渉がこれほど難儀な国はないのではないかしら、とわたしは思った。わたしたちは言われた通りに、保健省内のオフィスをつぎつぎに訪ねて歩いた。すると、会う約束になっていた人物が不在か、あるいはいることはいるのだけれども、調査に関する自分の見解をえんえんしゃべったあとで、思い出したようにこうつけ加える。じつは、あなた方が話すべき相手は自分ではない。あなた方が必要とする人間はべつの部署にいるんだが、もちろん、会うためには前もって面会の約束を入れなければならない。そして、すぐにわかったのだが、面会の約束を入れたところで、その人物が本当に顔を出すという保証にはならないのである。

ときどき、進んで協力しようという役人も現われる。だが、あまりにことば巧みに協力を約束されると、かえって怪しいと思う。

そしてその通り、実際にはなにもしてくれないのである。待てど暮らせど、なにも起こらなかった。さまざまな言い訳を聞かされたが、もう少しもっともらしい言い訳をしなければ、などと考える役人はあまりいないようだった。まもなく、どんな言い方をしていても、だれもが気にかけているのはお金のことだとわかってきた。

そのうちにある高官が、車の提供と、いくらかの調査費用を出すことを約束してくれた。すぐには信じられなかったが、どうやら本当に、それ以後はなんでもできそうな雰囲気になってきた。

ようやく、わたしたちはラゴスを出発し、内陸部に出かけて、自分たちの目で状況をたしかめることになった。でもその前に、アジキウェと接触のあった人たちが（友人でも家族でも）感染しているかどうかを知りたかった。こたえは、ラゴスにいるウイルス学の第一人者、ナシディの研究室にあった。わたしたちの電話を受けたウェールが家族を探し出し、話を聞き出すと同時に採血して、その血液サンプルをラゴスへ持ち帰ったあと、それを預けた先が友人のナシディの研究室だった。ナシディは旧ソ連で教育を受けた。そして医師の資格だけでなく、ロシア人の妻も手に入れて帰国した。イスラム教徒だったが、宗教に対しても、人生に対しても、実際的な姿勢でのぞんでいた。ナシディには、すばらしいユーモアのセンスもあった。このナシディになかったのは、ウェールが持ち込んだ血液のサンプルを検査するための検査薬だった。それで検査には、わたしたちの到着を待たなければならなかったのである。

時差ぼけと闘いながら、検査薬を取り出し、検査にかかった。全員が顕微鏡を取り囲むように立った。最初に顕微鏡をのぞいたのはナシディだった。わたしたちはその横に立ち、アジキウェの家族や友人の名を連ねたリストに結果を書き留めていく。それからナシディは立ち上がり、だまってジョーに順番をゆずった。ジョーほど多く、ラッサウイルスの検査を行なった経験のある者はいない。ナシディが、明らかに喜んで小躍りした。

「よし！」と、大声で言う。「ラッサ熱らしき病気にかかったとウェールに話した人たちのサンプルは、みんな陽性だ」

ナシディを喜ばせたのは、相互の関連性であって、犠牲者たちの苦境ではない。

「つまり、採血した人たちのほぼ全員ということだな」ジョーが、わたしのほうをちらと見上げて言った。「ここにあるほとんどのサンプルが陽性だ」

翌日、ナシディも一緒に、ラゴスから二時間ほどの距離にあるイバダンの町に向けて出発した。そこでウェールを捜すつもりだった。本人から直接、ラッサ熱流行の実態を聞こうと思ったのである。トラックの荷台には、血液のサンプルを集める場合を考えて、液体窒素を入れた容器と、採血に必要な器具、それに手袋を積んでいた。だが、それで全部だった。ナシディは政府から、援助の約束をいくつも取りつけていたが、その確実な証拠はまだ一つもないようだった。

けれどもわたしたちには、少なくとも外交ナンバーをつけたトラックがあった。小児救済プログラムの指揮をとっているジョン・ネルソンに借りたものである。実際、ナイジェリア国内での援助はすべてネルソンに頼っていた。ネルソンとアメリカ大使館に助けてもらわなかったら、とてもそこまでは行けなかったと思う。ナイジェリアの警察には、一定の間隔を置いて道路を封鎖し、通行する車を止めて金を巻き上げるという悪習がある。警察は完全に武装しているので、あえて強く抗議しようという者はいない。わたしたちの車の外交ナンバーは、大いに威力を発揮した。警察は嫌がらせをすることもなく、手を振ってわたしたちを通した。

イバダンに着くと、すぐにウェールを捜しに出かけた。会ってみると、ウェールは絶好調だった。ナイジェリア政府よりも、ずっとましなことをしていたなどと言っている。

「この国は滅びつつあるね」と、ウェールが言った。「美しい国、豊かな国。なのに国を動かしている連中が、なにもかも台無しにしている」

部族主義は激しく、生活様式は瓦解し、石油から得られる富は消えていく。おそらくは、スイスやケイマン諸島の秘密の銀行口座のなかに、とウェールが嘆いた。世界のいたるところで、ナイジェリア人は麻薬の売人とか、詐欺師といったレッテルを貼られている。たしかに、決して喜ばしい状況ではない。

ウェールはCDCで働いていた頃、宇宙服のような気密防護服を着たまま、豪快に歌うことで有名だった。ウェールの歌で元気がわくこともある。だが、ときには静かに仕事に取り組みたいこともある。ところがそれを、研究所の技術が許さなかった。わたしたちはみな、エアホースでつながれていたからだ。それで好むと好まざるとにかかわらず、ウェールの歌うナイジェリアの陽気な歌が全員の耳元に響くのだった。

ウェールは、アジキウェの両親が住んでいたエクポマを最初に訪れたときの話をしてくれた。

「ジョーからそのシカゴの技師が死んだという話を聞いてすぐ、エクポマでなにが起こっているのか見てこようと思ったわけだ」と、ウェールが説明した。「行ってみると、町は壊滅状態。両親は死んでいたし、親類もたくさん死んでいた。ひどいものだった。なんとか、できるだけ多くの家族を捜し出して、採血した。葬式のときまでに、いや、たぶんまさに葬式のときなんだろうな、全員が感染したようだった。だが、エクポマでの流行は峠を越したようだ。もっとも親類が何人か、恐怖のあまり南岸のポート・ハーコートへ逃げ出している。だから、そこへも行ってみなくてはならないな。その人たちがどうなったか調べるために。だがまずは、エヌグへ行かなければな」

エヌグ。空港で会ったナイジェリア人が言っていた場所だ。なぜ、エヌグへ？　わたしたちはウェールにたずねた。

「それは」と、ウェールがこたえた。「そこでラッサ熱が流行しているからさ」

どうしてわかるんだい？　みながたずねた。

エクポマ周辺の村で調査していたとき、とウェールはつづけた。アナンブラ州のエヌグ大学で会議があって、たまたま参加することになったんだ——その会議の議題はＨＩＶだった。エイズはナイジェリアではまだ重大な被害を及ぼしてはいなかったが、遅かれ早かれそうなるのではないかと危惧されていた。すでにエイズの患者は出ていたし、そのなかの何名かがアナンブラ州で見つかっていた。その会議で会った医師が、地元の病院にエイズの患者が二人いるとウェールに教えた。そして、もし興味があれば、その患者を診てはどうかと誘った。

患者は、一人は男性でドクター・イケジ、もう一人は女性でドクター・アナンバといった。二人とも絶望的な病状で、高熱を伴い、ショック状態に陥っていて、出血していた。

二人は、同じ病院で働いていた医師だという。ウェールはもともと獣医としての教育を受けたのだったが、その死にかけている二人の医師を入念に診察した。

「できることはもうほとんどなかった。とてもじゃないが、助かる見込みはない。だが、気づいたのはべつのことだった。二人がかかっているのはエイズではなかった。絶対に違う。二人はラッサ熱にかかっていたんだよ」

ウェールは病院のスタッフに、二人はエイズではないということ、ラッサ熱のようだから、感染には十分に注意するようにと知らせた。そして二人の患者から血液を採り、車でまっすぐにラゴスへ向かった。

「サンプルは車の床の上に置いたんだ。なにかの事故で座席から転がり落ちてガシャン、なんてのはごめんだったからね。ラッサウイルスのぎっしり詰まった二本の試験管を積んでいたんだ。もしや床を転がって割れはしないかと、目が離せなかったよ」

のちに、わたしたちはそのサンプルから、一ミリリットルあたり一億個のラッサウイルスの粒子を分離した。人間の血液では、それまでに見たことのないほどウイルス滴定濃度が高かった。

ウェールの話で、エヌグでわたしたちを待ち受けているものははっきりした。それだけでなく、エヌグの役人たちが、わたしたちとの会合を予定しているらしいということもわかった。なるほど。空港にいたあの二人組がエヌグと言っていたのは、エヌグでラッサ熱が発生しているからだったのだ。

わたしたちはまずエヌグへ行き、そこでのラッサ熱の感染源を突き止めることにした。それから、アジキウェの村に近いエクポマの町へ戻って来よう。

エヌグ病院に着くと、ウェールが診た二人の医師はもう死んでしまったことがわかった。わたしたちはウォコロ教授という人物に迎えられた。二人の死んだ医師がこの病院に入院する前、自分の診療所で二人を診ていた人物である。ウォコロ教授はたいへん心配していた。エヌグ病院で働いているスタッフもみな、ひどく心配していた。いつ何時、自分もラッサ熱を発症して、死ぬかもしれない――ウォコロ教授と話すうちに、ぴんときた。政府の上層部とつながりがあるのは、この人物だったのだ。この国へわれわれを招待したのは、この人物、リバビリンを求めて空港まで二人の使いを送り込んできたのも、このウォコロ教授だったのである。

教授は自分のために、リバビリンが欲しかったのだ。

わたしたちは患者、スタッフのほぼ全員と話し、問診をして、採血した。それから取り急ぎ、ラッサ熱の潜伏期はもう過ぎていると思われること、感染していればすでに症状が出ているはずだということを説明した。エヌグ病院には、それ以上のラッサ熱患者はいないようだった。わたしたちはみな、ほっと胸をなで下ろした。だがそれも、三人目の医師の死の噂を聞くまでのことだった。

その医師は、どこから送られて来たのだろう？　イボ族の居住地、南部のイモ州からだということだった。前の二人の医師も、同じイモ州のべつの地域からエヌグ病院に移送されてきていた。三番目の医師の血液サンプルはあるのだろうか？　なかった。だが、この医師の働いていた病院と、先に死んだ二人の医師が働いていた病院の名前を知っている人が何人かいた。わかりにくかったが、できるだけ多くの情報をかき集めて、わたしたちは南部のイモ州へ向かった。

こうしてつぎに到着したのは、イモ州の州都、オベリである。そこで州政府の保健大臣と会った。アフリカでは、聞きたいことがあるからと言って役所へつかつかと入って行き、いきなり質問するというわけにはいかない。その前に大袈裟な挨拶が必要で、一定の手続きは必ず踏まなければならない。それでいくつも儀式がつづく。わたしたちの場合は、保健省とCDCの合同調査チームということになっていたから、儀式はいっそう仰々しいものになった。そしてイボ族の人々のあいだでは、儀式にはコーラ・ナッツが欠かせない。コーラ・ナッツにはカフェインがたっぷり含まれている。昔、使者や旅人がコーラ・ナッツだけで、あとはほとんど物を食べずに長距離の旅に耐えられた秘密は、このカフェインにある。さらに重要なのは、コーラ・ナッツの「友好の通貨」としての役割である。イボ族はコーラ・ナッツを尊ぶ。コーラ・ナッツは友好関係を確認するための特別な式典で、相手方に贈呈されるものなのである。人々はコーラ・ナッツに話しかけさえする。コーラ・ナッツが大きな力を与えてくれるからだ。だが、このコーラ・ナッツの儀式に参加できるのは男性だけである。女性は食べることも、話題にすることもできない。もっともわたしには、そんなに羨ましいことではなかったけれど。

そういうわけで、コーラ・ナッツが正式に差し出され、それをありがたく頂戴し、(男性が)食べ終わってからようやく、ラッサ熱の発生について知っているかどうかを大臣にたずねることができた。知っている、と大臣はこたえた。エヌグで死亡した三番目の医師、エジリケを大臣は知っていた。エジリケは、オベリ郊外のアボー・ムベイズという、それほど大きくない町に住んでいた。だがこの三番目の医師の死は謎に包まれていて、さまざまに噂されていた。仕事上の陰謀で殺されたとか、二キロほど離れた競争相手の病院の経営者に毒を盛られた、あるいは、魔術をかけられて死んだとも言われていた。本当のところがなんだったとしても、タクシーの運転手を説き伏せてその病院まで連れて行ってもらうことはできなかった。運転手は病院のある地区が視界から消え去るまで、アクセルを床につくほど踏み込んで走りつづけたのである。それでわたしたちは自分たちのトラックで行くことになったが、行ってみると、病院は見捨てられ、放置されていた。

建物は決して古くはなかったが、病院は小さく、みすぼらしかった。薄暗い二つの部屋が病棟にあてられていて、全部で十二台ほどのベッドが置いてある。手術室はコンクリートの狭い部屋で、器具類がなにもなかった。ほんの二、三週間前、そこがどんなだったか、想像するのはそんなにむずかしくない気がした。鉄製のベッドの上に数人の患者。看護師の若い女性が数名。薬や器具はほとんどなく、安全性や、よりよい治療に対する意識は低かったに違いない。手術も劣悪な条件のもとで行なわれたのだろう。あたりは静まり返っていて、動くものといえば蠅や蚊、そしてそれらを追って壁を這いまわるトカゲくらいなものだった。

わたしたちが軒下のベンチに坐っていると、エジリケの未亡人が近くの家から出てきた。だが不機嫌そうに押し黙り、話はしてくれなかった。けれどもそのうちに、死んだ医師の父親が現われ、兄弟の一人も姿を見せた。こちらの二人は、いちおう話はしてくれた。だが二人は、エジリケの死が呪いか、あるいは陰謀によるものだと信じているようだった。一族が極悪分子につけ狙われていると、思い込んでいるのである。

ジョーとナシディは、ラッサ熱が流行した痕跡を探して、周辺の村へ調査に行った。そのあいだ、わたしとウェールはエジリケの病院に戻り、医師の小さな執務室のなかをよく調べてみることにした。戸外も暑く、湿気があったが、室内はさらにひどかったので、多少でも空気が入れ替わるようにと、ドアを開け放しておいた。部屋には蚊がいっぱいだった。マラリアのこの上ない温床だ。けれども蚊のことはあきらめて、血を吸わせることにした。わたしたちはまず、医師が治療していた患者の名前を調べるためにカルテを探した。ところが、カルテはなかった。外来患者の記録も、入院患者の記録も、手術記録もない。なにもなかった。あるのは一束の書類だけだ。薬の投与記録らしい。わたしたちはそれらに、目を通しはじめた。目を通した書類はどれも、それぞれの患者が投与されたすべての薬の詳しいリストだった。一通り見て、ほかの記録はいっさいないのに、薬の投与記録だけがどうしてこんなに詳しく残されているのだろうかと不審に思った。そしてわかった。これらの記録は治療のための記録ではなく、会計上の書類なのだ。薬を与えた分だけ、患者に支払いを請求したのである。

それでも、これらの書類から読み取れる情報はあった。それらをつなぎ合わせれば、それぞれの患者の臨床像が浮かぶ。入退院の日付と死亡日の記録はある。エジリケはほんの四、五種類の抗菌薬しか入手できなかったようだ。処方の仕方は型にはまっている。熱のある患者には、解熱剤をいくつか与える。それで熱が引かなければ、つぎは抗菌薬のグループに切り替え、さらに、マラリアにかかっている場合のことも考えて、クロロキンを与えていた。患者が吐くようであれば、制吐剤を与え、痛みを訴えるようであれば、鎮痛薬を与える。かぎられた在庫のなかから、よくもこれだけの数と組み合わせの薬を投与したものだとあきれた。たとえば六種類の注射薬と、同数の経口薬をいっぺんに処方したりしていたが、そのなかにはビタミン剤や、あまり意味のない薬も含まれていた。儲けるには都合のよいやり方である。

そのうちに、鉄剤を投与され、輸血を受けていた患者をいく人か発見した。わたしたちはその記録に注目した。これは、患者が出血しはじめたということだろうか？　それから、抗痙攣剤の投与記録も見つけた。ラッサ熱患者は末期になると痙攣の発作を起こす。抗痙攣剤は、その発作を抑えるためだったのだろうか。すべての薬が効かないとわかると、エジリケはショック状態に陥った患者の血圧を回復させるため、役にも立たないステロイド剤を与えていたが、患者はそのまま死んでいった。

ときどき書類の隅にメモが残されていた。それは「直腸から出血」とか、簡単に「痙攣」と記されたもので、その病院の入院患者がラッサ熱患者だったという、わたしたちの推測を裏づけるものだった。まるでロゼッタストーンを解読しているような、古文書を訳しているような気分だった。メモは終わりの文字が乱れているものが多かったが、勘定書のほうはきちんと集計がなされていた。

支払いのすんでいない患者のメモもいくつか見つけた。どうやら、支払いは患者の家族に請求されていたようだ。患者自身は死亡していた。

二日間、狭い部屋のなかで、脚の血を蚊に吸われながら、これらの記録を調べた。調べ終わったとき、この小さな病院の恐ろしい実態が見えてきた。

十七人の患者が、ショック、痙攣、出血を伴う急性の熱病で死亡していた。そのうちの多くがひどい喉の痛みを訴えている。見たところ、病気は患者から患者へ広がっていったらしい。二月のある一週に（アジキウェがシカゴで死亡した頃である）、いく人かの患者が数時間のうちに死亡していることがあった。書類に書かれた文字が変わったのはこのときからだ。それまで投薬の記録をつけていた看護師ではなく、エジリケ自身の字になっている。このときからエジリケは必死になって、患者を救うために、おそらく在庫にある薬剤をなんでも使い、どれか一つくらい効くのではないかと、ありとあらゆる組み合わせを試してみたようである。

だがどれも、効き目がなかった。なにをやっても効果はあがらなかった。エジリケは患者を救うことはできなかった。そしてついには、自分のことも救うことができなかったのである。

さらにさかのぼってみると、一月に、エヌグ大学の学生で十九歳くらいのエジリケの甥が、この町に帰郷してきていることがわかった。エヌグはわたしたちが訪れたばかりの、エジリケが死んだ町だ。どうやらその甥は、アフリカ西部ではめずらしくない、遺伝性の鎌状赤血球貧血で具合が悪くなったようである。この病気の名は、患者の赤血球の形からきている。正常な赤血球は、顕微鏡でのぞくと小さくて丸い、つばのある赤い帽子のような格好をしているが、鎌状赤血球の場合は、それが鎌のような、三日月のような形をしているのである。その青年は、叔父の小さな病院に入院した。青年も、ほかの患者たちと同じようにたくさん注射をされた。だがほかの多くの患者たちと違って、すぐによくなった。ところが退院して一週間後、青年は発熱し、ひどい喉の痛みに襲われた。それで再入院し、前にもまして多くの注射を受けた。ほかの患者と同様、どこが悪いのかは関係ない。どの記録から判断しても、注射器は、そしてたぶん点滴の針も、使い回しをされていたらしい。それらはなんと言っても、高価なものなのだ。

二度目の入院では、青年の具合はどんどん悪くなった。その投薬記録は（血の通っていない機械的なもので、抗菌薬の名前や投与量、請求金額の合計が乱雑に書き入れてあるだけだが）、まるで墓からのうめき声のようだった。それは増していく絶望感と怒り、容赦ないウイルスの侵攻を食い止めるなにかを、なんであれ、むなしく求めつづける叫びだった。エジリケは、投与した薬が効かなければべつの薬を試し、だめならまたべつの薬を試していた。それでもウイルスは攻撃をやめなかった。青年は嘔吐し、出血しはじめた。やがてショックに陥り、ついには痙攣を起こした。そして、死んだ。

それから一週間後、前に青年と同じ時期に入院していて、完全に回復して退院したはずの患者が、高熱のため再入院している。同じことの繰り返しだった。そしてそれは何度も繰り返された。エジリケは、なんとか病気を押さえ込めると思っていたらしい。それはプライドのためだったかもしれないし、恐怖のためだったかもしれない。だがおそらくは、無知のためだったろう。自分の小さな病院のなかに野放しになっている獣の正体が、わからなかったのである。理由はなんであれ、助けを求めるのが三週間遅かった。十七人の患者が死亡し、自身も感染してからようやく、これは手に余る事態だと気づいたのに違いない。

書類をよく調べた結果、エジリケの不運な甥は、おそらく最初に入院していたときに、注射針か点滴針によって、病院内で感染したのだろうと思われた。ではだれが第一号の患者だったのだろう。投薬記録からは、はっきりしたことはわからなかった。あいまいな記載も多かったし、恐怖から、スタッフが現実を直視するのを避けていたようすもうかがえた。

この悲惨な病院の外に、感染は広がったのだろうか。わたしたちは付近にある医療機関をまわってみることにした。医師や看護師と話し、カルテを見せてもらって、ラッサ熱とおぼしき患者がいないかを調べる。また、最近死亡した患者がいれば、その患者についてたずね、記録を見せてもらって死因を確認した。さらに病院のスタッフが感染していないかどうかを調べるため、採血した。その結果、どうやらウイルスはエジリケの病院にいた犠牲者のほとんどを殺してしまい、また潜在的な犠牲者を怯えさせて追い払ってしまったために、自らその勢いを弱めたらしいとわかった。

その町では新たなラッサ熱患者を見つけることはなかったので、わたしたちはオベリに戻って、医療機関をまわってみることにした。ある日、小さいながらも経営状態のよさそうな個人診療所へ行った。診療所を経営していた医師は、アメリカの中西部で何年か医療実習をしていたと言い、調査のことを話すと、たちまち強い関心を示した。

「みなさんの探していらっしゃるような患者がここにいます。どうぞこちらへ。二階です」と、医師が言った。

わたしたちは狭い階段を登っていった。医師がわたしたちを個室に引き入れた。三十代後半と思われる男性がベッドに横たわっていた。シーツにくるまっている。熱があり、衰弱していたが、出血はしていない。喉の痛みがひどく、のぞき込んでみると、扁桃に黄色っぽい膿をもっていた。ラッサ熱の症状だ。さらに腹部と背中に激しい痛みがあるという。これもまた、ラッサ熱によくみられる症状である。その男性は、仕事がら旅に出ることが多いらしい。おそらくその旅先で、感染したのだろう。わたしたちはその男性から採血し、帰る前に診療所のスタッフに、感染を防ぐ安全な看護の方法を教えた。この患者が本当にラッサ熱にかかっていることがたしかめられたのは、アトランタで組織培養をしてからだった（幸い、患者は無事に回復し、看護スタッフにも感染者は出なかった）。

オベリの中央病院で、ラッサ熱患者をもう一人見つけた。若い妊婦で、胎児はすでに死んで搔爬《そうは》されていた。ラッサ熱は、妊婦にとっては非常に危険な病気である。赤ん坊はたいてい生まれる前に死んでしまう。感染の時期が妊娠六カ月以内であるか、あるいは流してしまえば、母親のほうは助かる見込みがある。だが妊娠三期に入っていて、しかも子宮に胎児を残していると、妊婦の死亡率は急激に上昇するのである。その若い女性はかなり具合が悪く、とても孤独で、怯えていた。そしてわたしたちとは、口をきこうとはしなかった。

病院の看護師たちは、わたしたちの訪問理由がわかったとたん、パニックに陥った。その若い女性がかかっているらしい病気に気づいたものだから、もう看護はしたくないと言い出す。そばに近づこうとさえしない。姿が見えないことから察すると、家族もまた、その女性を病院に置き去りにしていったのだろう。女性はまったく一人ぼっちだった。床の上の粗末な簡易ベッドに寝かされていたから、わたしたちは一般病棟へ移すように提案した。そのほうが世話をしやすいはずだ。しかし、だれも運ぶのを手伝おうとしなかった。そこで、わたしとジョーとで病室まで運んだ。だがそのあとも、世話をしようという看護師はいなかった。

わたしたちは看護師を集め、基本的な防護策を講じて、患者の血液に直接触れないようにさえすれば、なにも危険はないのだと、なんとかわからせようとした。看護師たちは話を聞き、わかったとこたえた。だが残念ながら、本当に納得したようには思えなかった。わたしたちが帰ってしまえば、またあの女性のそばには決して近寄らないのに違いない。

ここでもわたしたちは患者の血を採り、血清をアトランタに送った。

そうこうしているうちに、意外や意外、ラゴスで提供を約束された政府の車が本当に現われた。ウェールは、わたしたちの活動費用も一緒に運ばれてくると期待していたが、そちらのほうはなかった。

わたしたちの活動費用はどこへいったのだろう？

だれにもわからなかった。運転手は、そんなものは知らないと言う。ウェールは運転手に詰め寄ったが、それでどうなるというものでもなかった。ウェールは運転手をラゴスへ追い返した。

つぎにわたしたちは、はじめの二人の医師、イケジとアナンバがどのように感染したかを調べることにした。二人は州南部の大きな町、アバの医師だった。わたしたちはアバまで車を走らせ、町の保健所長を見つけた。保健所長はよく来てくれたと、わたしたちを歓迎してくれた。そこでわたしたちは、二人の医師が働いていた病院へすぐに行きたいと話した。いやだめだ、と所長は言った。その前に、上司に会ってもらわないと——わたしたちは、上司という人物にとくに会いたいとは思わなかったが、いちおう従うことにした。

上司に紹介がすむと、所長と上司のあいだでいささか激しいやりとりがあった。どうやら、どちらが昼食をふるまうかでもめているらしい。わたしたちは昼食はけっこうですと、固く辞退した。わたしたちは病院へ行きたいのです。押し問答の末、ようやく二人を説き伏せることができたが、その過程で、保健所長の善意を犠牲にしてしまった。わたしたちの調査に対する所長の唯一の関心は、昼食をふるまうことだったようだから。

アバの町を車でまわってみたが、はじめは例の医師たちが勤務していた病院の場所がわからなかった。それでナシディが人々にきいてその場所を探し出すあいだ、わたしたちはほかの病院や診療所をまわることにした。医師や看護師から話を聞いて採血をし、ラッサ熱の痕跡を探す。ここではラッサ熱患者は見つからなかった。けれども、リバビリンを見つけた。つまり、ラッサ熱に備えているということだ。ある医師がリバビリンを見せてくれたとき、わたしたちはそれをいったいどこで手に入れたのかときいてみた。「ものを買うのは市場でしょう？」

「市場ですよ」と、医師はなんでもないことのようにこたえた。

包装を見ると、中国製だった。

アバの市場は大賑わいだった。人々は、値段の交渉に非常な情熱を傾けている。値段の折り合いさえつけば、なんでも手に入るのだ。洗面器、鍋、敷物、太鼓、米、玉ねぎ、蠅が群がっている殺したての肉の塊。そして、リバビリン。探している物がないときは、三十分後にまた来い、用意しておくから、と言われる。いったいそんな短時間で、どうやってその品物を調達してくるのか、まったく不思議である。その探し物がリバビリンのような薬になると、きっとどんなものを探していようと、器用な請負人がそれをたちどころに製造し、本物そっくりに見える包装をするのに違いない。偽薬品の製造は、多くの発展途上国で、いまだに大きな産業なのである。

アバでの流行の感染源と思われた病院への道がわかり、わたしたちはもう一度出かけた。病院は、泥と廃棄物が堆積した穴だらけの路地の突き当たりにあった。けれどもようやくたどり着くと、門には錠がかけられていた。だれもいなかった。みなどこかへ行ってしまったのだ。アボー・ムベイズで見たのと、同じ光景だった。

ウェールとナシディは人脈をもっていた。それで翌日、死亡した医師の弟をなんとか見つけ出した。アボー・ムベイズの人たちと同じく、その弟も、兄の死は、商売敵の陰謀だと信じていた。病院長の兄を殺し、病院を閉鎖に追い込むためなら、なんでもする連中だ。魔術でも毒でも、使ったことだろう。そう信じていたので、だれも病院へは入れないと決めていた。保健省の役人さえ、入れなかったという。ひとたび扉を開いたら、陰謀者たちが、またなにを企むかわからないと思っているのだ。ウェールとナシディが、わたしたちの訪問の目的を説明し、悪意のないことを繰り返して、ようやく南京錠を外してもらうことができた。

アボー・ムベイズのエジリケの病院とは異なり、そこはまだ二年前に開業したばかりの病院だった。患者は主に貧民層で、周辺の市場のあたりから集まってくる。費用を安くおさえていたので、病院内は常に患者であふれていた。建物は刑務所のような造りで、中央に、蓋のある井戸に面してバルコニーがあり、そこからコンクリートの部屋が放射状に並んでいた。なかに幅二メートル半、奥行三メートルほどの小さな手術室が二つある。そのうちの一つには、婦人科用の診療台があり、手術台も兼ねていたようだ。部屋の隅に、大きな磁器製の流しがあった。照明は、天井から吊された汚れた蛍光灯が一本だけである。床に、鍋ののったガスコンロがいくつか置かれているのに気づいた。おそらく殺菌するのに使っていたのだろう。吊り棚には、使い古した手術用の手袋が何組か、かけられている。見捨てられたわびしい光景だった。

いざ病院のなかに入ると、医師の弟は協力的になった。その病院で働いていたというべつの二人の医師を呼んでくれさえした。そして話しはじめると、もう止まらなかった。つぎからつぎへ話が出てくる。ええ、ここで何人もの人が死んだんです……。

最初の犠牲者は師長だった。死亡したのはまだ数週間前のことである。一月の初めだった。師長は活発で健康な女性で、とくに病歴はなかった。それがなんの前触れもなく高熱を発し、喉の痛みを訴えて倒れた。通常の治療では効果がなく、たちまちのうちに死んでしまったという。ラッサ熱だったのに違いない。

そのうちに、看護師が一人と患者が一人、同じような症状で倒れた。

では、わたしたちが調べている二人の医師は、どこで感染したのだろう？　わたしたちはそれを知るためにアバまで来たのだった。この病院には少なくとも、たくさんの書類が残されていた。わたしたちはここ数カ月間に入院した患者全員のカルテと、最近行なわれた外科手術の記録を取り出した。探していたのは、二人の医師を結びつけるなにか一つの出来事、二人が死亡した日の十日から二十日前に起きた出来事だった。二人は同じ日に死亡していて、エヌグ病院へ移されたのも同時だった。ということは、同じ時期に感染したとみてよいだろう。女性の医師、アナンバは手術のほとんどを受け持っていた。これはうなずける。手術中に感染する確率は高い。

だが男性の医師、院長だった医師のほうはどうだろう。やはり手術中に感染したのだろうか？

「いいえ」と、弟に呼ばれて来た医師の一人が首を横に振った。「先生は手術は好きではありませんでした。手術室には入らず、いつも病棟の患者を診ていました」

ではほかのスタッフはどうだったのだろう？　二人の医師が死亡した同じ時期に、ほかにだれか具合が悪くなった者はいなかっただろうか。

「ああ、いました」と、医師がこたえた。「看護師が一人、とても悪くなりました。それでその看護師は、自分の村に帰ってしまったんです。でもそれがどこの村なのかはわかりません」

わたしたちは興味をそそられた。

「その看護師のこの病院での仕事は？」

「手術担当の看護師です」医師が説明した。「名前はピース・ウバと言います」

さあ、手がかりは得られた。きっと、その看護師と医師とを結ぶ線があるはずだ。手術記録からはその点はなにもわからなかったので、今度は手術室への入室記録を見せてもらった。二人の医師の死から二十日以内に、ピース・ウバとアナンバが同時にかかわった緊急手術がなにかなかっただろうか。あった。二月の半ば、医師たちが死亡する二十日ほど前に、そういう緊急手術が行なわれていた。もっと詳しいことがわかるようなメモがないかと調べたが、見つからなかった。しかしそのときのことを医師たちにたずねると、すぐに思い出したようだった。その患者のことなら、よく覚えていますよ、と言う。それはしばらく入院していた若い男性患者だった。虫垂切除術の失敗で、べつの病院から移ってきた。入院したあと、通常の抗菌薬やほかの薬の投与で、特別な治療はしなくても次第に回復していた。ところが、一週間がすぎる頃、患者は再び発熱した。そしてそのまま改善しないので、医師たちは虫垂炎の再発に違いないと考え、緊急に切開手術を行なうことにした。

聞き出すうちに、詳しいことがわかってきた。みながその患者をよく覚えていたのは、手術台の上で、ひどく出血したためらしい。手に負えない状態だったという。だれがなにをしても、血は止まらなかった。一面、血の海になった。アナンバは自分の手には余ると判断し、院長のイケジを呼んでもらった。

入室記録をもう一度調べてみる。院長のイケジが手術室に入ったのは、その月ではこのときだけだった。これで、イケジがいつ感染したのかがわかった。その男性患者はイケジが執刀したにもかかわらず、その晩、病室に戻ってから死亡した。

その若い男性の症例を念入りに調べ直し、わたしたちは二つの結論に達した。患者がラッサ熱にかかっていたということ。そして、おそらくは病院内で、たぶん使い回しの注射針によって感染したのだろうということだった。調べなければならないことがまだあった。わたしたちは病院のスタッフをできるだけ集めて話を聞き、感染の有無を調べるために採血することにした。

翌朝、病院に行くと、いちばん暗くてさびしい場所だった玄関ホールが、すっかり様変わりしていた。驚いたことに、二百人を超えるにぎやかな少女たちに迎えられたのである。大部分が十代後半から二十代はじめのようだった。看護師だと紹介されたが、少女たち自身は学生だと言っていた。わたしとジョーは少女たちに質問してメモをとり、ナシディが採血して、それをウェールが分類、保管した。

どの少女も、わたしたちの質問に同じようにこたえた。看護師としての教育や訓練はほとんど受けていないが、それでも、看護師が普通に行なう仕事はたいてい全部やっていたというのだ。年をきくと、全員十八歳だとこたえた。みな、注射もするし、薬の投与もする。患者の世話もするし、汚れ物の始末もする、ということだった。けれどもわたしたちが関心をもっていた例の若い男性患者のことは、だれも覚えていなかった。わたしは疲れてきて、暑さに喉が渇き、気分も落ち込んでいった。

また、つぎの少女に話しかける。まずは一般的な質問。この四週間のあいだに、なにか病気をした？　もし、したなら、どんな病気？

「しました」おずおずと、少女がこたえる。「心臓発作」

この少女も十八歳である。

「なんですって？」

わたしはびっくりした。十八歳で心臓発作？　見るかぎりでは、健康そのものだ。

「詳しく説明してちょうだい」

「ここが痛かったんです」少女は胸部に拳を当てがった。

もしかして、と思った。ラッサ熱の症状の一つに、胸部の痛みがある。これは心臓を包む膜状の嚢の炎症、心膜炎のせいだと考えられていた。わたしはさらにきいた。そのとき病院に入院した？

「はい。ピース・ウバと一緒のベッドでした」

わたしは息をのんだ。

一緒のベッドって、どういう意味だろう。同じ病室だったということなのか、それとも病室が混んでいて、実際に一つのベッドをピース・ウバと共有しなければならなかったということなのか。だがそれをたしかめる前に、ふと頭に浮かんだことがあった。

「あの出血していた若い男性患者の手術で、なにか手伝った？」

「はい、汚れたシーツを片づけました」

話を聞いてから、わたしはナシディに向かって頷き、ナシディが少女の腕に注射針を刺して、ラッサ熱の抗体検査のための採血をした。

その晩、オベリのホテルのラウンジで、わたしたちは冷たいビールを飲んでいた。一つの疑問がわたしたちの頭を占めていた。ピース・ウバはどこにいるのだろうか？

ナシディが、なんとかピース・ウバを探してみると言って、翌日から捜索を開始した。たいして時間はかからなかった。昼にはナシディは、意気揚々とわたしたちのところに戻ってきた。

「どこにいるかわかりましたよ。行きましょう」

どうやって探し出したのか、ナシディは教えようとしなかったが、その情報源は信頼できるものだった。ナシディによれば、ピースの家族はごく普通の人たちで、アフリカの奥地で自給自足農業で暮らしている。ピースは一家の希望の星だった。教育があり、ラッサ熱に襲われるまでは、看護師としての輝かしい前途が約束されていた。それから、かなりの美人らしいんだ、とナシディがつけ加えた。

わたしたちは何キロも車を走らせ、ナイジェリア南部の奥地へ分け入っていった。ナシディにはどうやって目的地への道がわかるのだろう。わたしにはまったく見当もつかなかった。ようやく小ぢんまりした農場に着き、わたしたちはトラックを止めた。トラックを這い出て、小さな家へつづく草深い土手を歩いていく。ナシディが先に行って、扉をたたいた。しばらく、そのまま戸口に立って、扉に耳を押し当てている。その表情から、なかにだれかがいるのはたしかなようだった。それから扉が開いて、数人が姿を現わした。額を寄せ合って、ナシディとなにか話している。話はまとまったようだ。ナシディがわたしたちを呼びに戻ってきた。

「彼女、たしかにここにいますよ」と、ナシディが言った。「家族の人たちも協力してくれるそうです」

ピース・ウバは、すぐには現われなかった。かわりに、数人の家族がわたしたちを取り囲んだ。わたしたちはいつもの質問をし、採血をした。彼らの興奮ぶりから察して、こんなふうに見知らぬ人間が戸口に現われることなど、何年ぶりかの出来事なのだろうと思った。

ようやく、探し求めていた少女が姿を見せた。小柄で、神経質そうだったが、とてもきれいだった。身繕いに手間取っていたようだ。それでなかなか出てこなかったのだろう。いずれにせよ、少女はわたしたちのいるほうへ、よろめくような感じで数歩進み、ナシディの隣の椅子に恥ずかしそうに腰かけた。

ナシディはうれしそうに、にんまり笑っていた。自分でもどうしようもないのだ。ナシディはきれいな女の子には目がないのである。

だがまもなく、なにかようすがおかしいのがわかった。ナシディが少女に話しかけても、まるで反応がないのである。ナシディのほうを振り向きもせず、わたしたちのほうを見つめつづけている。ナシディは当惑しているようだった。いったい、どうしたんだ？　オレの魅力も衰えたのか？

ナシディがまた話しかけ、少女の腕に軽く触れた。少女はびくっとして、困ったような表情を浮かべた。ほんの少し前、あんなに魅力的だった微笑みが、虚ろに見えた。

ナシディがわたしたちに、少女の耳は聞こえないらしいと言った。どうやらその通りのようだった。

聴覚障害はラッサ熱の合併症だ。ときにはまったく、そして一生、聞こえなくなることもある。わたしたちは少女に、歩いてみてくれるように頼んだ。少女はゆっくりと椅子から立ち上がり、数歩前に進んだ。そして、よろけた。典型的な歩行失調症のようだった。脚がもはや、脳の命令通りに動かないのである。それで、うまくバランスがとれない。これも、ラッサ熱の恐ろしい合併症だった。聴覚障害は生涯治らないかもしれないが、歩行失調のほうは、時が経てばなくなる可能性もある。採血したのち、メモをまとめ、わたしたちは残りの時間はピースの家族を安心させるのに費やした。

ラッサ熱を追って、わたしたちは回り道をしてきた。まずエヌグに行き、そこでラッサ熱が町を襲い、去っていったのを知った。それからオベリへ足を延ばし、役人たちとコーラ・ナッツを食べて、アボー・ムベイズで調査をし、十七人の患者が一つの病院で死亡した現場を検証した。それからアバに来て、ウイルスがさらに二人の医師を襲い、もう一つ病院を廃墟にしたのを目撃した。そして最後に、ピース・ウバを見つけに、この小さな村まで来たのだった。

そろそろ、アジキウェの一族がどうなったか、調べてもいい頃だ。そもそもそれが調査のきっかけだった。

まずわたしたちは、南海岸のポート・ハーコートに行って、アジキウェの親類を探すことにした。ウェールが聞いた話では、アジキウェの親類が数名、葬儀の後にここへやってきたというのである。しかし、わたしたちは一人も見つけることはできなかった。身を隠しているのかもしれなかった。いずれにせよ、見つけてほしいと思っていなかったのはたしかだろう。そこでわたしたちは、エクポマとイシャンへ向かうことにした。それはつまり、北のベニン・シティの方向へ行くということだった。途中、幹線道路が交差するところにある、オニッチャというかなり大きな町を通った。町の名前に聞き覚えがあった。

それから、思い出した。一九七四年に、オニッチャで三名のラッサ熱患者が記録されていたのだ。一人は十九歳のナイジェリア人の少年、残りの二人は、ドイツ人の伝道医師だった。一人目の伝道医師は、少年の手当てをしたのちに感染した。おびただしい量の出血があり、何度も痙攣の発作を起こして、その後、昏睡状態に陥り、死亡した。二人目の伝道医師は感染後、エヌグ病院へ運ばれた。アボー・ムベイズとアバから来た医師たちが治療を受けたのと同じ病院である。二人目の伝道医師は、無事にラッサ熱から生還した。

不思議なことに、この地域でラッサ熱から回復した人は、この伝道医師のほかには知られていない。これはこの地域のラッサ熱が、感染者すべてを殺してしまう恐ろしい変異株で、生存者を残さないということを意味しているのだろうか？　ラッサ熱には謎が多いが、これもその謎の一つだった。

時間がなかったのでオニッチャには立ち寄らず、そのままベニン・シティに向かった。わたしたちはベニン・シティで、州の保健大臣と会うことになっていた。広い執務室に案内され、その人物に紹介されると、その大臣が並みの役人ではないことがはっきりわかった。その大臣はプリンスだった。それから、もうお馴染みになった儀礼的な挨拶がかわされた。まずわたしたちが問題の深刻さを説明し、大臣はそれに礼儀正しく耳を傾け、それから、政府の協力を約束した。

けれども、なにも起こらなかった。

わたしたちは、自分たちだけでエクポマに向かった。あとでわかったことだが、その保健大臣はテレビに出演し、ラッサ熱の流行はまじない師の仕業であると、改めて人々に知らしめたのだった。

わたしたちも、そういうことには慣れてきていた。エクポマでは、魔術や呪いが広く信じられていた。行く先々で、人々が魔術を恐れているのが感じられた。イシャンのアジキウェの両親が住んでいた家には鍵がかかっていて、なかに入ることはできなかった。けれどもすでにウェールが一度訪れていて、生き残った家族から病歴を聞き出し、採血もしていた。そして、それらがすべて陽性であることもわかっていた。あとは、近所にどれだけラッサ熱の症例があるかを調べ出すことだった。それからネズミに罠を仕掛け、その血液を採る方法を考えなければならない。ネズミの捕獲自体はそれほどむずかしいことではない。だれでもやれることだ。だがわたしたちは血液と肝臓のサンプルを採るために、ネズミを生け捕りにしたかった。それがむずかしかった。だれがネズミを扱うにしても、ラッサウイルスの感染を防ぐ方法をきちんと承知していなければ、危険だからだ。ということは、つまり、わたしたちがやるしかないということだった。

そうしてわたしたちは、その地域の調査に乗り出した。ラッサ熱がどれくらい蔓延しているかを調べ出すのだ。イシャンでは、ほとんどの住人が大通りに沿って住んでいた。それぞれの家には三分の一から半エーカーほどの畑があって、そこで必要な作物をつくるようになっている。家々を訪ねると、どこでも疑わしげな反応にぶつかった。すすんで話をしようとする者はいない。それどころか、笑顔や感じのよい挨拶にさえ出会わなかった。やがて、長老たちの許可を得ないかぎり、だれもなにも話してはくれないのだろうと思いたった。けれども問題は、その長老を見つけるのがむずかしいということだった。昔なら、長老の存在は確固たるもので、そのことばが法だった。ところが状況はだいぶ変わってきていた。とくにイシャンの近くのエクポマのような町では、人々の移住や近代化、外の世界との接触が村社会のあり方を変え、伝統的な部族の階級制度は少しずつその力を失ってきていた。たずねてみると、もはや長老は一人ではないらしく、どの家がどの長老の支配下にあるのかもはっきりしなかった。また、長老同士の力関係についても、だれの命令がより重要なのか、よくわからないのだった。ある長老が、いちばんの支配権をもつのは自分だと断言しても、それが真実であるかどうかはわからなかった。

わたしたちに選択の余地はあまりなかった。権威のある長老の許可が得られない状況では、そのまま一軒一軒訪ね歩き、質問をし、採血させてもらうように頼んでまわるしかない。これまでアフリカの奥地では、なんの前触れもなく戸口に現われても、人々は協力的だった。個人的な質問にも、驚くほどすんなりとこたえてくれる。だが、ここではまったく違った。わたしたちを迎える顔には恐怖が見てとれた。質問にはまったくこたえてくれないか、あるいはこたえてくれても、しぶしぶといった感じだった。血を採るなんて、とんでもない。一人がいやと言えば、たちまち周りにいる全員がそれにならう。そしてつねに、人々は周りに集まっているのだ。かなりの苦戦だった。

険悪な雰囲気が漂っていた。わたしたちの一挙手一投足が見張られているようだった。閉ざされた扉の後ろから、また薄いカーテンの隙間から、監視されているように感じた。わたしたちはまるで、自分たちが村に押し入った侵入者のような、接触感染症の病原菌のような気がした。アジキウェとその親族が、父親の葬式で感染したらしいことがわかっていたので、わたしたちは葬儀がどんなふうに行なわれるのかについても、できるだけ詳しく調べたいと思っていた。この地方の葬儀のやり方が、ウィルスを広める大きな要因になっているのはたしかなようだった。だが結局、なにも調べることはできなかった。葬儀はあくまでも内密に執り行なわれるものであり、だれもそれについて教えてくれようとはしなかった。

ほとんどまったく協力を得られなかったにもかかわらず、このあたりでかなりの数の死者が出たらしいことがわかってきた。それらの人々の命を奪った病気の症状は、みな同じだった。喉の痛み、発熱、出血である。ラッサ（あるいはエボラ）以外に、そのような症状を引き起こすウィルスはない。

わたしたちは、二組に分かれたほうが効率がよいと判断した。そこでウェールとナシディが一組になり、わたしはベニン大学の微生物学者と組んだ。ジョーは、姿を隠しているアジキウェの家族を探しに出かけていた。ウェールとナシディが先に出かけたあと、わたしは二人はしばらく戻ってこないだろうと思っていたので、あまりに早く引き返してきたのを見て、なにかあったとぴんときた。一目見て、どんなことがあったにせよ、相当怖い思いをしたらしいとわかった。

「どうしたの？　なにがあったの？」

二人は不安そうに背後を振り返った。まるで、もう追われていないのを確認しているかのようである。

「刀だよ」ナシディがようやく言った。

「え？」

「刀をもったやつに追いかけられたんだ」ウェールが補足して言った。「なにしに来たか、こっちの目的を聞きもしないでさ」

相手にしてみれば、聞く必要などなかったのだ。その時点で、わたしたちがなにをしに来ているのか、エクポマの住民はもうみんな知っていたのだから。

アジキウェの家族については、居所はわかったものの、その地域のほかの住民以上に、協力的とは言えなかった。ただ一人、アジキウェの妹のヴァレリーだけが例外だった。ヴァレリーによると、どうやらいちばんはじめに具合が悪くなったのは、十代後半か二十代はじめの従妹だった。前年の十二月の末に病気になり、その間、伯母、すなわちアジキウェの母親や、そのほかの家族と接触があった。一月と二月に、べつのいとこが二人、六歳の男の子と四十三歳の女性だが、やはり病気になり、こちらは二人とも死亡した。この二人の犠牲者が、ほかの家族とどの程度接触したかは、ヴァレリーにはわからなかった。母親の葬儀のために帰郷したアジキウェが、その二人の死を知っていたようには思えない。

わたしたちは最初の従妹を探し出すことにした。けれどもそれは、簡単なことではなさそうだった。その少女は病気からは回復したが、一族から除者にされ、魔女の烙印を押されているのだという。一族に、これほどの不幸をもたらしたというのが理由である。親類のなかには暴力を振るった者もいて、それが原因で姿を隠したらしい。

では、いまはどこにいるのだろう？　ヴァレリーの情報では、少女の身の上に同情した遠くの親戚がかくまっているらしかった。だがその親戚がどこにいるかは、だれも知らないということだった。

わたしたちは、犯罪映画に出てくる刑事さながらの粘り強さで、ようやく少女の居所を探し出した。どうやらそれほど離れていない村の、伯父の家にいるらしい。ところがその村へ行ってみると、そこにいる伯父というのは、違う伯父であることがわかった。わたしたちの探している伯父は、近くのべつの村に住んでいた。そこでわたしたちは、さらにその村に向かった。

目的の村で、わたしたちは伯父の家を探した。村には住所も、通りの名前さえあまりなかったから、住民たちに道をたずねながら行く。今度は、探していた伯父を見つけることができた。が、少女はいない。伯父が、少女は村にはいないと言った。無理もない。少女は人前に姿を現わす気はないのだろう。そんなことをしたら、命が危ないのだ。少なくとも、伯父はそう言って、少女はここにはいないと繰り返した。英語を少しだけ話す、六十代後半のその皺だらけの伯父が、本当のことを言っているようには思えなかった。そこでわたしたちは食い下がった。ウェールが辛抱強く、わたしたちの来訪の目的を話した。わたしたちは少女に病気のことを聞き、そしてできれば、少し血液を採らせてもらいたいだけなのだ。

ついにウェールは、伯父を説得できたようだった。伯父は用心深い笑みを浮かべ、わたしたちを小さな家のなかに入れてくれた。わたしたちは、狭い居間に通された。伯父が坐るようにと言った。しばらくして、妻が部屋に入ってきた。妻のほうがずっと手ごわい相手だった。少女に会わせるつもりなどまったくないからと、きっぱり言われた。簡単には折れてくれそうもない。

しかしここまで来て、あきらめるわけにはいかなかった。ウェールはもう一度、少女と話をすることが、わたしたちの調査にとってどれほど重要か、懸命に説明した。伯父の顔を見ると、その表情から、伯父のほうはわたしたちの味方をしてくれそうだと思った。数分後、夫妻は相談するために隅のほうへ引っ込んだ。話し合いはついたようだった。伯父が、少女と話をするのはいいが、採血のことは忘れてくれと言った。駆け引き上手のウェールは、その条件をのんだ。なにもできないよりは、はるかにましだと考えたのだ。待っているあいだに、数分間が過ぎた。それから少女が連れて来られた。痩せて青ざめている。怖がっているようだった。部屋のなかに視線を泳がせながら、わたしたちと目を合わせるのは避けていた。気持ちが落ち着くのを待って、わたしたちは病気のことをたずねはじめた。少女が語った症状から、少女のかかったラッサ熱が比較的軽いものだったとわかった。それで回復することができたのだ。病気のあいだ、数人の家族と接触があったこともたしかめられた。もっとも、少女はその全員を覚えているわけではなかった。それからいくぶんためらったのち、病後のつらい体験を話した。少女をいじめ、死ぬほどなぐりつけた親戚のことを、やっとのことで話してくれた。

痣だらけになり、血を流しながら、少女は森のなかをこの伯父の家まで逃げてきた。ところが少女をこんなにもひどい目にあわせたのにまだ足りず、親戚のだれかがまじない師のところに行き、少女に呪いをかけたということだった。少女はとても怯えていた。囚われているのと変わらなかった。この家を離れたら殺されるに違いない。少女はもう、逃げるのはあきらめていた。

しばらく話をしたあとで、わたしたちは少女に、わたしたちが親戚の手先やまじない師の仲間ではないとわかってもらえたと思った。そこでウェールが、思い切って、ラッサウイルスの抗体検査のために、少し採血させてもらえないかと頼んでみた。しぶしぶではあったけれども、少女は承知した。だがウェールが血管に注射針を刺そうとした瞬間、悲鳴を上げて部屋を飛び出してしまった。また最初からやり直しだった。少女をなだめて部屋に呼び戻し、落ち着かせ、そのあとでウェールが少量の採血をするまでに、まるまる一時間がかかった。ラゴスでラッサウイルスの抗体検査をすると、少女の血液は明らかに陽性だった。抗体のタイプはＩｇＭ（免疫グロブリンＭ）と呼ばれるもので、比較的最近に感染したことを意味している。しかし抗体検査からは、少女がどこで感染したのかはわからなかった。ナイジェリアではネズミはいたるところにいたし、捕まえて食べるのもめずらしいことではなかった。ウイルスに感染する機会は数えきれなかっただろう。

　この調査が急に中止になったのは、刀を振りまわす村人たちのせいだけではなかった。わたしたちは、米国国際開発局（ＵＳＡＩＤ《ユーエスエィド》）が、ラッサ熱のサーベイランスならびに制圧計画に資金を提供してくれると聞いていた。ところがどうしたわけか、なにも起こらなかった。のちにわかったことだが、支援を約束してくれていたＵＳＡＩＤの代表が、あとからラッサ熱調査には資金を出せないと、内密に語ったらしい。アメリカの資金援助を発展途上国での活動に振り分けるさい、ラッサ熱研究に優先権が与えられなかったのは明らかだった。これはアメリカ政府にとって、決して賢明なことではなかったと思う。

つづく二年間、わたしたちは研究資金を獲得するために、調査計画の申請書をいくつも書いた。ナイジェリア南部で、ラッサ熱がどの程度蔓延しているかを調べるのは、重要なことだった。ネズミの調査も実施したかった。とりわけ、アフリカ奥地の病気だと思われていたラッサ熱が、どうやって人口百万の都市、アバの中心部へ入り込んだのか知りたかった。また、葬式をはじめとする儀式が、ラッサ熱が広がる上でどんな役割を果たしているかも調べたかった。ラッサ熱が、おもに葬式で血液に触れるとか、病院での注射針の使い回しといった、危険度の高い慣習の結果として広がったのだとしたら、自然発生的な感染経路によって広まった場合とは、まるで状況が違うことになる。ラッサウイルスの感染経路を理解してはじめて、ウイルスを制圧し、人々を守ることができるのだ。それがまさに疫学者のなすべき仕事である。しかしウイルスとの闘いではある程度、成果を上げてきたわたしたちも、人の命を救うことよりも、「自分たちの」金をどうするかのほうに関心のある官僚たちや、迷信との闘いになると、あまり勝つ自信はなかった。

ウェールは、いまでもわたしたちのよき友人である。いまはジンバブエのWHOで働いているが、毎年、同じメッセージをくれる。「またラッサ熱が流行。ラッサウイルスはナイジェリアで健在。だがだれも、気にとめない」

こうした疫病の流行は、特別異常なものとはみなされず、雷雨以上の驚きを呼び起こすことはないようだ。なんといってもナイジェリアでは、毎年、黄熱も発生し、何百人、ときには何千人もの命が奪われているのだ。その黄熱は、一九四〇年代以降、ワクチンで予防できる病気である。

21 アジアの爆弾

わたしのオフィスは、CDC（疾病対策センター）特殊病原体部が居をかまえる小さなビル群の片隅にあった。隣はジョーのオフィスだ。そのジョーの部屋で、なにやらただならぬ事態が起きていると気づいたのは、一九八九年十一月三十日の夜のことだった。所長のフレッド・マーフィーが、ジョーの部屋にきている。その声の調子から、フレッドがかなり興奮しているのがわかった。わたしは興味をそそられた。いったいなにが起きているのだろう。わたしはジョーの部屋の戸口から顔をのぞかせた。二人はわたしに気づくと、入ってくるようにと言った。

「USAMRIID《ユーサムリッド》（合衆国陸軍伝染病医学研究所）のラッセル将軍から、フレッドに電話があった」と、ジョーが説明した。

「ピーター・ヤーリングがワシントン郊外のレストンにある検疫所で、いく頭かの病気のサルの体内に、マールブルグかエボラと思われるウイルスを発見したと言うんだ」

ピーター・ヤーリングならよく知っている。フォート・デトリック基地内のレベル4実験室で、ラッサやエボラの研究チームを長年指揮している人物だ。だが、ワシントンでエボラとは！ なにを言い出すのだろう。

「見間違いじゃないんですか？」と、思わずわたしは言った。

けれどもそこで、ふと考え込んでしまった。

いや、あり得ないことではない。マールブルグについてわかっていることは、まだほんのわずかなのだ。一度起きたことは、再び起こり得る。大柄なフレッドが、断固たる口調で、ラッセル将軍が電話で伝えてきた内容を語ってきかせた。死んだサルから取り出した肝臓組織を培養したところ、フィロウイルスでいっぱいだったらしい。

「サルはどこから輸入されたんです？」当然、ウガンダというこたえがかえってくるものと思った。かつてマールブルグウイルスをもっていたサルは、ウガンダから輸入されたものだった。

「フィリピンだ」と、フレッドがこたえた。

フィリピンですって？

「でも」と、わたしは言った。「その種のウイルスをもっているサルは、これまでみんなアフリカ産でした。フィリピンのサルに出血熱のウイルスがあるなんて、考えられません」

これにはフレッドもジョーも同意見だった。この点については、二人のあいだですでに議論していたらしい。けれどもわたしたちは三人ともピーターをよく知っていて、ピーターのことばは決してないがしろにできないということもわかっていた。もしピーターが、フィリピン産のサルの体内にフィロウイルスを発見したと言うなら、たぶんその通りなのだ。その一方で、ピーターはフレッドに、サルたちは間違いなくSHFV（サル出血熱ウイルス）を保有していたと言っていた。ということは、死んだサルは複合感染症にかかっていたことになる。原因は二種類のウイルスで、そのどちらも、これまでアフリカとインド以外では発見されたことのないもの——SHFVと、ある種のフィロウイルスだった。

そして、そのサルたちは、いまワシントン近郊にいるのだった。

翌日、フレッドとジョーはユーサムリッドに出かけて行き、州の役人や軍の関係者と会ってきた。そして戻ってくるとすぐ、CDCとしての戦略を立てた。ジョーはスティーヴ・オストロフを連れてレストンに行くことにした。疫病の実態調査と、感染した人間が出た場合にどうするかを、あらかじめ徹底させておくためだ。そうやって段取りをつけてしまうと、ジョーは今度はわたしに向かって言った。

「スー、問題のサルがどこで感染したのかについては、まだなにもわかっていない。輸送経路をたどって、アフリカとの接点がないかどうか調べなければならないな」

骨の折れる仕事になりそうだった。わたしたちはまず、世界各地のサルの取引について詳しそうな人物に端から電話をかけた。ＷＨＯ（世界保健機関）のジム・ミーガンや、ＣＤＣ後援の野外疫学訓練プログラムをマニラで指揮していたマーク・ホワイト、それにドイツやソ連の研究者たち――これは死んだサルがドイツやソ連を経由してきたという噂があったからだ。マークはとくに重要だった。問題のサルはフィリピン産なのである。ジョーはマークに、マニラ市内のサル関係の施設を調査し、サルとその飼育係のようすをできるかぎり知らせてくれるように頼んだ。マークの率いるチームのなかには、ちょうどよいことに何人か獣医が含まれていた。獣医なら喜んで、サルのことを調べてくれるだろう。

わたしはまた、オランダ航空（ＫＬＭ）のニューヨークにいる積荷担当マネージャーをつかまえて、有益な情報を得た。問題のサルが、一九八九年の十月中にマニラから積み出されたことがわかったのである。調べると、マニラ市内には四つのサルのディーラーがあることがわかったが、病気のサルを扱ったのは、その内の一つだけだった。サルは貨物室に入れられ、ＫＬＭの定期便でまずアムステルダムに運ばれた。そして空港の動物用施設で一晩を過ごした。たしかなことはわからないが、アメリカに着いたサルのなかに、輸送中、異常な興奮状態に陥ったものが何頭かいたという話も聞いた。それらのサルがレストンに運ばれたサルだったのだろうか？　もっともこれについては、あとから、べつの便でべつのところから運ばれたサルだとわかった。興奮状態は、フィロウイルスとはなんら関係はなかったのだ。なにも病気をもっていなくても、およそ五パーセントのサルがストレスで、輸送中あるいは到着直後に死んでしまう。だが、そのときわたしたちが問題にしていたのは、死亡率二十〜五十パーセントの話だった。事態がさらにややこしくなったのは、問題のサルがレストンに運ばれる前に、ニューヨークのケネディ（JFK）空港の動物用施設にも一泊したことがわかったからである。これでワシントン郊外に加えて、ニューヨークも要注意リストに加えなければならない。

廊下に出ると、長いあいだ陸軍で働いていた同僚に出会った。どうやら、わたしが巻き込まれた事態について、すでに耳にしているらしい。

「スー、きみに一つ忠告しておこう」

今度はなにが出てくるのだろう？

「どんな忠告？」と、わたしはきいた。

「今度の突発的流行《アウトブレイク》はきみのいる部署をすっかり変えてしまう。これは間違いないぜ。事態が収拾する頃には、がらりと変わってるだろうよ」

どうしてそんなことになるのか、わたしには想像もつかなかった。なぜ今度のことが、それまでとそんなに違うのだろう。だがそのことはそれ以上考えずに、目の前の仕事に戻った。わたしはメリーランド州フォート・デトリックにあるユーサムリッドのピーターに電話をかけた。

「スー、こっちはひどい状態だよ。あのサルのことで大騒ぎさ。こんなのはこれまで見たことがない」

ピーターは、差し障りのない範囲でできるかぎりのことを話してくれた。そしてサルのことは獣医に任せたので、自分はもうお役御免で助かったと言った。わたしたちは連絡を取り合うことを約束した。

アフリカとの接点。どこかに必ず、アフリカとの接点があるはずだ。だがそれを、どうやって見つけるか。わたしとジョーは、さまざまな方法を考えてみた。どうすべきか決めるのに、それほど時間はかからなかった。

「アムステルダムに招かれるよう働きかけるんだ」と、ジョーが言った。「とにかくだれかがアムステルダムに行って、空港で一晩を過ごしたときに、サルに変化がなかったかどうか調べて来なければならないからね」

任命を受けたわたしは、アムステルダムの公衆衛生局に電話をかけた。だが返ってきたこたえは、ウイルスがどこからきたか調べたいというのはもちろんわかるが、オランダではCDCは歓迎されないだろうというものだった。フレッドに相談すると、ブルインスマ教授に連絡を取ってみるようにと言う。教授は優秀なオランダ人ウイルス学者で、ロッテルダムの熱帯医学研究所で教えており、フレッドとは前に一緒に働いていたことがあるのだった。電話がつながり、教授と話をしはじめるとすぐ、わたしは味方を得たのがわかった。教授は感じのよい、前向きな人柄で、事情がよくわかっていた。

「役人の言うことなど気にしないでいいですよ」と、教授は言った。「アムステルダムにいらっしゃい。お会いして、一緒に事態を見極めましょう。役所の連中はいつだって、おかしなことを言うんですよ」

教授はつけ加えて、今度の感染症について話し合うため、衛生局が召集した会議がハーグで開かれることになっていると言った。その期日が、ちょうど電話をかけた日の翌日だった。いいタイミングだ、と教授は言い、ぜひくるようにと言ったが、わたしはまだ不安だった。正式に招かれなければ、行きにくい。だがジョーとフレッドに、オランダ公衆衛生局からの招請がないことを確認すると、二人は躊躇なく、わたしの取るべき行動を指示した。

「いいから、行ってこい」と、フレッドが言った。

普通なら、こういうことはめったにしない。こんなことをするのは、本当に特別なときだけだ。CDCの外で調査活動をするときは、どんな場合でも、必ず事前に地元の公衆衛生当局から公式の招請を受けることになっている。アイダホの肝炎流行のときも、ネブラスカの食中毒のときもそうした。ましてや調査におもむく先が外国なら、なおさらだ。そうは言っても、状況は明らかに特別だった。加えて上司のフレッドから、じきじきに命令を下されている。厳密に言えば、招請についてもまったく受けていないというわけではない。個人的なものではあるけれども、ブルインスマ教授に招かれたのはたしかだ。それにまた、KLMのニューヨーク支店の担当者が、アムステルダムのスキポール空港での全面的な協力を約束してくれたことも思い出した。なにはともあれ、行ってみるしかなさそうだった。

わたしはその晩のうちに、アムステルダムに向けて発った。隣は空席で、飛行機はそのまま離陸した。やった、これでゆったりできる、とわたしは思った。少しは眠れるかもしれない。明日は朝から大変な一日になりそうだから、休養しておかなければ。

だがシートベルト着用のサインが消えたとたん、ずんぐりとした中年男が通路をやってきて、わたしの隣に腰を下ろした。

者です」

「わたしも一緒に行くんですよ」と、男が言った。「チャック・マッケンシー、検疫部の

検疫部はCDCのべつのビルにあった。わたしたちとは普段はあまり接触がない。さあいったい、どういうことになるだろう？

ところがすぐに、チャックは愉快な道連れだとわかった。とても優秀で経験豊富だ。きっといろいろ教えてもらえるし、助けてもらえるだろう。アムステルダムまでわざわざ同行してきたところを見ると、検疫部でも、今回の事態を重くみているのに違いない。チャックが所属しているのは、制定法の条文によって守られているCDCのなかでも特異な部署だ。アメリカに輸入されたサルの問題は、たしかにCDCの検疫部が関心を示して当然の問題だった。しかしそうではあっても、オランダの役人は一筋縄ではいかない、ということをわたしは強調した。チャックは、わたしが招請もされていないのに行くように命じられたと言うと驚いた。当然、招請を受けているものと思っていたのだ。じつはチャックのほうも、受けているわけではなかった。アムステルダムに着いたら、臨機応変に行動するしかなさそうだった。

約束通り、ブルインスマ教授が空港に迎えにきてくれていた。教授は小柄で、動作がきびきびとしており、年の頃は五十代後半に見えた。わたしたちを歓迎してくれていたのは

間違いなかったが、長たらしい儀礼的な挨拶は抜きだった。ハーグまでは車で一時間かかる。のんびりしている時間はなかった。道中、教授が、わたしたちが受けた扱いはめずらしいものではない、ヨーロッパ人は伝統的に、旧植民地の人間にあれこれ指図されるのを嫌うから、と話した。

「ですがいまは、オランダ政府の意向などどうでもよいことです。それより、エボラウイルスが本当にわれわれの空港を通過していったのなら、そちらのほうがはるかに重要な問題です」教授は、わたしたちの協力が必要とされていると言って、わたしたちを安心させた。

ハーグに着くとすぐ、旧庁舎に案内された。エレベーターで数階上がる。わたしはぼうっとしていたが、それが気後れしてあがっているためなのか、時差ぼけのせいなのかわからなかった。教授がわたしたちを狭い部屋に案内した。中央に置かれた二つのテーブルのほかには、なにも置く余地がないほど狭い。すでに数人がテーブルについていた。わたしが知っているのはWHOのジム・ミーガンだけだ。そしてはっきりしているのは、その部屋にいるなかで、直接エボラと関わった経験があるのはわたしだけだということだ。さて、わたしには自分の状態がわかってきた。わたしは気後れしていた。

しかし驚いたことに、会議中、雰囲気はほとんど友好的だった。エボラについて、簡単に話をしてくれと頼まれたほどだ。話し終わる頃には、わたしは自分たちがじつは歓迎されているのではないかと思った。チャックのほうは観察に余念がなく、一言も口をはさまなかった。ミーティングは小一時間ほどもつづき、やがて熱のこもった議論もおさまりかけてきた。この頃には、予想していたのよりずっとうまくいった、とわたしは思っていた。空港内のサル用の施設を、独自に調査する許可までもらったのだ。けれども会議が終わったとき、高級官僚の一人がテーブルをまわってわたしのほうに近づいてきた。そして上体をかがめると、ほかには聞こえないような小声で言った。

「あなたに来てもらう必要はないと言ったはずだが」

「すみません」と、わたしはこたえた。「普通なら、こういうことは決してしないんですが。どうしても行くようにと命令を受けましたので、しかたなく」

ほかにどう言えばよかっただろう？

役人は重々しくうなずいた。

「部屋から出ていくように言わなかったのは、あなたが女性だからだ。だが、今回のようなことは二度とごめんだと、帰ったら上司に言っておきたまえ」

すぐ後ろに坐っていたチャックには、この会話は聞こえてしまったはずである。だがいかにもチャックらしく、聞こえたような素振りは見せなかった。

気まずさももちろんだったし、微妙な問題があるのもわかったが、ほしいものは手に入れることができた。翌日、わたしたちはスキポール空港の貨物部にある動物用施設の、問題のサルが収容された部屋を見にいった。動物用施設は大きくて風通しのよい格納庫のような建物で、家庭のペットから外国産の獣まで、あらゆる種類の動物を収容できるように設計されていた。競走馬専用のスペースまで設けられている。小さな部屋二つが、サルと鳥、その他の輸入小動物に割り当てられていた。わたしは、施設が快適なのに感心した。運営も効率よく行なわれているようだ。実際、空港の出発ロビーと比べても、ひけをとらないほどである。そして、こちらのほうがずっとすいている。

話を聞くと、鳥とサルは一緒に収容されることがあるらしい。ウイルス学的に言えば、そこからなんらかの可能性が生じないとは言えない。わたしたちが探しているのは鳥のウイルスなのだろうか？　ありえないことではなかった。わたしたちは、エボラウイルスは植物のウイルスかもしれないと思うことさえあったのだ。というのも、自然界でいくらかでもエボラウイルスに似ているのは、数種の植物のウイルスだったからだ。

施設の管理責任者は、レストンに運ばれたサルたちがそこで過ごしたのは、ほんの数時間だったと言った。見せてもらった記録にも、滞在時間は六時間となっている。そんな短い時間に、レストンのサルとアフリカからきたなにかの動物が接触して、ウイルスが感染するなどということが考えられるだろうか？　記録によると、アフリカと関係があると思われる動物は二種、ともに霊長類で、ガーナからメキシコシティの私設動物園へ送られたヒヒとサルだけだった。これがアフリカとの接点なのだろうか？　わからなかった。管理責任者が、アフリカ産のその二種の動物と、レストンのサルたちは、じつは同じビンから水を飲んでいたと言い出した。だがその情報開示も、あるウイルスがアフリカの動物から、レストンのサルに感染したという確たる証拠にはならない。まして、感染《かか》ったウイルスは二種類なのである。だが、ビンの共有が賢明な方法でないのはたしかだ。それで、管理責任者に、そういうやり方は病気を広げる恐れがあると伝えた。管理責任者はわたしたちの意見に納得したようで、これからは必要な予防策はすべて講じると請け合った。そして部下に、新品のビンの購入と、なんらかの滅菌消毒の手段を確保するようにただちに指示を出した。

その夜遅く、電話のベルで目を覚ました。アトランタにいるジョーからだった。よくないニュースだった。

「テキサスに運ばれる予定のサルが、タンザニアのアルーシャを出てアムステルダムに向かっているという情報が入った。噂だが、アルーシャの施設で、かなりの数のサルが死んだらしい」

ジョーが詳しいフライト情報をよこした。サルたちはすでに、スキポール空港に向かうKLM機のなかだ。わたしは時計を見た。午前二時。目覚ましをセットする。午前六時半、わたしは動物用施設に電話をして、そのことを知らせた。

「そのサルが着いたら、念入りに調べるようにします」と、相手はこたえた。

噂の真偽はわからなかったが、オランダに着いたサルたちはみな元気だった。そこでそのまま、テキサスに向けて送られることになった。だが、わたしたちは安心できなかった。サルが絶対に健康だという保証はまだなかった。わたしはジョーに電話をかけ、サルがいまアメリカに向かっていることを報告して、サルたちを出迎える手筈を整えてもらうことにした。CDCの実験動物管理部長で、霊長類専門の獣医であるボビー・ブラウンが、故郷テキサスに飛び、サルを出迎えることになった。

ジョーは、レストンのサルのフィロウイルスがアフリカから来たものなのか、それとも同じ仲間だが、アジアから来たべつのものなのかを知ることは決定的に重要だとわかっていた。そして、ガーナから輸出され、メキシコシティの私設動物園に向かった数頭の霊長類が、レストンに行ったサルたちとアムステルダムで同じ部屋にいたというわたしの報告に興味をもち、メキシコシティで動物たちを受け入れた業者の名前を調べて、電話をかけた。相手はしゃがれ声のスペイン語で、動物園に着いた動物たちはしごく元気だったたし、いまも元気にしているとこたえたらしい。だがジョーはそれだけでは納得できず、エボラの抗体を調べるために血清標本がほしいと思った。そして友人の獣医、ジョージ・ベアに連絡をとった。ベアは、生涯をかけて狂犬病の研究に取り組んでいるCDCの獣医である。加えてベアは、メキシコではあらゆる重要人物に（まあ、ほぼ全員に）顔がきく。そのベアの尽力で、ジョーは問題のヒヒとサルの血清標本を手に入れた。だがそれらは、レストンのサルのウイルスの抗体も、過去にアフリカで発生したエボラウイルスの抗体ももっていなかった。どうやら、アフリカのウイルスが関係している可能性はないとみてよかった。ジョーは、レストンのウイルスが新しいアジア産のウイルスだと確信した。

メキシコシティに着いたサルが〝白〟だったからと言って、テキサスに着くサルが安全かどうかはわからない。それでこのアルーシャから来るサルを詳しく調べるために、すでにボビーが帰郷していた。ボビーの故郷での人脈はものを言った。サルを受け入れた獣医は、ボビーの古くからの友人だった。そこで二人は力を合わせて調べることにした。すべてのサルの健康診断をした結果、アフリカ系のフィロウイルスを疑わせる病状を呈したサルは一頭もいなかった。ただ、体内に抗体をもつものがいた。ボビーは、抗体をもつサルの何頭かをアトランタに連れ帰った。その後、かなりのあいだ、わたしたちはそれらのサルがエボラを発症するか、あるいはエボラウイルスを保有しているなんらかの徴候を見せないかと、観察した。だがなにも起こらなかった。この線も、見当違いだったということだ。ただ、健康状態を維持しているサルは、たとえエボラウイルスの抗体をもっていても、周りのサルや飼育係の健康にはなんの影響も与えないということがはっきりした。これは重大な情報だった。レストンでの一件があって以来、抗体検査で陽性のサルをもった獣医たちからひっきりなしに問い合わせの電話がかかっていた。だれだって自分のところの動物は大事だから、殺さなくてすむものなら殺したくない。だれもがレストンで行なわれた陸軍によるサルの大虐殺を、繰り返したくはなかったのだ(レストンのモンキーセンターでは、発病していないサルもすべて処分された)。

アムステルダムからの帰路、わたしはニューヨークに立ち寄った。チャックはまっすぐにCDCに戻っていたので、独りだった。空港には、スティーヴ・オストロフが来ていた。スティーヴはJFK空港の動物収容施設を調べるため、レストンから出向いてきていたのである。航空荷物を受け取ると、わたしたちは一緒に動物用の施設に向かった。そこは合衆国動物保護協会(ASPA)が運営していて、黒い長い髪をした三十代後半の大柄な女性が、管理を任されていた。その女性が動物たちに温かく接しているのは明らかだった。動物を収容する施設として、特に不都合な点はない。ただスペースと、清潔さ、効率の点では、アムステルダムの施設とは比べようもなかった。何匹ものサルが狭い部屋に詰め込まれ、空き部屋がないと廊下にまで置かれるのだ。さらに具合の悪そうなサルは檻から出され、スタッフが直接手で餌を与え、世話をするという。

わたしもスティーヴも、「さては」と思った。

もしアメリカの地で、アメリカ人がアフリカのエボラに感染することがあるとしたら、その施設以上に感染の舞台としてぴったりの場所はないだろう。これまで動物やスタッフのなかに、エボラ出血熱らしき病気にかかった者がいなかったか、わたしたちは管理者の女性にたずねた。

すると管理者の女性はそういうケースを知っているだけでなく、二年前には自身も出血熱と思われる急性の熱病にかかったとこたえた。とっくに回復していたが、わたしたちはその女性の血液を調べてみなければと思った。結果、エボラに対する低レベルの抗体を保有していることがわかったが、それはなにを意味していたのだろう。追跡調査をしたが、ウイルスの滴定濃度に変化はなかった。その女性の経験した熱病がなんであれ、レストンのエボラ出血熱に関連したものではなさそうだった。その女性はおそらく、過去にエボラに感染したか、疑似陽性だったのだろう。

アトランタに戻る頃には、CDCの検疫部がサルの輸入統制に乗り出していた。嘆かわしいやり方でサルを扱う「不法業者」を取り締まるのが大きな目的だった。そうした業者はサルを狭い檻に閉じ込めて輸送し、ペットなどとして違法に売りさばくのだ。あくる一九九〇年三月、検疫部はついに一時的なサルの輸入禁止に踏み切った。これはフィリピンだけでなく、世界中どこからサルを輸入する場合にも適用される。ところがこの措置に、科学者たちから怒りの声が上がった。わたしたちは、どれほど多くの研究者がこうした野生のサルの輸入に頼っているのかを知らなかった。驚いたことに、年間二万匹以上のサルがアメリカに輸入され、そのなかの一万六千匹が、レストンで死んだのと同じアジア産のカニクイザルだという。サルはさまざまな医学的な研究や、薬品の安全性テストに使われる。わたしたちは輸入規模の大きさにもびっくりしたが、それらのサルがたいした目的もないのに殺されている事実にぞっとした。サルの取引市場は巨大で、専門の「マフィア」も存在するらしい。それはわたしたちが想像していたのよりはるかに大きく、はるかに蜜の多い商売だったのだ。だから一時的にせよ、取引を中断させ、制限を設けたのは、サルのためにはよいことだったのではないだろうか。

じつは一九九〇年の一月、悪い事態が起こっていた。あのレストンのヘイズルトン社が損失から立ち直り、再びサルの輸入をはじめたのだが、その輸入先が前回と同じマニラ近郊の業者だった。そしてまたしても、サルたちが死にはじめたのである。サルは前回と同じ、新手のフィロウイルスに感染していた。

信じられないことだった。

施設のなかに、前のウイルスがまだ潜んでいたのだろうか、それとも、またもや感染したサルを輸入してしまったのだろうか？　おそらくは後者だろう。

これに追い打ちをかけるように、二月に入ってすぐ、わたしたちはテキサス霊長類センターでも同じような致死の病が流行し、そのままではサルは全滅しそうだという報告を受けた。わたしはそのテキサスの施設にいる獣医、スティーヴ・ピアソンに電話をかけた。ピアソンも、ＣＤＣの実験動物管理部長ボビー・ブラウンの友人だった。

ピアソンは腕のいい獣医で、明晰な頭脳の持ち主だった。大切なサルを失った悲しみが電話線を通して伝わってくる。具合の悪くなったサルをできるかぎり治療し、なんとか救おうとしていた。それまでの調査で、新しいウイルスは人間には病気を起こさないものだとほぼわかっていた。それがもしエボラ・ザイールだったなら、その時点ですでに多数の患者と死者が出ていたはずである。わたしはスティーヴに、ウイルスの感染経路を突き止めなければならないと話した。そうしなければ、制圧することはできないからだ。スティーヴは喜んで協力したいと言った。すでに危険を冒して、個人的に検屍解剖も行なっている。わたしたちはしばらく話し合った。スティーヴが直面している危険と、それを最小限にとどめるための方策をわたしは説明した。

スティーヴには協力者が必要だった。それでCDCから、ペギー・ティプルという疫学者がテキサスに飛び、地元の疫学者ケイト・ヘンドリクスを手伝うことになった。ペギーは自身も馬を飼っていて、動物好きだったし、データの収集に関しては熱心すぎるくらいだった。もっともそのときの調査では、ケイトが中心になってデータを集めた。ケイトは若く、熱心で、頭に血がのぼることもあったが、調査に関しては抜かりがなかった。スティーヴ・ピアソンに協力し、死んだサルの感染経路をたどっていって、その結果、流行の原因について、重大な発見をした。

調査は、いくらか単純化できた。というのもケイトとスティーヴが扱うのはアジア産のエボラウイルスだとわかっていて、レストンで恐れられたようなエボラとサル出血熱ウイルスとの混合ではなかったからだ。輸入されたサルには、そのテキサスの施設も含め、ほとんどの施設で到着と同時にツベルクリン検査が行なわれる。結核は、檻のなかに飼われるサル、とくに着いてまもないサルがかかりやすい病気なのだ。検査では、サルの目の周りのやわらかいひだの部分にごく微量の試薬を注入する。もし結核に感染していれば、試薬を注入した部分が大きく腫れてくる。試薬は、細い注射器のなかに、理論上は八回分入っている。しかし針の分のデッド・スペースがあるため、実際には一本の注射器で七回しか注入できない。このささいな事実が、かぎられたグループだけがなぜ感染したのかを突き止める鍵になった。

ケイトは、感染したサルのいる檻がどこに並んでいるかを注意深く調べた。それからスティーヴと、飼育係を集めてツベルクリン検査をするときの順番をたずねた。ええ、いつも同じ順にやります、と飼育係はこたえた。ケイトは、それをやって見せてほしいと頼んだ。檻は上下二段に並べられていて、飼育係は検査をする順番を示した。ケイトは、ツベルクリン反応の試薬を注入された順番に、サルに番号をつけてみた。そうしておいて、死んだサルの番号を調べる。すると八番目にあたるサルだけが、一匹残らず元気でいることがわかった。二番目から七番目のサルは、病気になっている。理由は明らかだった。幸運なサル——最初のサルと八番目にあたるサルは、清潔な針で注射されていたのである。

これはマールブルグやエボラ、ラッサと同様、このテキサスのフィロウイルスも注射針の使い回しで広がるということを示す、なによりの証拠だった。このケイトの発見で、ウイルスの感染がどのように起きたかもわかったと言ってよいだろう。一部で言われているようにこのウイルスが空気感染するのなら、最初のサルも八番目にあたるサルも、不幸な仲間たちと同じ運命をたどったはずである。ケイトはのちにこの調査結果を、ボストンで開かれたアメリカ熱帯医療衛生協会の会議で発表した。

22　感染した飼育係

レストンでは、輸入されたサルの世話はほとんどすべて、五人の飼育係が受け持っていた。その仕事の一つは、着いたばかりのサルを輸送用の木箱から出すことだ。これはかなり原始的な作業である。換気の悪い部屋でバールを使い、薄っぺらな板をつぎからつぎへひきはがして、こじ開ける。それからなかにいる、哀れな、毛のつやの悪い、怯えたサルをひっぱり出して（このとき、厚手の手袋をしていればいいのだけれど）、標準型のステンレス製の檻に入れる。ひどく汚れる作業だ。輸送用の木箱の底は、四十時間かそれ以上も閉じこめられたままでいた百匹を越えるサルの排泄物で、厚くおおわれているのだ。レストンで使われている檻は、ＣＤＣ（疾病対策センター）で使われている檻とよく似ていて、少なくとも麻酔を打つまでは、飼育係がサルに直接触れなくてもコントロールできるように、引き寄せ棒がついている。二本の棒を両手で引き寄せることで、檻のなかの壁のように見えていた板を動かすことができるのだ。だがこの仕組みにサルが気づくと——そして、たいていはすぐに気づかれてしまうのだが——相手は正面の棒に両手両足をかけ、踏ん張って抵抗する。こちらが引けば、向こうは押す。おおかたサルの勝ちだ。サルに対抗して勝とうと思ったら、こちらも足を使うしかない。CDCではこれを、宇宙服のように見える防護服を着てやる。わたしは床に坐り、サルと同じ体勢になって、大きなゴムブーツを履いた足を檻の棒にかけ、てこの原理を使って引き寄せた経験がある。

CDCのレベル4実験室は、いたるところから余剰のサルを受け入れていたので、大きく、年をとったサルが運ばれてくることが多かった。二十キロ近い体重の、老練なサルを扱わなければならないこともめずらしくない。そんなときは、不作法には注意しなければならない。つまり、相手と目を合わせないように気をつける。目を合わせるのは、威嚇ととられるからだ。軽い麻酔を打ち、安全に檻から出すと、診察して、採血をする。このとき、わたしたちは必ず、一頭ごとに新しい注射針を使う。もう一つ、だれかがサルを扱うときは、必ずあと二人が付き添う決まりになっている。つまり、つねに三人で一頭のサルを扱うということだ。

これがCDCのやり方である。だが多くの民間の施設では、もっと荒っぽいやり方が好まれている。ときには手袋をまったくしないで、サルを扱う飼育係もいる。多くの場合、檻には引き寄せ棒はついておらず、サルをつかまえるには扉を開けて格闘するしかない。霊長類対霊長類の闘いだ。状況によっては一つの檻に二頭のサルが入れられることもあり、そうなると、作業にはいっそうの危険を伴う。サルにつかまれたり、引っ掻かれたり噛みつかれたりすることも起こり得る。そんなとき、サルのヘルペスBウイルスに感染する可能性が出てくる。このウイルスは、サルに感染してもたいした症状は現わさない。せいぜいで口唇ヘルペスの水泡ができるくらいだ。ところが人間がこれに感染すると、狂犬病に似た症状を現わし、ほとんどの場合助からない。ごく稀にしか感染しないために、このウイルスが人間には致命的なものだということを、つい忘れてしまいがちである。多くの飼育係が、そんな病気は過去のものだと片づけてしまっている。だが一九八〇年代の半ばには、フロリダ州ペンサコラ近郊の施設で、サルの飼育係がこのウイルスによって死亡した。のちに調査員がその飼育係の部屋に行くと、机の上に開かれたままの医学書が置かれていて、そこにはサルのヘルペスBウイルスに人間が感染した場合の症状が記されていたという。飼育係は自分の心配についてだれにも――妻にさえも、話していなかった。

一九九〇年一月のある朝、スティーヴ・オストロフがわたしのオフィスにやってきた。

レストンの飼育係が、感染したサルの検屍中、肝臓を切開していて怪我をしたという。スティーヴは意外なほど落ち着いていた。ジョーはロシアで行なわれている出血熱の会議に出かけていて、連絡は取れなかった。わたしはピーター・ヤーリングに電話をかけ、現場の指揮を頼んだ。

実際、状況は思わしくなさそうだった。ヤーリングは電子顕微鏡で、問題の飼育係が切開していたというサルの肝臓を調べていた。それはフィロウイルスでいっぱいだった。さあ、たいへんだ。この種の事故が起きたら、飼育係が感染から逃れる術《すべ》はない。

間違いなく深刻な事態になると判断して、わたしはペギー・ティプルに電話をかけた。先頃レストンに派遣され、スティーヴ・オストロフに代わって、感染したサルに接触した人たちの監視を引き継いだ疫学者である。ペギーはすでに問題の飼育係を診察していた。健康状態はほぼ良好で、心配な点はないと言う。ただし飼育係は中年で、肥満と重い糖尿病があるということだった。エボラとはあまりよい組み合わせではない。

わたしはペギーに、その飼育係を入院させ、毎日二十四時間、一時間ごとに診察するように、けれども必要以上の行動の制限はしないように、と言った。

「潜伏期間をすぎるまでは、その飼育係から目を離さないで。いまから一週間てところね」

受話器を置くと、ピーターと連絡をとった。飼育係の経過観察には、日々採血して、それを調べるのが最良の方法だということで意見が一致した。

翌日、ジョーがロシアから戻ってきた。

「それでいい」状況を説明し、わたしのしたことを報告すると、ジョーが言った。「正しい措置だ」そしてつけ加えた。「いよいよはっきりするな。このウイルスが、われわれのよく知っているアフリカのエボラのようなものなら、その男はまず間違いなく重症になって死ぬだろうからね」

ペギーはその後十日以上、飼育係を監視し、定期的な検査と検温をつづけた。わたしたちは事態を見守り、待っていた。ピーターは採取された血液標本の分析をつづけた。事件発生から三日後、わたしはピーターに電話をしてみた。なにか見つかったかしら？　こたえはイエスだった。

「見つかったよ」と、ピーターがこたえた。

最新の血液標本をＥＬＩＳＡ《イライザ》法で調べたところ、エボラの陽性反応が出たのである。ヤーリングはその血液標本のなかのウイルスを培養した。疑いの余地はなかった。飼育係は感染していた。

だが、なにも起こらなかった。

なんの症状も現われない。熱も、咽喉炎もなかった。軽い頭痛はあったが、そう頻繁ではない。糖尿病の症状さえ、治まっていた。

わたしたちはまた、今回のサルの積荷を扱ったほかの四人の飼育係についても監視をつづけた。前年の十一月に最初に一群のサルが病気になったとき、飼育係から採取した血液標本を手に入れていた。そのうちの三人の血液標本が、新しいウイルスに対して血清変換を起こすことがわかった。つまり、最初にテストしたときにはエボラに対する抗体はなかったのに、いまやその抗体ができているということだった。エボラの抗体ができたのは五人の飼育係のうち四人、みなサルと密接な接触があった者で、レストンウイルスに感染していた。

けれども、一人も発病しなかった。これは完全に新しい型のエボラで、人間には牙をむかない性質なのだ――少なくとも今回は。だが、この先もそうかどうかはわからない。ジョーはこの一件に直接かかわってきた。その意見を聞こう。

「飼育係が検屍中に自分の手を切ったが、発病には至らなかった。今度のウイルスが、人間に対しては非常に低い病原性しか持たないことは明らかだ。これはとてもいいニュースだと思う。だがじつは、わたしのこの状況評価は、いく人かのＣＤＣの仕事仲間も含めて、多くの人々の気に入るものではなかった。

それまでの立場を撤回するのが、ある人々にとってはそんなにも大変なのだということを、わたしは考慮に入れていなかった。今度のウイルスは人間には害がないというわたしの出した結論は、理由はなんであれ、一部の人間には受け入れがたいものだったのだ。この問題については、CDC内部でもかなり不愉快な議論が行なわれた。

飼育係の一件が広まると、ユーサムリッドのC・J・ピーターズが電話をかけてきて、感染した飼育係を軍の隔離施設〝スラマー（ブタ箱）〟ではなく、普通の病院に入れたのはどういうわけだと、猛烈な勢いで抗議してきた。わたし自身、自分の決断に一点の不安もなかったと言えば嘘になる。だが経験上、またすでに公表されているデータの上からも、出血熱の患者をそういう施設に隔離する必要がないのは明らかだと思う。いたずらに隔離を唱えるのは、思うに、事実からではなく恐怖のためである。出血熱に関する十五年近いわたし自身の経験、あるいはほかの人々の経験から、基本的な隔離看護の原則さえ守れば、病院のスタッフが必要以上に危険にさらされることなく、患者に最良の看護を提供できるとわかっている。患者は、経験を積んだ専門の看護スタッフのいる、設備のよい病院に入れなければならない。適切な看護を受けるには、それしかないのである。ウイルス性出血熱の患者の看護に関するCDCの現行のガイドラインには、この点が明らかにされている。

多くの経験と、過去のデータを入念に調査した結果つくられたこのガイドラインに、あえてはずれる措置をとる理由があったのだろうか。

にもかかわらず、不安な空気がみなぎり、一触即発の状況にあったレストンで、感染した飼育係をレベル4隔離室に入れろという圧力は、並はずれて大きかった。だが万が一、飼育係が発病していたとしても、わたしは同じことを主張しただろう」

一九九〇年三月――飼育係が感染し、発病しないとわかったずっとあとで――ジョーとフレッド・マーフィーは、レストン事件の調査のやり方に関して衝突した。特殊病原体部HIV／エイズ部門を四月下旬に去る予定だったジョーは、それで三月の終わりに突然辞職してしまった。ジョーは数年前にエイズの研究をはじめて以来、出血熱の研究をつづけたいという気持ちと、おもにアフリカで多くの人命を奪っているエイズとの闘いに貢献しなければという気持ちとのあいだで、板挟みになっていた。出血熱の研究には、それまでの人生の大半を費やし、情熱を傾けてきたのだ。けれども一九八九年七月、当時エイズ・グローバル・プログラムのリーダーだったジョナサン・マンとのあいだで合意ができ、ジョーはジュネーブに行くことになった。エイズや日和見感染に対して、ワクチンと薬物療法をテストするプログラムをつくるためである。研究の舞台は、主に発展途上国だ。そこではジョーの経験が大いに役に立つだろう。一九八九年夏、CDCのHIV／エイズ部門とWHOは、こみいった事務手続きを開始した。それはレストン事件の最初のサルが、フィリピンを出るずっと前の話である。

だから、ジョーがCDCを辞めたのはレストン問題についての意見の不一致があったからだという大衆紙のほのめかしは、事実無根のものだ。だがジョーも、そうまでせっかちに、角を立てるようにして辞めることはなかったと思う。CDCも、出血熱の分野におけるジョーの知識を失うことが、大きな損失であることは認めざるをえなかっただろう。数年前にカール・ジョンソンもCDCを去っていたから、損失はより大きかった。

それはわたしにとっても、大きな痛手だった。出血熱の研究をはじめて以来、ジョーはわたしの師であり、道しるべだったのだ。ジョーがCDCを去って、わたしは一人取り残されたような気がしてならなかった。

23　クリミア・コンゴ出血熱

サウジアラビアの聖地メッカと、その近くのジェッダでクリミア・コンゴ出血熱（CCHF）が発生したと知って、サウジアラビア政府は危機感をつのらせた。その疾病について、またその治療法について、サウジアラビア国内に知っている者はいなかった。CDC（疾病対策センター）の疫学者で、サウジ野外疫学トレーニングプログラム（FETP）を指揮していたボブ・フォンテインは、サウジ当局に、わたしを呼んで話を聞いてはどうかと勧めた。

世界中のイスラム教徒がメッカを目指して巡礼にくる、年に一度のハッジ（巡礼月）が目前に迫っていた。ハッジの伝統の一つに、巡礼者が生贄をささげ、その肉を貧しい人々に施す習慣がある。毎年二百万もの巡礼者がメッカを訪れ、大量の動物が食肉用に解体される。ボブはすでに、ウィルスの出所は食肉処理場だと突き止めていた。それまでに見つかったどの症例の場合も、食肉処理したての羊肉を扱った人間がからんでいたのである。被害者の大半が、食肉処理場で働く労働者だった。サウジアラビア人はこの手の仕事はいっさいしないから、食肉処理場での仕事はすべて貧しい近隣諸国からの出稼ぎ労働者が請け負っていた。こうした臨時の食肉処理労働者のあいだには、両手をあけて作業するために、平気で血のついたナイフを歯のあいだにくわえるという嘆かわしい習慣がある。ハッジの期間中に、この病気が大流行する危険があった。ボブとそのチームは、感染を食い止める措置を講じなければならなかった。

クリミア・コンゴ出血熱についての講演を頼まれ、わたしは聴衆がどんな反応を見せるかと、心配しながらメッカに着いた（わたしは異教徒で、しかも女である）。だが、その必要はなかった。みな驚くほど熱心に耳を傾けている。すでにメッカとジェッダの症例を知っていて、この恐ろしいウイルスについてできるだけ多くのことを知りたいと願っていたのだ。わたしはまず、サウジアラビアに隣接するペルシア湾岸の産油国、アラブ首長国連邦のドバイの病院で起きた感染の話からはじめた。ひどい出血のためにショック状態に陥った男性患者が、緊急救命室に運ばれてきた。医師たちはその患者をなんとか助けようと、口をつけての人工呼吸までした。だが、その必死の努力にもかかわらず、患者は死んだ。それから数日もしないうちに、緊急医療チームのメンバーが出血とショックでつぎつぎに倒れはじめた。そして彼らも、死んでいった。

わたしは目の前に広がる顔の海を見渡した。それから、似たような感染例を紹介した。今度は、パキスタンで起きたものだった。

「一九七六年、ラワルピンディで、羊飼いが血を吐きながら病院にかつぎ込まれました。医師はどこが悪いのかわからないまま手術をはじめましたが、結局助けることはできませんでした。数日後、その医師も死にました……」

会場の後ろのほうで、だれかが立ち上がった。その男が言った。

「その通りです。わたしの知り合いでした。恐ろしい事件だった。わたしたちはみな、恐怖にすくみあがりました」

会場がしんとした。まだなにか話すつもりかと待ってみたが、その男性はもうなにも言わなかった。

わたしは話をつづけた。クリミア・コンゴ出血熱は第二次世界大戦後、ロシア人によって報告されたのが最初だった。事の起こりはこうだった。戦争で荒廃した田園地帯の刈り入れを手伝うため、クリミア地方にロシア兵が派遣された。ところがいくらもたたないう

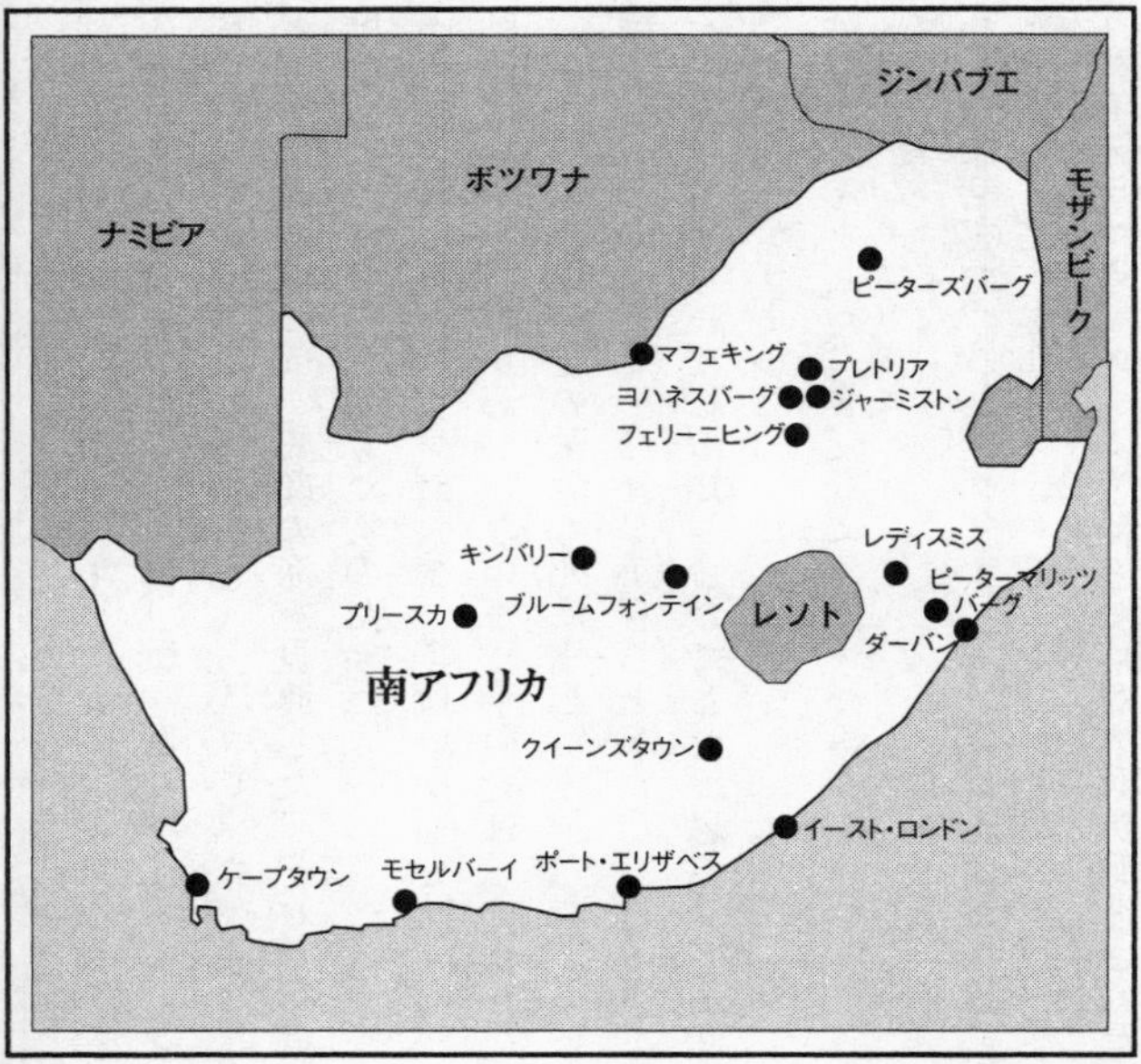
ジンバブエ
ボツワナ
ナミビア
モザンビーク
ピーターズバーグ
マフェキング
プレトリア
ヨハネスバーグ
ジャーミストン
フェリーニヒング
レディスミス
キンバリー
ピーターマリッツバーグ
ブルームフォンテイン
レソト
プリースカ
ダーバン
南アフリカ
クイーンズタウン
イースト・ロンドン
ケープタウン
モセルバーイ
ポート・エリザベス

＊地名は 1996 年当時

ちに、大勢の兵士が出血とショック症状を伴う謎の感染症に倒れてしまった。死亡率は恐ろしく高かった。ウィルスは黒海を越えてブルガリアにまで広がった。ブルガリアではあまりに深刻な事態になったため、ウィルスに感染させたネズミの脳から抽出し、ホルマリンで弱毒化させた独自のワクチンをつくったほどである。わたしもこのワクチンを、ブルガリア国境のすぐ南にある、ギリシアのテサロニキのホテルの一室で見せられた。各国の出血熱の専門家が、年配のブルガリア人科学者を取り囲むようにして立っていた。科学者がアンプルを掲げてみせた。

「これがそのワクチンです!」その誇らしげな口調は、一目見れば効果はわかるだろうと言わんばかりだった。

前線に送り込まれたブルガリア兵士は全員そのワクチンを支給され、患者は一人も出ていないと科学者は言ったが、それ以上の説明はなかった。厳格な共産主義のお国柄だ。わたしたちはワクチンに興味はもったが、効果については概《おおむ》ね懐疑的だった。

つぎにこの病気が現われたのは、地球を半周ほどしたヒマラヤ山脈の北、中国辺境の地、新疆《しんきょう》ウイグル自治区だった。このためクリミア・コンゴ出血熱は、中国では新疆《しんきょう》熱として知られている。この地方はタクラマカンという広大な砂漠を擁し、近くにはもう一つ、ゴビ砂漠も控えている。世界でもっとも厳しい気候で知られる地域だ。この荒れ果てた不毛の地には、シルクロードに沿った古代の交易都市の遺跡が隠されているが、現代の中国もまた、この砂漠に最高機密の核施設を隠している。CDCの黄熱の専門家トム・モナスは、中国でも、わたしがテサロニキで経験したようなことがあったと言っていた。病気についてたずねると、一人の役人がモナスに、テサロニキのときと同じような、ホルマリンで弱毒化させたワクチンのアンプルを見せ、どんなに効くかを述べ立てた。だがどうして効くのかという説明や、なにからつくったのかといったことは、いっさい明かされなかったという。そんなふうに秘密が多いとは言え、クリミア・コンゴ出血熱はこの種の単純なワクチンで予防できるのかもしれない。おそらく中国もブルガリアも、なにかをつかんだのだろう。中国と旧ソビエト連邦は、出血熱に対して以前から強い関心をもってきた。旧ソビエト軍が、出血熱の大規模な実験研究を行なっていたことは知られている。だがウイルスに対する彼らの興味は、必ずしも世のため人のためだったわけではないらしい。クリミア・コンゴ出血熱やそのほかのウイルスを、生物兵器として使う可能性も視野に入れて研究していたようだという、不気味な噂もある。

一九五六年、死んだ少年の体から、この病気のウイルスが分離された。だがそれは、アフリカのコンゴでだった。それでこの病気の名前に、コンゴが含まれることになったのである。このウイルスはブニヤウイルスの仲間で、ダニによって媒介され、さまざまな動物のあいだを渡り歩く。とくにヒツジとヤギが多い。ウイルスを媒介するダニは、暑く乾燥した地域に分布しているカタダニだ。人間が感染するのはカタダニに咬まれるか、感染した動物の血液に触れた場合、もしくは人間の患者の血液や分泌物に接触した場合である。

わたしはクリミア・コンゴ出血熱の来歴を語り終え、つづけて、わたしたちが早くからアフリカで進めてきたクリミア・コンゴ出血熱調査について話した。一九八六年、わたしとジョーは南アフリカで、カラハリ砂漠の北の半砂漠地帯で発生した出血熱らしき一連の症例について調査していた。多くの症例で、人里離れたヒツジの牧場が関係していることがわかった。一九八九年にはわたしたちはセネガルにいた。フェルロと呼ばれるサヘル地方で、動物や昆虫を研究しているマーク・ウイルソンという研究者に呼ばれたためである。マークは自らの研究を進めるうちに動物たち——とくにヒツジ——が非常に高い割合でクリミア・コンゴ出血熱ウイルスに感染していることに気づいた。はたして人間も、同じように高い割合で感染しているのだろうか？　調査はむずかしかった。サヘル地方は生物がほとんどなにも育たない砂漠地帯なのである。病院も診療所も、店も交通手段もない。あたりには砂と、刺だらけの藪があるだけだ。ときに水たまりが現われ、遊牧民の飼っている動物たちが集まっている。だが、それだけである。あとはただ、容赦なく服や目、鼻、口に入り込んでくる大量の砂塵が巻き上がっているだけだ。

この荒涼たる砂漠に住むのは主に遊牧民である。川と放牧地を求め、ヒツジを連れてサハラ砂漠の南のへりを何百キロもわたっていく。こうした遊牧民は魅力的な人々だ。敬虔なイスラム教徒で、厳格で禁欲的な生活をおくるが、男性がヒツジの世話をしているあいだは、女性たちが残りの労働をすべてこなす。背が高く、しなやかな体つきの女性たちが水を運び、自分の背よりも高い百八十センチはある木のすりこぎで、リズミカルに主食の雑穀を粉にする。

こうした部族のあいだでは、男は四人まで妻をもってもよいとされているが、自分の家畜については数えてはならないことになっている。家畜の数を数えてよいのはアラーのみで、逆らえばアラーに家畜を取り上げられてしまう。この信仰のために、とわたしは聴衆に話した。マークはずいぶん苦労することになった。研究用のデータを集めるためには、家畜の個体数をできるだけ正確に把握しなければならない。ところが宗教上の問題を起こさずに、それぞれの所有する家畜の数をきくわけにはいかないというのだ。そこでマークは、代わりに糞を数えることにした。毎朝、ヒツジが一晩過ごしたイバラの囲いのなかに入り込み、新しい糞を数える。個体数調査をするのに理想的な方法とは言えないけれども、そのような状況下では最良の策だった。

わたしたちはサヘルに着くと、遊牧民たちと一緒にキャンプを張ることになった。遊牧民たちは特有の親切さで、マークのために、屋根のある通路でつながった藁の小屋を二つ建ててくれていた。けれどもわたしたちは、外に簡易ベッドを持ち出して眠るほうが好きだった。もっとも外で寝ていると、オンドリが近づいてくるという問題があった。一メートルも離れていないところで時の声をあげられたら、あわてて飛び起きるしかない。おまけに彼らは、どんなに追い払っても動じない。どうしても静かにさせようと思ったら、チキンスープにするしかなさそうだった。

ではこうした遊牧生活をしている人たちは、病気になったときどうしているのだろう？ どんな治療をするのだろう。その点はよくわからなかった。わたしたちは何週間もかけて、遊牧民たちに聞き取り調査を行なった。人々はとても親切で協力的だったが、クリミア・コンゴ出血熱にだれかがなったとか、それで死んだというような痕跡はなにも見つからなかった。

動物にはクリミア・コンゴ出血熱ウイルスが大量に見つかったのに、人間には明らかな症例は一つも見つからなかった。わたしは聴衆に向かって、つぎのように話を結んだ。

「もしかしたらウイルスは、この地方で、人間に害を与えないタイプのものに変異したのかもしれません。あるいは遊牧民たちが長年のうちに免疫をもつにいたったか、または感染者はすでに全員死亡し、わたしたちが真実を聞かされなかっただけかもしれません。ああいう部族では秘密は守られますから。真相はわかりません。そういうわけで、発見されてから半世紀近く経ったいまも、クリミア・コンゴ出血熱は謎に包まれたままなのです」

メッカで講演をする前に、わたしはまずリヤドに立ち寄って、それからジェッダに行った。そのジェッダで、ちょっと困ったことがあった。一人旅だったわたしは、予約しておいたフランス系の四ツ星ホテルにチェックインしようとして、意外なことをきかれた。フロント係が不安そうな表情を浮かべてわたしを見上げる。

「失礼ですが、マダム。お連れの殿方は？」

「連れですって？　男の連れがいなくちゃいけないんですか？」

フロント係は困ったような顔をした。この国では、女性が男性の連れなしでホテルに宿泊するのはもちろん、一人で旅行をすることさえ禁じられているのだということを、わたしはそのときはじめて知った。わたしは支配人を呼んでくれるように頼んだ。

支配人がやってきて、わたしに気づいた。その支配人は以前、シエラレオネの首都フリータウンで、同じソフィテル・ホテル・チェーンの「マミー・ヨーコ・ホテル」の支配人をしていたことがあった。支配人は申し訳ないと言いながら、ホテルとしては女性の一人客を泊める危険を冒すわけにはいかないと説明した。宗教警察に見つかれば、閉鎖しなければならなくなるかもしれないというのだ。

「でも、わたしはどうしたらいいのかしら？　サウジ政府に招かれてきたんですよ。もしわたしが路上で寝なければならないと知ったら、政府はどう言うかしら？」

問題は複雑な書類操作をいくつも行なうことで解決した。これで少なくとも、頭の上を覆う屋根は確保したわけだ。すっかり安心したわたしは、コーヒーショップへ遅い昼食をとりに行った。近づいてきたウェイターは、礼儀正しく、どうぞ「家族席」へ、と言った。わたしも礼儀正しく、わたしは家族連れではないから、お気遣いはありがたいが、いまいる席でけっこうですとこたえた。ウェイターは注文を取るときも落ち着かないようすだった。西洋人であっても、女性はすべて目につかない奥の席に坐らせろと教育されているのは明らかだった。あとでプールに入って涼もうと思っていた計画もだめになった。プールは男性客専用だったのだ。わたしは自分の部屋に監禁されたも同然だった。

翌日、わたしを招いたサウジ保健省の医師たちに会った。足元まである白いローブを着て、頭に格子柄の四角い布「カフィエ」をかけている。彼らは礼儀正しく、待遇はどうですかときいてきた。なにも問題はありませんか？　ホテルはきちんとしていましたか？

わたしは笑った。

「ええ、とても。なにも問題はありません。ただ、いい経験をさせていただきましたけど」

「どういう意味です、いい経験とは？」と、彼らがたずねた。「やはり、なにか問題があったのですね？」

「いえ、なにも」と、わたしは請け合った。「ただ、いい経験をした、それだけです、本当に」そう言ってから、一拍おいてつけ加えた。「南アフリカに住む黒人の気持ちが、少しだけわかったような気がします」

徐々に笑いが広がった。なんのことを言っているのかわかったのだ。だがぎくしゃくした出来事があったのははじめのうちだけで、その後の滞在中はなにも問題はなかった。とは言っても、わたしはまたあの国に行きたいとは思わない。

ボブ・フォンテインとそのチームは調査を終了した。その結果、クリミア・コンゴ出血熱はサウジアラビアには以前から存在しているが、感染率は非常に低いとわかった。ウイルスが広範囲に広がるチャンスを得るのはハッジのときだけだ。祭儀用の生贄に、世界中からヒツジが輸入される。おもな輸出国にはスーダン、イラク、イエメン、イランといった国々が含まれるが、これらはすべてカタダニの繁殖に適した地域で、クリミア・コンゴ出血熱ウイルスにとって住みやすい場所である。もちろんニュージーランドからも、ウイルスに汚染されていない健康な子ヒツジが輸入される。だが食肉処理のはじまる数週間前から、輸入されたヒツジたちは待機用の大きな畜舎に一緒に入れられる。そのためウィルスはイラク産のヒツジからニュージーランド産のヒツジへ簡単に感染《うつ》ってしまう。食肉処理される頃にはみな、ウィルスをもっていることになるのだ。

ボブの指導で、サウジアラビア政府は輸入された動物すべてに検査を義務づけるというやり方でこの問題を解決した。結果として、クリミア・コンゴ出血熱はハッジの来る前におさまった。のちにパキスタンで仕事をするようになって、わたしは出会ったイスラム教徒の男性たちに言ったものだ。メッカで講演したわよと。これは拍手喝采ものだった。メッカに白人女性？　ありえない！

一九八六年、わたしとジョーはクリミア・コンゴ出血熱ウィルスを探すために南アフリカにいた。首都のプレトリアで保健・人口開発省の疫学部門の責任者をしているホースト・カストナーから、クリミア・コンゴ出血熱の流行調査の依頼を受けたのだ。保健・人口開発省は、資金力の点では大きな違いがあるものの、アメリカのＣＤＣとほぼ同じ役割を果たしている。ホーストとは以前にも一緒に仕事をしたことがあったが、五十代で疫学部門だけを担当するという、いささか寂しい地位にいる。プレトリアのオフィスで会うと、その表情は曇っていた。クリミア・コンゴ出血熱は省の上役たちの頭痛の種なのだ。この病気の流行を引き起こす危険因子が正確につかめなければ、流行阻止の計画も立てることができない。ホーストの状況説明を聞いたあと、わたしたちは症例調査を実施することにした。

クリミア・コンゴ出血熱ウイルスは、調査のむずかしいウイルスである。地理的な意味でも、発生の時期から言っても、調査対象が広範囲にわたるためだ。実験による研究も、このウイルスが動物には症状を起こさないために（不運にも、人間だけが例外なのだ）、不可能である。

わたしたちは古い友人のボブ・スワニポールに電話をかけた。ボブは出血熱の熱心な研究者で、ヨハネスバーグにレベル4実験室をもっていた。アメリカにあるもの以外では、世界でももっとも設備の整った施設だろう。ボブの協力もほしかったが、症例を研究所で分析するために、その施設が必要だった。背が低く、精力的な獣医であり、ウイルス学者でもあるボブは、数年前にジンバブエ（当時のローデシア）から、南アフリカにやってきた。そしてクルーガー国立公園の鳥獣保護区に入り込み、おびただしい数の野鳥や動物をつかまえては血を採って、有名になった。つかまえて血を採った動物たちは、エランドをのぞいて一匹残らずクリミア・コンゴ出血熱の抗体をもっていた。これにはボブも驚いた。

実際すばらしい手柄だった。このボブの調査で得られた情報は、わたしたちにとって興味があるどころではなかった。クリミア・コンゴ出血熱ウイルスは、野生の動物たちのあいだにそれほど広範囲に広がっているとわかったからである。ボブはまた、一九八四年にタイガーバーグ病院で起きた流行についても調べていた。そのときには七人が発病し、二人が死んでいた。ボブによれば、その流行では患者と直接接触し、患者の血液に触れた者が二次感染を起こしたということだった。南アフリカでは、それ以前の症例はすべて、食肉処理場の労働者か、ダニに咬まれた者、あるいは驚いたことに、羽根を取るために飼育されているダチョウに咬まれた者にかぎられていた。

ボブはわたしたちに、一九八一年以降に南アフリカで見つかったクリミア・コンゴ出血熱の患者についてはリストにしてあると話した。すべて研究所で分析済みだ。ボブが血液を検査した最初の患者は、パイオニア・キャンプに友人たちと出かけた十二歳の少年だった。少年は灌木の茂みを歩き、草原の木の下で寝た。南アフリカのこどもたちは、自分たちの国をよく知るようにと企画されるこの手の探検に、みな参加するのである。家に戻るとすぐ、少年は具合が悪くなった。診察の結果、頭頂部に疑わしい腫物が発見された。ダニにかまれた痕である。

少年の病状は絶望的だった。少年は出血し、死んだ。

血液からウイルスを分離したあと、ボブは少年がキャンプしたという現場に車で出かけ、問題の木の下を毛布でさらった。これは昆虫学者がダニをつかまえるときに使う古典的手法だ。毛布はダニでいっぱいになった。

集めるべき標本は山のようにあった。わたしたちはヒツジの放牧場と病院で六百人から採血した。これらに加えて、二千頭の動物から採取した血清と、精力的な獣医によって集められた標本があった。

キンバリーはダイヤモンドの採掘地として有名だが、キンバリーのクリミア・コンゴ出血熱の患者のほとんどは、カラハリ砂漠の北の人里離れたヒツジの放牧場の者だった。一九八五年の一年間に、キンバリー病院では少なくとも九人の患者を扱っている。そのうちの一人が死亡した。その前年、看護師が一人、クリミア・コンゴ出血熱で亡くなっているので、ひょっとするとこの病院の看護システムに問題があるのではないかと思った。だが調べてみると、病院は近代的な設備を備え、管理も行き届いていることがわかった。クリミア・コンゴ出血熱の患者には、特別な病棟が用意されている。患者はそこできめ細かな看護を受けることができ、多くは回復しているのである。致死率の高いこの病気から、それだけ多くの患者が回復した例はあまりない。

キンバリー病院の協力を取りつけると、わたしたちは二つのグループに分かれた。一つは病院内で調査を行ない、もう一つは三十六あるという牧場でクリミア・コンゴ出血熱の広がり具合を調べるのである。こうした牧場はとてつもなく大きく、見渡すかぎりの広大な風景のなかに、ぽつんぽつんと点在する。雄大な景色だが、あまりに広くて、一エーカー四方に羊が一頭しかいないようなところもある。単調でもあった。こういう土地で生きていくためには、必要な資質というものがあるのだろう。ここに住む白人の牧羊業者たちはみな、とても人あたりがよく、驚くほど頑健だった。だがときどき、理解できないことにもぶつかった。ある牧場を訪れたとき、わたしたちはだれかに監視されているような視線を感じた。二組の目が、ドアの陰からわたしたちの姿を追っている。近づくと、それは二人の男性で、その牧場のオーナーの息子たちだとわかった。表情と独特の仕種から、二人が重度の知的障害であるのは明らかだった。こうした牧場では、かなりの割合で近親結婚が行なわれているのだろうと、わたしたちは推測した。普通牧場には白人の一族と、有色人種の雇い人が住んでいる。牧場同士がこれほど離れていれば、近親結婚が日常的に行なわれても不思議はない。しかしこういうところで、だれが快楽と禁欲の問題についていけるだろう。ある牧場主が降雨日誌をもってきて見せてくれた。過去二十年間の降雨量を記したものだ。最後に雨が降ったという記載があるのは一九七七年である。そのときは一九八七年だったから、十年間にただの一滴も降らなかったのだ！

一歩家のなかに入ると、そこはまったくの別世界だ。すぐ外が砂漠だということなど、背おおいをかけた豪華な安楽椅子がいくつも置かれている。小型の洒落たコーヒーテーブルはどの家にも必ずあって、部屋中どこを見ても、真鍮の装飾品や骨董品であふれている。外国土産もたくさんある。青い風車の描かれたオランダの木靴や、エッフェル塔の模型などだ。知らない人間が訪ねてくるなどというのはめったにない出来事だから、わたしたちはどこへ行ってもたっぷりしたヒツジのシチューでもてなされた。フォークランド諸島では、一年中毎日食卓に出てくるマトンを「三六五」と呼ぶ。ここでも同じことが言えそうだった。

外の世界との唯一の連絡手段は、古風な電話装置である。片手でハンドルを回し、もう一方の手で耳に受話器を押し当てながら、送話口に向かって大声で叫ばなければならないあれだ。ジョーは、自分が育ったインディアナ州のジョージタウン、一九五〇年代に人口が五百人だったというその町を思い出すと言った。

牧場主の一人が、クリミア・コンゴ出血熱にかかったときのようすを話してくれた。あるときダニを素手で潰し、掌に切傷ができた。三日後、突然頭痛と筋肉痛に襲われ、ひどい寒気がして起きていられなくなった。それまでそんなふうに寝込んだことはなかった、と牧場主は言った。病気などしたことがなかったのだ。それで相手がクリミア・コンゴ出血熱だったにもかかわらず、いつまでも寝ている気はなかった。数時間後、牧場主は起き出して、「若い連中」がヒツジを集めるのを手伝おうと外に出た。その仕事の最中に、鼻血が吹き出し、どうやっても止まらなかった。この時点で、血小板の数値はゼロに近くなっていたに違いない。血は固まらなかった。牧場主はキンバリー病院に運ばれ、入院した。けれどもこの牧場主は幸運な一人だった。助かったのだ。

調査結果を公表するにあたって、人間に発症するクリミア・コンゴ出血熱がヒツジの飼育に関係していること、とくに牧場主が子ヒツジを取り上げることと関係がある点をわたしたちは指摘した。感染するのが雇い人ではなく、常に牧場主であるというのもこれでうなずける。キンバリー病院でのクリミア・コンゴ出血熱の死亡例が、不適切な看護のためではなかったこともはっきりした。九五年に死んだ看護師のほかに、実験室の技師の女性にも抗体をもつ者がいたが、その女性の感染は二つの点で特殊だった。一つは、その女性が血清標本を扱うさいには十分に注意していたという点である。つねに手袋をはめていたし、事故も一度も起きなかった。もう一つは、なんの症状も現われなかったことだ。それがどうしてかはわからない。その女性は病院での仕事には関係なく、どこかで知らずにダニに咬まれたのかもしれない。クリミア・コンゴ出血熱ウイルスは家畜のあいだを渡り歩き、人間はダニや家畜の血という感染源にさらされている。けれども実際に感染することは稀なのである。

ただし感染して発症すると、人間には致命的な病気となる。わたしたちにできるもっとも重要なことは、抗ウイルス薬がこの病気の治療に効くかどうかを調べることだ。ジョーがリバビリンによるラッサ熱の治療に成功したあと、わたしたちはクリミア・コンゴ出血熱をつぎのターゲットにしたいと考えた。実験室ではクリミア・コンゴ出血熱ウイルスがリバビリンに強い反応を示すことがたしかめられていたが、人間に効くかどうかはわからなかった。動物実験はできなかった。動物たちはこのウイルスに感染しても症状を現わさないのだ。ジョーとわたしは、感染した人間の患者に臨床試験を行なう計画案を作成した。最近の情報では、リバビリンは投与した患者に絶大な効果を発揮しているという。ボブはそうした患者三十人のデータを、のちにベルリンで開かれた会議で発表した。リバビリンを投与した患者で死亡したのはたった一人、それも急性のウイルス感染症が直接の死因ではなく、合併症による死亡だった。クリミア・コンゴ出血熱の致死率は少なくとも三十パーセントである。かつてのいくつかの流行ではそれ以上だったこともある。それを考えると、これは劇的な進歩と言ってよい。これらのデータが出版され、やがてこの恐ろしい病気に対する治療法が確立することになればと願わずにいられない。

24　大聖堂

一九八〇年代の終わりにわたしは妻と別れ――スーの離婚のほうが先だった――一九九〇年の三月にはCDC（疾病対策センター）の特殊病原体部を辞めた。わたしはスーと、仕事を離れてよく会うようになり、共通の趣味が多いこと、とりわけアウトドアと音楽の好みが同じだということを発見した。スーと、わたしのこども三人を連れてスキーに行ったり、ワイオミング州ウィンドリヴァー山脈の自然のなかをバックパッキングで歩きまわったりした。わたしたちは二人とも、ウイルス性出血熱の研究という狭い分野に生きてきた。その後わたしはHIVの研究にたずさわり、西ケニアをはじめとする地域でのHIV、およびマラリアのプロジェクトに加わった。その間スーはCDCで、わたしが二十年前に入ったときから所属していた特殊病原体部で研究を進めていた。しかし、部内の雰囲気は以前とは変わってしまっていた。わたしとスーは一緒に働いていたときよりも、わたしがCDCを辞めてからのほうが、頻繁に会うようになった。

二年後の一九九二年三月、わたしはコロラド州ヴェイルにスキー旅行に行く計画を立てていた。そこには何年か前にこどもたちと一緒に行ったことがあり、とても楽しかったので、全員一致でいつかまた行こうと決めていたのだ。そのとき、頭のなかにひらめくものがあった。わたしはスーにプロポーズした。そしてヴェイル山の山頂で結婚式をやろうと提案した。

空に浮かぶ大聖堂ね、とスーがこたえた。

何カ所かに電話をして、そんなことが可能だろうかと問い合わせると、粋狂な人もいるもので、毎年何組かのカップルが、実際に山頂で結婚式をあげているということだった。それらの式を執り行なっているのが郡長官のバック・アレンという人物で、リフトの発着所近くに住んでいるという。当然ながら、スキーの腕前は超一流だ。わたしたちはアトランタから、記録的なスピードで目的地にたどり着いた。わたしのこどもたち、キット、ピーター、アンと、その友人たちが交代で運転し、ノンストップで飛ばしたからである。二十四時間後にはヴェイルに到着していた。七十三歳になるわたしの母も飛行機で駆けつけたが、式を行なう頂上にたどり着くためには、途中までゴンドラで上がり、「鷲の巣」と呼ばれる最後の上り坂六百メートルほどは、スキーストックと、キットとピーターの助けを借りて登らなければならなかった。

聖パトリックの日、空は曇っていた。テレマーク回転を見せて到着したバック・アレンは、ゴア山脈の雄大な山並みが背景になるようにわたしたちを立たせた。結婚式は簡素だったが感動的だった。式が終わると、わたしたちは斜面を滑り降り、ロッジで結婚証明書にサインしてからシャンパンで祝杯をあげた。そのあとは、もうぐずぐずしていられなかった。わたしたちはすぐに、粉雪のなかに飛び出していった。その日、スキーウェアに生花をつけて滑っていたのはわたしたちだけだったので、いささか目立っていたかもしれない。

人生の大きな変化は、結婚だけではなかった。まもなくわたしたちは、思いもよらなかった場所で生活することになる。より正確に言えば、そこはそれまで、行ってみたいとさえ思ったことのない場所だった。この先は例によって、スーに語ってもらうことにしよう。

一九九一年九月、ジョーは意外な人物から電話を受けた。パキスタンのカラチにあるアーガー・ハーン大学医学部の学部長ジム・バートレット博士からである。ところがほんの数語話しただけで、電話は切れてしまった。数分後、ふたたびかかってきた電話でバートレットが言った。

「いや、失礼。よくあることでしてね、年中こんなふうに切れてしまうんですよ」

バートレットは話をつづけた。CDC時代のジョーの同僚でラッサ熱の研究をしていたデイヴィッド・フレーザーが、ジョーならカラチでの仕事に興味をもつかもしれないと言って紹介したという。だが詳しい話を聞く前に、また電話は切れてしまった。わたしはジョーからその電話のことを聞くと、言った。

「カラチですって？　冗談じゃないわ」

カラチが魅力に乏しく、薄汚れて不潔な大都市だと言われていることくらい、アジアにうといわたしでも知っていた。加えて、パキスタンは敬虔なイスラム国家である。女のわたしにとって、それは看過できない問題だ。サウジアラビアでの経験からいって、イスラム文化はとても好きになれそうもない。行く気がないのはジョーも同じようだった。わたしたちは笑って、カラチのことは心の外へ追いやった。

けれども海外へ移住するというアイディアは、とても魅力的に思えた。わたしたちは二人とも、物事が本当にはじまる現場に戻りたかったのだ。そしてなにより、また二人で一緒に研究したかった。どこか適当な場所が見つかったときのために、わたしたちは独自の研究プログラムをつくったりしていた。

そんなとき、デイヴィッド・フレーザーがパリから電話をかけてきた。フレーザーはペンシルベニア州のスワースモア大学の学長を退き、自分の属するイスラム教イスマイル派の首長アーガー・ハーンの顧問になったばかりだった。イスマイル派の信者は、世界に数百万人いると言われている。デイヴィッドの仕事は、イスラム世界のさまざまな場所に住むそうした人たちの健康、住環境、福祉を管轄することだった。大学の医学部の設立目的について説明したのち、フレーザーはジョーに、もう一度考えてみてくれないかと言った。そのときは、電話は途中では切れなかった。

アーガー・ハーン大学の医学部はまだ新しく、一九八三年に創設されたばかりだった。アーガー・ハーンがパキスタン人の若者を医師として養成するために、西洋式の教授法と基準を取り入れ、創設したものだ。その結果、そこは地域内のどの学校よりも、レベルの高い教育を提供していた。フレーザーやバートレットがぜひジョーに受け持ってもらいたいと思っていたのは、地域医療科学学科（CHS）だった。学生たちに疫学の現場を体験させる部門である。CHSには、イスマイル派が病院や診療所、学校、地域開発プログラムなどを展開させているアジアの国々や東アフリカの国々からも、参加することができた。そうした国々はイスマイル派の信者の多い国だったが、参加するのにイスマイル派でなければならないということはなかった。その地域に住むだれにでも、門戸は開かれていた。

アーガー・ハーンの計画は啓蒙的であり、きちんと組織化されていると、わたしたちにもわかってきた。

その頃には、実際にカラチに行ってみてもいい、というくらいには興味をひかれていた。だが行ってみると、そこは噂に恥じない都市だった。暑く、埃っぽく、喧騒に満ちて、混沌としている。もっとも見方を変えれば、活気と活力に満ちているとも言えた。通りには、過去一万年のあいだに人類史上に登場した、ありとあらゆる種類の交通手段が見られた。ロバ、ラクダ、自転車、手押し車、排気ガスを撒き散らしながらいく三輪車「トゥクトゥク」、派手に塗られたトラック、バイク、輸入車の小型バス、それから普通自動車……あまりの混雑で、これらの動物や車両が立錐の余地なくひしめき合い、ほんの少し前へ進むのにも、何時間もかかることがあった。人々は一般的に貧しいが、外見だけでは判断できない。たしかに物乞いに出会うことは少なくないし、ヴェールをかけ、「レンタルベビー」を抱えた物乞いにもよく会う。だがこの国では、「ホームレス」ということが西側諸国のようには深刻な問題にならない。最後の砦としての家族のネットワークがあるからだ。泊まるところがなくても、頼めば必ずどこかの従兄弟か叔父が泊めてくれるだろう。加えてカラチは、パキスタンの商業の中心である。相対的にはとても裕福な都市だ。ただ富の分配が、平等に行なわれていないだけである。富と赤貧がここでは隣り合わせなのだ。

カラチの町を見ていると、とてもこんなところでは生活できないという気がしたが、アーガー・ハーン大学はべつだった。そこはわたしたちに、またとない研究と教育の機会を提供してくれそうだった。たとえ少数でも、講師陣や学生たちにわたしたちが公衆衛生の概念を伝えれば、それを身につけた彼らがこの地域をよく変えていくかもしれない。カラチは、公衆衛生上の多くの問題を抱えた新しいタイプの一千万都市である。組織化された公衆衛生対策がほとんどなく、公衆衛生に関する教育はないに等しい。高水準の私立大学が、公衆衛生のプログラムを打ち立てるというのは魅力的だ。公衆衛生のなんたるかを知らない国にあっては、なおさらである。

ここには可能性がある。アーガー・ハーンで出会った多くの若者は頭がよく、向学心に燃えているように見えた。CHSが感染症を対象とする教育プログラムを設けているのも、わたしたちの興味をそそった。カラチに豊富に存在するものがあるとすれば、それは感染症なのだ。

思いもかけなかったことだが、よくよく考えた末、よし、やってみようということになった。一九九三年六月一日、ジョーはカラチに向けて出発し、わたしも二カ月後にカラチに飛んだ。ちょうど、CDCの運営方針に不満がつのっていた時期だったから、そんな事態に決着をつけられて、わたしは満足していた。

アーガー・ハーン大学とその医学部は、まるで大聖堂のような造りだった。ピンクの大理石で建てられたそれは、カラチのそのほかの場所と著しい対照をなしている。わたしたちは閑静な住宅街に、素敵な家を見つけた。この町のいたるところに氾濫する無秩序から逃げ込む隠れ家である。やるべきことは山のようにあった。しかも一時の猶予もならない。コレラと腸チフスがパキスタン人の健康に対する大きな脅威だということは承知していたが、まもなくわたしたちは、べつの病気が国中で猛威をふるっていることに気づいた。それはコレラと同じくらい蔓延していて、コレラなどよりずっと恐ろしい病気だった。それは感染症だったが、すぐには症状が出なかった。詳しい状況を調べるため、わたしたちはパンジャブの奥地、ハフィザバードという町へ出かけた。

ワシントン・アーヴィングの『スケッチブック』のなかの一篇「スリーピーホローの伝説」に出てくる学校教師、あの「首なし騎手」に追われるイカボド・クレインそのままのような金髪痩軀の青年が、目を輝かせながら、パンジャブ地方の農村地帯の町の狭い路地を通り抜けていく。後ろから助手たちがついて行く。そのなかにはアーガー・ハーン大学を卒業したばかりの新人三、四人も含まれている。そのまた後ろから、ぞろぞろと、常ならぬにぎやかな集団がついてくる。こどもたち、ヤギ、ニワトリ、それに「サルワール・カミーズ」と呼ばれるパキスタンをはじめとする南アジアの民族衣装（男性は大きくて丈の長いシャツとズボン、女性は凝った刺繍の施された長い上衣とズボン）を身につけた雑多な若い連中である。みんな、なにかおもしろいことがはじまるのではないかと――笑えるようなおもしろいことではなくても、日々の退屈を吹き飛ばすようななにかが見られるのではないかと期待して、そうやって集まってきたのである。

わたしたちはパンジャブの奥地でウィルスを追いかけていた。今回のウィルスは肝炎ウイルスである。そしてこの追跡を取り仕切るのがイカボド（本名はスティーヴ・ルービー）だ。スティーヴは、アーガー・ハーン大学地域医療科学部で新しい疫学プログラムを指導するため、ジョーに雇われた研究者である。パキスタンでは、それまで実践的な疫学調査はほとんど行なわれてこなかった。パキスタンに来てみないかというジョーの誘いは、スティーヴには（それまでには考えたことがなかったとしても）、魅力的に聞こえたのだろう。CDC疫学情報部と予防医学実習を終えたばかりの身に、それは手ごわくはあってもエキサイティングな挑戦だったからである。スティーヴは一九九三年の九月中旬、エネルギッシュで有能な教師でもある妻のジェニーとともに、四人の元気なこどもたち、それに年とったネコを一匹連れて、下見もせずにいきなりカラチにやってきた。それから二カ月後、こうしてやる気満々の新人チームを引き連れ、パンジャブの奥地の町でウイルスを探して歩いているというわけだった。

人口十二万人のハフィザバードは、ムガール帝国の古代都市ラホールから車で三時間の、農業地帯の中心に位置している。この町にわたしたちが来たわけは、ここの住民たちが黄疸を伴う疫病にかかっているとの情報を得たからだった。黄疸が出るということは、肝炎にかかっているということだ。肝炎のウイルスは一種類ではない。さまざまな特色をもつものがあって、それぞれをアルファベットの文字で表わしている。肝炎というのは、基本的に肝臓が炎症を起こしている状態だ。その症状の一つが、肌や白目が黄色くなる黄疸である。ほかには吐き気やだるさが現われる。たいていの肝炎患者はA型かE型のどちらかで、これらは通常、衛生設備の悪い地域に見られる。したがってパキスタンのような国に、A型肝炎やE型肝炎が蔓延していたとしても不思議はなかった。ハフィザバードの町全体に、ようやく一カ所ある下水施設は、地上に掘られた溝にすぎない。そこには各家庭からの汚水が直接流れ込み、なにやら胸の悪くなるような物がゆっくりと漂いながら流れていく。その臭いに、大量の生ゴミから発生する臭いが加わって、悪臭は耐えがたかった。

だが多くの患者が急に発生したとすれば、それは衛生設備の不備だけでは説明できない。実態を把握するにはサーベイランスを実施し、血液標本を集めて、検査してみるしかないだろう。だが、いくつかの障害があった。まずパキスタンでは、一九八一年以降、国勢調査が行なわれていない。そこでわたしたちのもっている情報はかなり古くなっている可能性がある。信頼性のある疫学調査のためには、この古い国勢調査に頼るわけにはいかない。スティーヴは、町の二十七地区のそれぞれから、一戸ずつを選び出すことにした。ある特定の地域や人たちについて調べようとするときには、無作為に抽出したサンプルを調べてみるのが常道である。ウィルス性の感染症が流行している地域の全員から話を聞き、全員の血液を採るのは不可能だからだ。そんなことをしたら、とてつもない時間とお金がかかってしまう。その代わりにわたしたちは、調査地域の住民全体の状況を厳密に反映していると思われる調査対象を選び出し、その血液を検査するのである。

スティーヴとわたしが後ろに下がって、研修中のパキスタン人の若者たちが前に出る番だった。このあたりの住民はウルドゥー語かパンジャブ語しか話せない。ところがわたしもスティーヴも、その両方を話せないのだ。調査を成功させる秘訣は、とにかく家のなかに入れてもらうことである。家のなかにさえ入れてもらえば、調査目的を説明したり、聞き取り調査を実施したりするのに、また採血させてもらうための説得も、ずっとやりやすくなるからだ。それで調査員には人間的な魅力と相手に対する共感、それに弁舌の巧みなことが必要になる。幸い、わたしたちが連れていた若いパキスタン人たちは、それらの資質を十分にもっていた。そして、わたしたちが訪ねた家の住人たちのほうでも、じつは進んで協力したいという事情があった。みな、黄疸が出る原因不明の病気が流行していることを知っていて、心配していたのである。

家々のドアをたたき、ことば巧みになかに入れてもらうようになって三週間後、パキスタン人の若者たちが聞き取り調査を行なった「無作為抽出住民」の数は三百二十人にのぼり、そのほとんどから血液標本も採取していた。データを集めながら、わたしたちは黄疸の原因はおそらく、糞便や、それに汚染された水を介して感染したE型肝炎ウイルスによる肝炎だろうと考えた。このあたりでは、流行してもおかしくない病気である。もちろん、血液検査の結果を見るまではたしかなことはわからなかった。

コンピュータの前に坐り、集めたデータを解析しはじめたとき、研究室から血液検査の結果が届いて、わたしたちを仰天させた。わたしたちが採血した住民の(みな、まったくの健康体に見えたが)、百人に七人が肝炎ウイルスに感染していたのだ。しかもそれは、E型肝炎ウイルスではなかった。E型肝炎から回復するのは、そんなに困難ではない。それは、べつの肝炎ウイルスだった。HIVのように、血中に広がるタイプのウイルス——HIV同様、感染してもはっきりした症状は現わさず、そのまま体内に潜んで、徐々に細胞を蝕んでいくタイプのウイルスだった。エイズはやがて免疫系を破壊するが、このウイルスのターゲットはべつのところにある。感染してから長年たって——潜伏期間は二、三十年に及ぶ——ゆっくりと、苦痛を与えながら、肝臓を壊しにかかるのだ。やがて腹部が膨張し、患者はおびただしい量の血を吐く。ウイルスが仕事をやりおえたとき、それは患者が肝不全、あるいは肝臓ガンによって死ぬときである。そのウイルスは、C型肝炎ウイルスだった。

この発見をどう考えたらよいのだろう。アメリカ国内では、C型肝炎に感染する人は千人に一人もいない。ここでは百人に七人の割合である。べつの言い方をするなら、百人が輸血のために血液を提供したら、そのうちの七人の血液にはこの致死性のウイルスが含まれているということである。

これはいったい、どういうことなのだろう。手がかりはいくつかあった。C型肝炎ウイルスは、HIV同様、注射針の使い回しで感染する可能性がある。この病気が麻薬常習者のあいだによく見られるのはこのためだ。だがハフィザバードには、町中探しても麻薬常習者は一人も見つからなかった。

C型肝炎ウイルスはHIVに比べ、セックスで感染する率はずっと低い。それはわかっていた。だがそれでも、セックスを介して感染しないとは言い切れない。もっともハフィザバードは保守的な農業の町で、社会の規律は正しく、売春はめったに、あるいはまったく行なわれていない。同性愛者もほとんどいないように見える。さらに、感染者のなかにはイスラム教徒の主婦やこどもたちもいた。真相の究明には、かなり立ち入った個人的な質問をしなければならないだろう。パキスタン人の友人のなかには、それはやめたほうがいいと助言する者もいた。この社会では、個人的な質問はしてはならないのである。だが、ほかに方法はありそうもなかった。スティーヴは譲らなかった。

「やってみましょう。だめでもともと、と思って」

そこでわたしたちは、かなり立ち入った質問をいくつか盛り込んだ、より詳細な調査票を用意して、ハフィザバードに戻った。最悪なのは、鼻先でドアを閉められてしまうことだ。だがそんなことは一度も起きなかった。わたしたちは驚くと同時に、うれしかった。人々は内心では当惑したり、気を悪くしたりしたかもしれないが、たいていの人が率直に、むしろ進んで質問にこたえてくれた。わたしたちがやろうとしていることの重要さを理解し、協力したいと思ってくれていたようだった。

けれどもナゾを解く本当のカギは、採取した血液サンプルを地元の病院の検査室に持ち込んだときに見つかった。サンプルはそこで遠心分離機にかけられ、カラチ行きの船に積み込まれることになっていた。その検査室は、ほかの発展途上国で見てきた同様の施設と比べると、とてもきれいで整頓されていた。だが設備はと言えば、年代物の遠心分離機が一台と、旧式の顕微鏡、それにスライドガラスが数枚、ひびの入ったタイルの作業台に置かれた傷だらけの木製の棚に、古い欠けた試験管が数本あるだけだった。あとは注射針と注射器が三本ずつ。検査室中に、注射針はそれだけしかなかった。それなのに外の廊下には、少なくとも六人の患者が採血を待っているのだ。

わたしたちは調査をつづけた。住民たちの貧しさにもかかわらず、町には開業医があふれていた。そのなかの数名は本物の医師だったが、残りはただ医者の看板を勝手に掲げているだけだった。しかし、信じた患者はやってくる。開業医になりたければ、看板用の板を一枚とペンキを用意する、ということがごく普通に行なわれているようだった。だが、そうした開業医も市場を独占できるわけではない。昔からの部族の呪医《じゅい》で、まじないと民間薬で病気を治すハキームと競わなければならないのだ。人々は症状が軽ければハキームのところに行く。けれども症状が重くなったり、体が弱ってきたりすると、医者のところに行くのである。注射でもしてもらえば、またすぐ元気になると信じているのだ。なんの注射か、などとはたずねない。それを決めるのは医者の仕事なのだ。医者が点滴をすると言えば、患者はもっと喜ぶ。こうした注射のほとんどは、中身はただのビタミン剤である。なかにはほとんど、水と変わらないものもある。患者にとって必要かどうかにかかわらず、注射をするたび医者には奨励金が入る。注射は金のなる木なのだった。

だからどこの診療所でも医院でも、注射針や注射器はすぐに見つかった。だが驚いたのは、その数が、医師たちが実際に行なっている注射の回数と比べて、あまりに少ないことだった。思わず滅菌装置を探したが、よく見ると、注射針も注射器もプラスチック製の使い捨てタイプのものだった。この種のものは滅菌処理しにくい。再利用ではなく、使い捨て用につくられているからだ。プラスチック製の注射器は、煮沸すると目盛りが消えてしまい、看護師が次に薬を吸い上げるとき、量がわからなくなってしまう。それでたいていの病院では、ぬるま湯でゆすいで終わりにしていた。

いずれにせよ、どこにも消毒液は見当たらなかった。器具を煮沸するための装置もなかった。ある外科医院には電気滅菌釜があったが、建物に電気がきていなかった。要するに、使い捨ての注射針と注射器が、滅菌処理されることなく、膨大な回数使われているのは明らかだった。C型肝炎ウイルスは、そうした状況のもと、驚くほど効率よく感染していったに違いない。

わたしたちは集めたデータの分析をつづけた。すると、たちまち直接的な因果関係が明らかになった。C型肝炎ウイルスをもっている何人かが、注射を受けるために定期的に医者に通っていたことがわかったのである。だが不必要に多い注射だけが、C型肝炎ウイルスを広めた原因ではなかった。感染は、輸血によっても広がっていた。一九九二年以降、C型肝炎のウィルスの有無は検査できるようになっていたのに、だれも実施していなかったのである。問題は、パキスタンで輸血をするさいの費用が二十ドルなのに対して、C型肝炎の検査に十五ドルもかかるということだった。これはＨＩＶの検査より、ずっと高い。じつは、この検査キットはもともとそんなに高価なものではない。アメリカのある企業が検査に必要な試薬の特許を握っているため、好きなように値段をつけているだけである。その企業の代表に連絡をとると、弁解がましいことをいろいろ言ったすえに、検査キットを二つ無料で送ってよこした。だが、それで終わりだった。大企業とはそういうものだ。

ハフィザバードは例外なのだろうか？　それとも国中のあちこちで、同じようなことが起こっているのだろうか？　ほかの地域でもC型肝炎が流行しているかどうかを調べるため、スティーヴはアーガー・ハーン大学医学部の学生チームを引き連れて、カラチから三十キロほど離れたドゥル・ムハンマド・ゴースという村まで出かけていった。いろいろな意味で、そこはパキスタンに散在する何千もの村の典型のようなところだったが、その村には公立と私立の二つの学校に加え、診療所と家族計画センターまであって、関係者の自慢の種になっていた。学校では英語、ウルドゥー語、シンド語で授業が行なわれ、さらにその地域のこどもたちの多くは四つ目の言語、バルーチー語を学びながら大きくなる。役所の職員たちが誇らしげに差し出す立派な小冊子には、地域住民の生活がいかに改善されたかが詳述してあった。そういう村だったから、村人たちの生活がないがしろにされているようなことはなく、村人に教育がないということもなかった。

スティーヴたちは診療所の外に陣取り、出てくる患者に聞き取り調査を行なった。注射を受けたかどうかをきいてから、採血させてもらえないかと頼み込む。診療所を訪れる患者のほとんどは、毎週のように通ってきていた。症状は軽く、発熱、腰痛、痙攣、下痢といったもので、ほとんどの場合、注射の必要はないようだった。だが、聞き取り調査の集計結果は驚くべきものだった。八十二パーセントの患者が、その日、注射を受けていたのである。

その晩遅く、わたしとジョーがテレビでCNNを見ていると、電話が鳴った。アーミル・ジャヴド・ハーンからだった。アーミルは医学部の学生のなかでもとくに優秀な一人で、今回のドゥル・ムハンマド・ゴース村調査にも加わっていた。そのアーミルの声が動転している。

「いま、シェーパーと一緒なんですが」と、アーミルが言った。シェーパーというのはシェーパー・ミルツァのことで、大学の研究所でのサンプル分析をほとんど一手に引き受けてくれている、たいへん有能な若い女性技師だった。「大変なことが起きているみたいで……」

「なにが大変なの？」と、わたしはきいた。

「診療所から出てきた患者たちの血液を、いまシェーパーがC型肝炎の検査にかけているんですが……おかしいんです。六十パーセント以上が陽性なんです」

六十パーセント以上が陽性？　にわかには信じられない数字だった。十人中六人以上が陽性ですって？　わたしはシェーパーに電話をかわるように言った。なにかの間違いではないかと思った。

「水滴はきれいにぬぐった？　機械は全部正常に動いている？」

「はい」と、シェーパーがこたえた。「すべて正常です。確認のために、べつのサンプルも検査してみましたから。それと、念のためにアーミルの血液も検査してみました。陰性でした」

「陽性の示数はどのくらい？」と、わたしはきいた。

「とても高い数値です。どのサンプルも、とても高い数値を示しています」

その晩は、ひとまず眠ることにした。翌日、わたしたちはアーミルとシェーパーの分析結果を確認するため、検査をやり直してみることにした。二人にミスはなかった。結果は同じだった。六十パーセント以上が陽性だ。こうなっては、パキスタンの小さな村で無作為に抽出したサンプルの過半数がC型肝炎に感染していて、考えうる唯一の感染源が開業医の診療所であるという現実を受けいれるしかない。わたしたちの推測では、そういう開業医は一本の注射針で平均三人の患者に注射していた。滅菌処置なしで、もっと多くの患者に使用されている場合もあるだろう。悪夢である。

わたしたちの得た数値を、同様の研究をしているほかの疫学者や医師の調査結果と比べてみると、ドゥル・ムハンマド・ゴース村はハフィザバードと同じように、決して例外的な事例ではないとわかった。公立病院に行ってみれば、病棟には末期の肝臓病患者がたくさんいる。その大半はC型肝炎によるものだ。そのことは前からわかっていたはずだった。いまやそれがどうして起こるかもわかった。アフリカでエボラやラッサが流行したときと、状況は似ていなくもない。ときには善意から、ときには金のために、医師たちは衛生学の基本を思い浮かべることもなく、近代的な医療器具をまずいやり方で使い、致死性ウィルスをばらまいていたのだ。だがエボラやラッサと異なり、C型肝炎ウィルスはHIVと同じように体内にじっと潜み、感染を疑ってもいない宿主に破壊的な生化学的攻撃をしかけるまで、何年も待ちつづけるのである。わたしたちが話を聞いた医師のなかに、自分たちのしていることや、その恐ろしい意味に気づいた者は、まったく、あるいはほとんどいなかった。何人かは明らかに、自分のやっていることを悪いと聞いても信じなかったし、そんなことはまったく気にしないという者もいた。世のなかで幅を利かせているのは、相も変わらぬ実利主義なのだ。

25 生還した二人の外科医

一九九五年十二月のある晩遅く、わたしたちはパキスタンのクエッタにあるセリーナ・ホテルの優雅なロビーに、テーブルを囲んで坐っていた。メンバーは四人、レスリー・ホルヴィッツとわたし、それに二人の若い外科医、ジャミール・ハーンとシャフィク・レーマンだった。ジョーは高熱を出して（幸いなことにただの流感だったが）、ホテルの部屋で休んでいた。クエッタは、アフガニスタンとイランの国境に近い北部パキスタンの山岳地帯バルーチスターンにあり、人口は少ないが、この地方にあっては主要な都市である。ジャミール医師とシャフィク医師は、このクエッタで生活し、医師として働いていた。わたしたちの話題はクリミア・コンゴ出血熱だった。じつはこの二人の外科医は、クリミア・コンゴ出血熱を個人的に体験していたのである。二人ともそれで、あやうく死にかけたのだ。そしてわたしも、そのときのことをよく知っていた。というのもそのとき、二人の治療にあたったのがわたしだったからである。

わたしたちはジャミール医師の話に耳を傾けていた。ジャミール医師は三十代、穏やかな丸顔に、いかにも知性的な目をした人物で、理路整然と、もの静かに話す。その流暢な英語に、ときおりパキスタン人特有の歌うような抑揚が混じった。

「あれはたしか去年の十二月五日、自分の部屋にいたわたしは、ラジオ・パキスタンの近くにある病院から緊急連絡を受けました。急患が運ばれてきたのだが、腹痛を訴えていて出血している。血も吐いたということでした。病院ではわたしにそちらに来て、その患者を診てほしいというのです。病院に着き、患者を診たわたしは胃腸の専門医に電話をかけ、患者の症状について相談しました。その結果、出血の原因については胃カメラで調べてみなければわからないということになりました」

みな押し黙っていた。ジャミール医師は話をつづけた。

「翌日の午後、わたしの同僚が問題の患者の胃カメラ検査を行ないました。午前中は通常の診察でみな忙しかったんです。夜、診療所にいたわたしに、緊急手術の依頼がありました。急いで手術をしたほうがいいという意見でした。わたしたちはみな、出血の原因は胃潰瘍だろうと思ったんです。

もう、夜の十一時になっていたと思います。手術中に出血するのは間違いないと思われたので、輸血用の血液を五セットか六セット用意しました。ドクター・シャフィクはわたしのそばで、ほかの手術室の技師たちと一緒に、手術の補佐をしてくれました」

ジャミール医師の隣にいたシャフィク医師が、落ち着かないようすで坐り直した。シャフィク医師はジャミール医師より二、三歳若く、背が高くて、驚くほどハンサムな青年だった。ジャミール医師が低い声でつづけた。

「腹部を開くと、胃の表面全体から出血していました。ジアテルミー（電気透熱療法、電流装置を用いて体内組織に熱を発生させる治療法）も縫合も試してみましたが、出血を止めることはできません。そこで、患者はおそらく鎮痛薬かなにかを服用していて、それで胃に急激なびらんが起きたのだとわたしたちは考えました。胃の表面から出血していましたが、潰瘍は見当たりませんでした」

驚きはしなかった。やはりそうだったのか、と思った。同じような話は外科医たちから何度も聞かされていた。シエラレオネ、パキスタンのラワルピンディ、南アフリカ、ドバイ、そして中国でも。もっと最近では、ザイールのキクウィトで、手術中に外科医が感染した。そのときも、同じような制御不能の出血が起こったと聞いた。エボラが原因だった。だがジャミール医師が話しているのはエボラではなかった。よく似たものだったが、別物だった。ジャミール医師は話しつづけた。

「出血を止めるには、胃を全部摘出するしかないということになりました。それで胃の全摘術を行ない、食道と十二指腸をつなぐことにしたんです。脾臓はとても傷つきやすい、脆い臓器ですが、胃を取り出そうとしたときに傷つけてしまい、こちらも摘出しなければなりませんでした。脾臓は肥大していました。肝臓も同様で、どす黒く変色していました。健康な肝臓のような艶も輝きもありません。手術が完了するまでには、二時間半ほどかかりました。手術中に、シャフィクは血まみれの針で指を刺してしまいました。わたしの手袋は何度も裂けました。たいへんな手術だったんです。午前二時、ようやく患者を回復室に移すと、わたしたちは病院をあとにしました。出血を止めるだけでやっとでした。

翌朝、病院に患者を診に行くと、血圧が下がっていました。意識はあって、口もきけましたが、血圧が上がらないのです。午後三時頃にふたたび患者のもとを訪れると、兄弟だという者がいて、患者は死んだと言いました。まだ四十五歳くらいで、シビの出身だということでした。

そのあとで、手術のことを思い返してみたんです。手術のあいだ、気になっていたことがありました。麻酔技師が鼻孔から胃にチューブを入れようとしたとき、鼻孔からひどい出血があったことです。止血できなかったので、麻酔技師は鼻孔を塞いでしまいました。

その出血量のあまりの多さに、麻酔技師も、この患者はちょっとおかしいと思ったようです。熱もありましたし」

これを聞いて、わたしは背筋が寒くなった。なるほど、すべては筋書き通りだ。ウイルス性出血熱の発生地、バルーチスターンのある地域で、健康だった人物が急性の重い病気にかかる。症状は発熱、止まらない出血、血圧低下、炎症を起こし、脆くなった肝臓と脾臓、吐血、ときに腹痛。そういう症状で病院に担ぎ込まれた患者は、しばしば急性の腹部疾患と診断される。腹部を開けば血がそこらじゅうに飛び散り、ウイルスもそれと一緒に飛び散るのだ。

ジャミール医師がシャフィク医師のほうを振り向いた。

「手術をしてから五日目の、金曜の朝だったと思います。シャフィクの奥さんが家に電話してきて、シャフィクがわたしに来てほしいと言っていると言うんです。高熱が出て頭痛もし、身体中が痛むということでした。わたしはすぐに彼の家を訪ねました。最初はどうしたんだ、たぶんマラリアかなにかにかかったんだろう、なんて軽く言っていたんです。そのまま二、三時間、そばにつき添っていました。彼の従兄弟も二、三人、一緒にいました。シャフィクはただ、全身の痛みに呻いているだけでした。

シャフィクの言うことを、わたしは笑い飛ばしました。彼は言うんです、この痛みは熱のせいなんかじゃないと。これは死の痛みで、ぼくは死ぬのだと。彼はラス・マライという砂糖菓子がとても好きなのですが、こんなふうに言い出しました。ぼくはもうすぐ死ぬ。だが死ぬ前に、もう一度ぜひラス・マライを食べたい。そして兄弟に、最後の頼みだ、ラス・マライを市場で買ってきてくれ、なんて頼むんです」

二人はそのときのことを思い出したらしく、一瞬笑った。

「シャフィクはクエッタの医学校に連絡を入れ、教授の一人に診察に来てくれるよう頼みました。わたしは回診があるので病院に行き、入れ代わりに教授がシャフィクのもとを訪れました。翌日、教授はわたしに、シャフィクが夜中熱に浮かされ、激しい体の痛みを訴えつづけていたと話しました。教授は、おそらく腸熱だろうと判断して、抗菌薬のアモキシシリンを投与したそうです。やがてシャフィクは下痢を起こし、体液を補充するために点滴をしなければならなくなりました。

わたしは、先の患者の胃カメラ検査を行なった医師をつかまえ、手術をしたが潰瘍は見つからず、胃からの出血があっただけだと話しました。そして、友人の医師の具合がひどく悪く、心配だと言ったんです。その医師はわたしと一緒にシャフィクを訪ね、本当にマラリアかどうか、きちんと検査したほうがいいと言いました」

ここで、わたしはジャミール医師にきいた。

「手術した患者と、シャフィクの病気を、そのときもう結びつけて考えていた？」

ジャミール医師は、はっきりと首を振った。

「いえ、あの患者と結びつけて考えるようなことはありませんでした。あの手術が原因だなんて、そのときは全然」

わたしはつづきを促した。だが不思議に思った。そのときジャミールのなかでは、シャフィクの病気が重大な病気であるのを、あえて否定しようという心理が働いたのではなかったか。二人はクリミア・コンゴ出血熱がどんなものか知っていたし、パキスタンの外科医がそのために死んだことも知っている。一度ならず二度もだ。しかも二度目の犠牲者は、ジャミールの親しい友人だった。

ジャミールは話をつづけた。

「シャフィクの具合が悪くなったつぎの日、土曜の午後ですが、わたしは自分の病院の外来診察室で患者を診ていました。あの手術からは、まる五日が経っていました。わたしはふいに、体の節々が痛むのに気づいたんです。診察を終えると病棟に行き、病棟の看護師に体温計をもってきてくれるように頼みました。熱があると思ったんです。測ってみると、三十八度八分ありました。午後に手術の予約が二件入っていましたが、麻酔技師に連絡をとって、二件の手術は無理だと伝えました。それで午後は一件だけにして、もう一件は夜に延ばそうということになりました。

最初の患者の手術中に、わたしは悪寒に襲われ、熱のせいで震えました。手術を終えると家に戻り、気分が悪いので寝ようと思うと弟に言いました。目を覚ましてから、病院にはその晩遅くに行けばいいと考えたのです。夜になり、病院には遅くなってから着きました。解熱鎮痛薬を飲んでいたので、そのときには気分は少し良くなっていたんですが、同僚の一人に電話をかけて病院に来てくれないかと頼みました。『胆嚢の摘出をしなければならないんだが、体調が百パーセントじゃないんだ』というようなことを言って、頼んだと思います。その同僚が着いたのは、わたしが手術前に手を洗っている最中でした。わたしは自分で執刀し、同僚には補佐してもらうつもりでした。ところがいざ手術をはじめると、わたしの体に激痛が走り、もう立ってもいられないのです。わたしは同僚にあとを頼んで、手術室を出ました。外科医の控え室に行き、横になると、痛みに呻きました。実際に声を出して呻いていたんです」

わたしはそこでまた口をはさんだ。

「シャフィクと同じ病気にかかったんだと、そのとき思わなかった？」

「ええ、そのときはまだ。二人ともなにかおかしいとは感じていたと思いますが、一連の出来事を結びつけては考えていませんでした。手術が終わったあと、いつまでもその部屋にいるつもりはありませんでしたが、自分で運転して帰るのは無理でした。それで弟に電話して、運転できそうもないから迎えに来てほしいと頼んだんです。それほど体が痛みました。病院を出る前に、同僚の内科医に電話をしました。やってきてくれた内科医に、どこが痛むのかときかれ、背中だとこたえると、内科医はわたしの背中を押してみて、大丈夫だ、心配する必要はない、家に帰ってゆっくり休め、と言っていました。

ところが翌日も、具合はまったく良くなりません。わたしは同僚に採血してもらい、検査施設に送ってもらいました。すると、血小板がひどく減少していたんです。シャフィクの血液も送って調べてもらうと、やはり血小板がひどく減少していました。そのときです、わたしたちが自分たちの病気に気づいたのは。これはクリミア・コンゴ出血熱だと」

「もう助からないと思いました。わたしには医学部の一年先輩だった友人がいたんです。その友人がクエッタの同じ病院で、手術後この病気で死んでいましたから。それは一九八七年の話で、わたしたちの具合が悪くなったのは一九九四年でした。友人の死んだときのことが思い出され、わたしはシャフィクに恐ろしくてたまらないと話しました。すべての記憶がよみがえるようでした。

一九八七年当時、わたしはカラチで働いていました。友人は死ぬ三、四日前に、クエッタ出身の医師と婚約したところだったんです。じつはわたしも、例の患者を手術する三カ月ほど前に婚約したところでした。わたしはシャフィクに、まるで同じ話の繰り返しだと言いました。

友人の死については新聞にも載りましたが、わたしはことのはじめから知っていました。婚約するという日の前日、その友人がカラチのわたしの部屋を訪ねてきたのです。ご存じの通り、クエッタ出身者は結びつきが強いですから。友人は熱があるようだと言って、わたしに脈を取ってくれないかと頼みました。一分間に百二十あると言うんです。脈を取ると、たしかに脈拍は百二十でした。友人がぽつりと言いました。『熱があるんだ。二、三日前にクエッタで、ある患者の手術をした。その患者は翌日死んだよ』二人とも、それ以上なにも言いませんでした。やがて友人が口を開きました。『じつは明日、カラチの家で婚約披露式をやるんだよ。来てくれるね。相手はラホールのファティマ・ジンナー医科大学を卒業した女性なんだ』わたしは式に出席しました。友人は生き生きと晴れやかに見えましたが、じつは高熱があったのです。わたしたちは友人を、アーガー・ハーン大学病院の緊急救命室に連れていきました。そこで友人は抗菌薬のST合剤と、解熱鎮痛剤のアセトアミノフェンを処方されたと、のちに新聞や医学雑誌にも載りました。胸部X線写真を撮るように言われた友人は、機械の前に立っているときに倒れました。そんなに重症だと、だれも気づいていなかったのです」

わたしはその話を聞きながら、思わず首を振った。病気を知るには、その来歴を知らなければならない。わたしたちはシカゴで、中東で、パキスタンやアフリカ全土、そのほか多くの地域で、クリミア・コンゴ出血熱を見てきたのではなかったか。前にイスラマバードでクリミア・コンゴ出血熱にかかった外科医の症例を、地元の医療関係者はなぜもっとよく知らないのだろう。その事件については、かなりセンセーショナルに報道されたはずなのだ。

ジャミールはさらにつづけた。

「その翌日は、たまたま四月一日だったのでよく覚えています。わたしは自分の部屋で四月四日に行なわれる予定の外科医のフェローシップ試験の準備をしていました。そこへ助手がやってきて、あの友人が死んだと言うのです。わたしは、さてはエイプリル・フールでかつぐ気だなと応じました。だってたった二日前にその同じ部屋で、話をしたばかりだったんですから。友人の家に向かうあいだも、わたしには友人の死が信じられませんでした。友人の家に着くと、遺体はもう墓のなかだと言われました。胃からの出血が止まらずに亡くなったということでした。クリミア・コンゴ出血熱だったんです。家での祈禱をすませたあと、わたしたちは墓地に向かいました。

具合が悪くなってからというもの、このつらい話がずっと頭のなかを駆けめぐっていました。シャフィクと同じように、わたしも自分が死ぬのだと思いました。わたしは自分の指導教授に、わたしたちは熱があり、血小板の数値がひどく低い。これはクリミア・コンゴ出血熱に違いないと話しました。そしてシャフィクに、翌日カラチのアーガー・ハーン病院へ移送してもらうつもりだと言ったんです。あそこなら血小板輸液も可能です。クエッタでは、そんなことはしてもらえません。それに、あそこになら少なくとも、この病気についてなにかしら知っている人間がいるだろうと思いました。わたしは実家に戻り、すでに副校長の職を辞していた父に事情を説明しました。わたしの身に起きたこと、そのため翌日カラチの病院に入ること。また、その晩も家では過ごせない、夜のあいだになにか起きないともかぎらないから、病院で過ごさなければならないのだ、ということを話しました。そうしてからシャフィクと一緒に病院に向かいました。わたしはアーガー・ハーン病院にいる親友のシャヒド・パーベスに電話をかけ、救急病棟の入口で無駄な時間がかからないように、わたしたちの入院の手筈はあらかじめ整えておいてくれるようにと頼みました。シャヒドはわかった、即刻入院して、すぐに治療ができるように手配しておく、と言ってくれました」

ここでジャミール医師はわたしを振り向き、「ここから先は、ドクター・フィッシャー

＝ホウクはよくご存じですね」と、言った。

だがわたしは、ジャミールにつづけてくれるように言った。わたしが知っているのは、わたしの側から見た話だからだ。ジャミールがつづけた。

「わたしたちはパキスタン航空のクエッタ発カラチ行きの午後便に乗り込みました。到着すると、シャヒドが手配した分も含めて、救急車が二、三台停まっていました。シャヒドとわたしの義兄が待っています。軍隊で准将を務めるシャフィクの義理の兄さんが手配した救急車もあって、その義兄さんも来ていました。おかげでわたしたちは即座に病院に運ばれ、その晩七時頃には病院のベッドにいました。当直の医師が診察に来ましたが、担当医はまだいませんでした。

翌朝になると担当医がやってきたので、わたしはそれまでの経緯を話しました。ところが、特別驚きもしないのです。わたしが言う病名を信じようともしないで、尿と、咽喉、血液の組織培養をしてみましょうなんて言う。細菌性かウイルス性の感染症だと思うが、深刻な病気ではないと言うんです。わたしはもう一度シャヒドを呼んでもらい、担当者は事態をまるで理解していない、頼むからなんとかしてくれ、さもないと二人とも死んでしまう、と訴えました。シャヒドは自分の指導教授のクルシッド教授のところに行き、自分の友人二人がこの病院に来ていて、自分たちはクリミア・コンゴ出血熱だと言っている、と話しました。ことの重大性を理解したクルシッド教授は、シャヒドと一緒にすぐに行動を起こし、ドクター・フィッシャー＝ホウクを探してきてくれたというわけです」

その日のことを、わたしは決して忘れないだろう。オフィスのコンピュータで書きものをしていたわたしのところへ、クルシッド教授とシャヒド医師が駆け込んできた。驚いているわたしに、二人はジャミールとシャフィクのことを話した。二人の血小板の数値が非常に低いことに加え、具合の悪くなる前に手術をしていると聞かされたわたしは、思わず頭を抱えて言った。「クリミア・コンゴ出血熱ね！」

わたしたちは大急ぎで二人の病室に向かった。それまでの経過を聞いている途中で、ジョーが入ってきた。わたしたちは二人とも、事態が深刻なのを悟った。患者たちは高熱があり、血液の状態は非常に悪かった。さらにクリミア・コンゴ出血熱の典型症状である紫色の斑状出血が、すでに一つ二つ見られた。この病気についてわかっている知識を総動員しても、助かる見込みは少なかった。だめかもしれない、とわたしは思った。

わたしとジョーがそんなに悲観的になった理由の一つは、発病してからそのときまでにすでに四、五日が経過していることだった。南アフリカでの経験から、リバビリンに効果があるのはわかっていたが、それは初期段階で投与された場合であるというのもわかっていた。ジャミールとシャフィクの場合は、静脈へ投与する方法がいいとわたしたちは判断した。

ジャミールが話しつづけていた。

「ドクター・フィッシャー＝ホウクとドクター・マコーミックが、医局長のミルツァと一緒に病室に来てくれて、わたしはそれまでの経緯を全部ドクター・フィッシャー＝ホウクにお話ししました。そのとき、ドクター・フィッシャー＝ホウクがこう言ったのを覚えています。『そうね、クリミア・コンゴ出血熱にかかったと思って百パーセント間違いないわ』そう言ってもらって、わたしたちはほんの少し安心したのです。これで少なくとも、わたしたちの問題にきちんと診断を下す人が現われたのですから。それからドクターはわたしたちにリバビリンを飲まなければいけないと言い、薬を手に入れるために八方手を尽くすことになりました。静脈注射用のリバビリンはパキスタンでは認可されておらず、わたしの兄弟、友人たちは気をもみました。けれどもカプセルならある。ドクターは、一刻も早く手に入れてただちに摂取できるよう、すぐに使いを出しなさいと言いました」

カプセルを手に入れて六時間ごとにきちんと飲みさえすれば、あとはなにをしようとかまわない、とわたしは二人に話しておいた。もし飲み下すことができなければ、別の摂取方法を考えるまでだ。それと同時に、静脈注射用のリバビリンが手に入らないか、あらゆるところを当たった。国中に電話をかけ、見つからないと、シンガポールやヨーロッパにもかけた。認可の下りている国なら、静脈注射用リバビリンのストックがあるはずだと思ったのだ。その予測ははずれた。

「ドクター・フィッシャー＝ホウクは言いました。もし静脈注射を打つことができれば、イエス、助かる見込みはあると思う。だがカプセルについては、自分にもわからない。あるにしろないにしろ、やってみるしかない、と。そして弟に、ただちにカプセルの摂取をはじめ、手に入ったらすぐに静脈注射に切り換えようと話しました。義理の兄が、アメリカのリバビリン製造業者に連絡を取り、注射用の薬剤を送ってくれるように頼んでくれました。けれども届くまでには四、五日かかります。その頃には経口リバビリンのおかげで、だいぶ持ちなおしていました。そのときドクター・フィッシャー＝ホウクがなんと言ったのか、弟にたずねましたが、本当のことは言いませんでした。患者はわたしが助ける、必ずよくなるから心配はいらない、そう言ったと言うのです。回復してから、ようやく本当のことを聞き出しました。ドクター・フィッシャー＝ホウクは本当はこう言ったんだ、助かるかどうか自分にもわからない、とね」

経口リバビリンによる治療で、二人の患者は順調に回復していった。だが、べつの新たな問題が持ち上がった。クエッタの病院に、シャフィクとジャミールが感染した例の手術のあと、手術台にかけてあった血に染まった滅菌布を洗った掃除夫――地元ではスウィーパーと言う――がいたというのだ。具合が悪くなって自宅にいるらしい。わたしはナイジェリアのアバの病院で起きたことを思い出した。看護学生が外科手術のあと、血で汚れた滅菌布を洗ったのである。そこでも外科医が二人死に、その学生も感染した。

わたしたちは急いでクエッタに電話を入れ、掃除夫の居所を突き止めるよう依頼した。その結果、院長自ら探しに行き、見つけるとすぐ、カラチ行きの飛行機で同行するよう説き伏せた。アーガー・ハーン病院に連れてこられると、掃除夫は外科医二人のいる部屋の真向かいの病室に入れられた。診察しようと部屋に入ったわたしは仰天した。まさかほかの患者のいる部屋に入れるとは。わたしは掃除夫を、ただちにべつの部屋に移した。

具合が悪いことは話を聞かなくてもわかった。直腸から出血しており、一カ所、皮下出血によってできた紫色の大きな斑状出血があった。もちろんクリミア・コンゴ出血熱の症状だ。すぐさまリバビリンの投与を開始した。

幸いなことに、治療は間に合った。掃除夫も、リバビリンに良好な反応を見せた。そして回復するとすぐ、クエッタは安全な場所ではないと言って、どこかへ行ってしまった。だが最後に聞いた話では、またクエッタに舞い戻り、以前と同じ仕事をしているのだという。

ジャミールが話をつづけた。

「わたしたちの具合は本当に悪かった。皮下出血の痕が、ぽつぽつと腹や腕に散らばっていました。出血がはじまって死ぬかもしれないと思うと、トイレに行くのも怖かった。髭剃りは禁じられ、歯磨きも、場合によっては出血の恐れがあるのでご法度でした。だんだん強い眠気に襲われるようになり、二、三日のあいだは自分の身になにが起きたかも覚えていません。あとになって弟が言うには、そんなに深く眠ってしまって、いったい目覚める力がまだ残っているだろうかと心配になり、定期的になにかの音を立てて、わたしたちを起こすようにしたそうです。しばらくして、ある日のこと、脈を取ってみると、一分間に五十から六十しかありません。わたしは弟に内科の医師を呼んでもらい、心電図を取ってもらいたいと言いました。ウイルスが心筋にも感染したと思ったんです。やがて尿が濃い黄色になり、黄疸が出はじめたのだと考えましたが、ドクター・フィッシャー＝ホウクは水分を十分にとっていないからだろうと言いました。またある日には上腹部に痛みが走り、亡くなった患者の肝臓を思い出させました。わたしはシャフィクに、おれたちの肝臓も今頃、あの患者のとそっくりに膨れ上がって、破れかかっているんだろうな、などと言いました。

七日か八日して、痛みが治まりました。そうしてドクター・フィッシャー＝ホウクが、白衣もマスクもつけない普通の格好で現われ、わたしたちの手を握って言ったんです。『もう大丈夫。ほかの人と接触しても、感染の危険はなくなったから、退院してもいいわよ』リバビリンの服用期間はまだ終わっていませんでした。それで七日は病院で服用しましたが、残りの三日は自分の家で服用しました。六週間ぐらいは休むように勧められましたが、たしかに回復するまでは、椅子にかけて友人たちと一時間ほど話しただけでも、すぐに疲れてしまって。完全に回復したのは、そうですね、やはり六週間ぐらい経ってからでしょう。わたしは病院の仕事に戻りました。夜遅く家に帰ると、母が起きていてよく言いました。『どうしてそんなに働くの？　少しは休みなさい』なにしろ、わたしみたいに診療所で働き、そのあとまた個人病院で働く者などいないですから。でも大丈夫。わたしたちは二人とも、病気のあとげっそり痩せていましたが、家に帰ってからは食べて食べて、食べまくっていましたからね。日に四食、五食、いや六食、食べたこともありますよ。

二カ月半ほどして、わたしは結婚しました。でも、そんなにすぐに結婚するのはとても不安でした。妻のサイマにウイルスが感染《うつ》ったらどうしようと思ったんです。でもドクター・フィッシャー＝ホウクにきくと、心配ないというこたえでした。

いちばん危険だったのはアーガー・ハーン病院にいた七日間だったんですね。亡くなった友人の場合を考えても」

ここまでのあいだ、シャフィクは黙ったままだった。わたしたちが促すと、シャフィクはようやく口を開いた。

「ジャミールが話したことのほかに、特別にお話しするようなことはありません。でもわたしは、もっとずっと絶望的な気分になっていたと思います。妻のショックは大きかった。ジャミールは独身でしたが、わたしは結婚していて、三人のこどもまでいました。それで、家族のことが心配だったんです。わたしが死んだら家族はどうなる？　いったいだれが面倒を見てくれるだろう？　病気のあいだ、わたしはそのことばかり考えていました。心にあったのはそのことだけです。最初に具合が悪くなったときも、内科医に見てもらい、ジャミールが家に来てくれ、指導教授がやってきてくれたときも」

少しのあいだ、だれも口をきかなかった。夜はすっかり更けていた。わたしたちは互いに近づいて、おやすみを言い、眠りにつくためそれぞれの方向に向かって歩き出した。

26 二つの世界のあいだで

スーはアーガー・ハーン大学の医学部に、ウイルス学科を開設する準備をしていた。パキスタンではウイルス学の研究は、実践的なものであれなんであれ、まだまったく行なわれていない状況だった。またスーは、わたしと同様、自分の研究所やわたしたちのつくった公衆衛生調査プログラムで、若者たちと一緒に働いていた。このプログラムの研究対象は、下痢、肺炎、結核から(パキスタンでは最強の殺し屋の一つだ)、怪我、火傷、暴力事件、さらには都市と地方の貧民層への公共医療サービスの実態調査まで、多岐にわたっている。初年度には、六人の新人疫学者がこのプログラムに参加した。わたしたちは新人たちが実力をつけたのを見て、そのうちの数人を、実際のウイルス狩りに送り出すことにした。その一人、アーミル・ジャヴド・ハーンは、地球上でももっとも隔絶した地域の一つ、バルーチスターンの山岳地帯に出かけ、遊牧民たちと生活をともにしながら、クリミア・コンゴ出血熱が遊牧民たちのあいだにどの程度広まっているかを調べてくることになった。これはかなりきびしい任務になりそうだったが、アーミルはそれ以上はないというほど喜んだ。

そのアーミルの報告書を、わたしとスーは読んでいた。

「一九九五年八月の最後の週、バルーチスターン地方ロラライ州バルハン地区ナルコット村の、ケトラニ遊牧集団に属するバルーチー族の羊飼いタージ・ムハンマドは、一家のヒツジとヤギの群れを連れて山を上り、前月以来、放牧地に選んでいた草地に向かって移動していた。しかし途中で家に引き返すと、体がだるく熱があるようだと家族に話した」

アーミル・ジャヴド・ハーンはたいへん優秀な新人である。アーミルはアメリカのインターン資格取得試験に合格し、アメリカでインターンを受けられることになっても、即座に移住するという安易な選択はしなかった。がっしりした体つきのハンサムな青年で、あご先には髭が伸びたりなくなったりする。というのも研究の進み具合によって、本に没頭する時間が長くなると、髭も伸び放題になるからだ。食べ物には非常な情熱を傾けているようで、中央アジアのウズベク人の血が、知性的な輝きを放つ黒い目と、丸みのある顔に現われている。アーミルはすでに、C型肝炎やシンドの囚人たちのあいだに広がったエイ

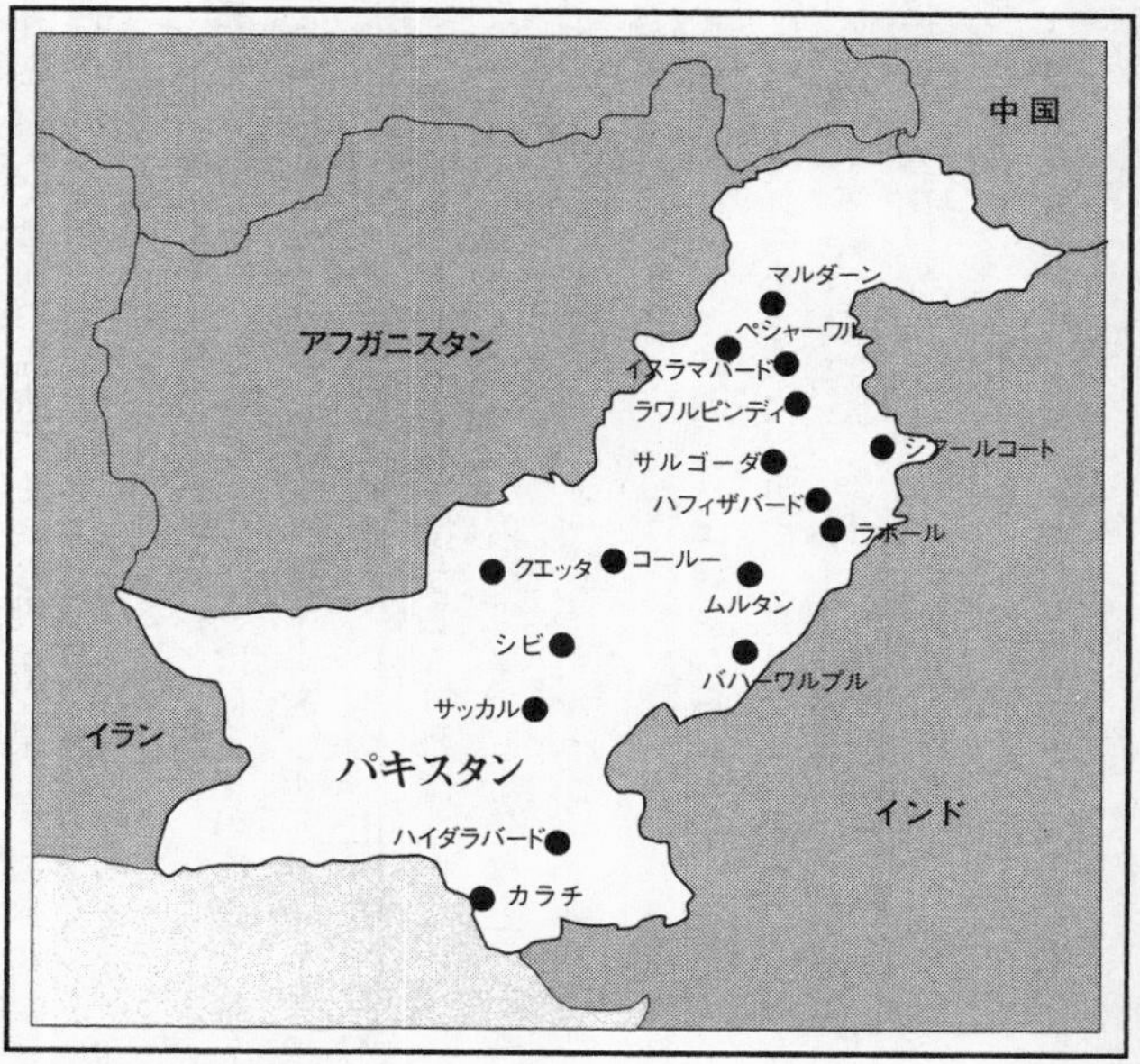
中国
マルダーン
ペシャーワル
イスラマバード
ラワルピンディ
シアールコート
サルゴーダ
ハフィザバード
ラホール
クエッタ
コールー
ムルタン
シビ
バハーワルプル
サッカル
イラン
パキスタン
インド
ハイダラバード
カラチ
アフガニスタン

＊地名は 1996 年当時

ズなど、いくつかの調査で主要な役割を果たしてきた。

アーミルの報告はつづく。

「それから二日ないし四日のうちに、タージ・ムハンマドは次第に衰弱し、背中に激しい痛みを訴えるようになった。タージは自宅での療養を望んでいたが、八月二十八日、歯茎からの出血がはじまり、家族はタージを、ナルコットからジープで三十分ほどの距離にあるバルハン地区の市民病院に連れていった。市民病院でタージを診察した医師は、付き添っていた家族に、蛇毒血清を投与しなければならないが、バルハンでは手に入らないと話した。医師は家族に、そこからジープで五十分ほどの距離にあるコールーにすら血清があると思うから、そちらに連れていったほうがいいと助言した。この頃には、鼻からの出血もはじまっていた。

八月三十日午後二時頃、クエッタからならジープで十二時間ほどの距離にあるコールー地区のはずれの小さな市場町で、ウスマン医師の二部屋しかない個人診療所に、タージ・ムハンマドの姿があった。ウスマン医師はその日のうちにタージを入院させ、調合師とともに患者の歯茎を洗った。調合師とは、すりこぎとすり鉢を使って薬草やその土地の民間薬を〝調合する（挽いて粉にする）〟人物のことである。

入院した翌日に、タージは鮮血を吐くようになった。ウスマン医師はコールーで開業しているべつの二人の医師、アウランジェブとハイル・ムハンマドを呼んだ。三人は、患者はこの土地特有の小さな蛇に咬まれたのに違いないと結論を出した（その手の蛇の咬み傷には、遊牧民でも気づかないことがあるから）。タージは蛇毒血清を投与され、付き添いの家族は大きな公立病院のあるムルタンの町にタージを移すほうがいいと言われて準備をはじめた。だがタージはナルコットの自宅に戻りたいと訴えた。そして自宅で意識不明に陥り、死亡した。タージの弟、ハーン・ムハンマドは、闘病中の患者の腹部に見られた細かな赤い斑点が、遺体に青黒い痣となって残っていたのを覚えているという。

ハーン・ムハンマドはタージ・ムハンマドの病床にずっと付き添っており、タージの血を拭き取っていたという。タージ・ムハンマドが死んだ三日後、ハーンは熱を出した。発病したその日か翌日には腹痛をおぼえ、自分の腹部に点状出血らしき斑点が現われたのをはっきり記憶している。さらに背中と膝の関節も痛み出した。それから三日間寝込んだが、ハーンは回復した。

九月二日、ウスマン医師も熱を出した。つづく二日間というもの、体が重くなり、あちこちが痛んだが、仕事をつづけた。九月五日の朝、歯茎から出血しているのに、叔父が気づいた。この時点で、ウスマン医師は家族と友人たちに、タージ・ムハンマド（指針症例）から、なんらかのウイルスが自分に感染したようだと告げた。ウスマン医師はコールーからジープで六時間ほど離れた町、デラ・ガージ・ハーンに行き、そこで個人開業医のユースフ医師の診察を受けた。ユースフ医師が患者の血小板の数値を調べたところ、一万六千（正常時は二十万以上）しかなかった。ユースフ医師は患者に、ムルタンの国立ニシュタール医科大学病院に行くように勧めた。ウスマン医師はなんとかムルタンにたどり着いたが、担当医の診察を受けるまでにはかなり時間がかかった。この病院の家族病棟に入院したのは、六日の真夜中すぎのことだった。ウスマン医師はチフスとマラリアに対する処置を受けたが、効果はなかった。高熱やそのほかの症状は治まらず、血小板の数値は非常に低いままだった。意識はあって、流動食を口にすることもできたが、七日の朝には直腸から出血が起こり、それがその日中つづいた。ウスマン医師は全血の輸血を五セット以上受け、午後になって担当医がカラチのアーガー・ハーン病院に移送することを決めた。ところがその頃、吐血がはじまり、移送される前の午後八時半すぎ、ニシュタール医科大学病院で死亡した。

ウスマン医師が死ぬわずか二時間前に、四十人かそれ以上の友人、家族の一団が病室に入った（バルーチスターン地方では、病気や死はアフリカ大陸同様、個人的な出来事ではないのである）。病室はいたるところに血が飛び散っており、そうした人々の多くは汚染された血液にさらされることとなった。遺体はコールーに運ばれ、埋葬された。五日後、死の直前に病床にたどり着き、ウスマン医師の血液に接触した親類の一人、ジャワンド・シャーが、急に高熱を出し、倒れた。ジャワンドは、タージ・ムハンマドを診察したアウランジェブ医師の診察を受け、またしても蛇毒による中毒症と診断された。マラリアの検査は陽性だった。翌日、歯茎からの出血がはじまったジャワンド・シャーは、デラ・ガージ・ハーン市民病院に移され、マンゾール・アーマド・カマル医師の診察を受けた。血小板の数値は非常に低く、九月十九日の朝には鼻からの出血と、おびただしい量の鮮血を吐いた。その日の午後、ジャワンド・シャーは死んだ。遺体は翌日の葬儀のため、コールーに戻された。遺体は叔父のアジム・ハーンの手で洗い清められ……」

アーミルの報告書をいったん下に置き、わたしたちは報告書全体の犠牲者の数を数えてみた。わたしたちの計算によれば感染したのは十人、そのうち少なくとも四人が死亡していた。アーミルはダニとの接触の可能性や、関連の問題点についても調査をしていた。ヒツジやヤギ、ラクダの皮膚にダニが繁殖している場合、感染の危険性はとても高い。たとえばムルタンのような町を発端として、クリミア・コンゴ出血熱の大流行が起きることは十分に考えられる。そこは一千万都市カラチから、飛行機で一時間足らずの町である。カラチからヨーロッパまでは八時間だ。そしてアメリカ合衆国までも三十時間で着いてしまう。地理上の防護壁は存在せず、残高たっぷりの銀行預金も、新手の疾病から逃れる保証にはなりえない。わたしたちはこれら発展途上国の抱える苦悩を無視してきたせいで、いま、自分たちを危険にさらしている。現在わたしとスーが住んでいるこのカラチの町は、感染の連鎖の輪をつなぐ重要な地点にあるのである。

カラチの市民病院にたどり着くためには、自動車やバス、トラック、リキシャ（三輪自動車）、それにラバやラクダに引かれた荷馬車といったさまざまな交通手段がひしめく道路を、のろのろと、少しずつ進んでいかなければならない。市民病院と、港にもつづく旧ブンダ街道は、歩道が崩れ、沿線には壊れたビルが建ち並んで、蓋のない側溝を汚水が流れている。

アーガー・ハーン大学で公衆衛生を専門とする小児科医のS・N・バズミ・イナムは、ほっそりとした、三十代後半の仕事熱心な医師である。どことなく厭世的な雰囲気を漂わせているのは、おそらく貧困と、融通のきかない官僚たちとの長年にわたる闘いのせいだろう。バズミはアーガー・ハーン大学医学部創設の当時からそこで働いていたが、カラチにある二つの公立病院のうち、繁華街にある市民病院を「親」とも呼んで大切にしていた。かつてそこで、基礎的な医学実習を受けたからである。そしてときどきは、近況を見るために、その「親」元に出かけていった。バズミは運転しながら窓の外の渋滞に目をやり、しかめ面をすると、言った。

「車に乗るときは、必ず窓を締めきるんですよ」

外気は、無数の乗用車やトラックから吐き出される有毒な排気ガスで濁っている。バズミによれば、人口の爆発的な増加で、大気汚染はひどくなる一方だという。最近の研究で、海風が新鮮な空気を運んでくるのにもかかわらず、カラチの大気中の含鉛率は世界のあらゆる大都市を引き離し、圧倒的に高いことがわかったらしい。パキスタンは、世界のどの国より、一ガロンあたりのガソリンの含鉛率が高いのである。

市民病院は、わずかなぼろ布をまとった骸骨のような、荒れ果てた外観をしている。建物の正面が崩れ落ち、薄暗いエントランスホールはペンキが剝がれている。建物の状態は（パキスタンのほかの公立病院同様）この数年で著しく悪化したと、バズミは言う。この劣化は、バズミによれば行政の責任だ。医師や病院の職員が能力ではなく、えこひいきとコネによって、上の地位につけるようなシステムに行政がしたのがいけないと言うのである。政府は、効率のよい医療制度をつくってこなかった。医学学校は予防医学や家庭医学に重きをおかず、臨床実習や専門分野にばかり力を入れてきた。公衆衛生と衛生教育にあてられる国の予算は、両者を合わせてもＧＮＰの一パーセントにも満たない。それなのに軍事費には三十五パーセント、借金の返済等には三十パーセントが費やされている。

「われわれは途上国と先進国、両方の問題を抱えているんですよ」と、バズミは言う。「そしてそのどちらにも、うまく対処できていないんです」

ベッド数千七百のカラチ市民病院は、国内最大規模の医療施設である。入院患者の大多数はチフスとコレラの患者で、このことからも、市内で清潔な食べ物と水の供給がなされていないことがうかがえる。病院でも食事は出るが、家族が持ち込むことも許されている。「そのほうが病院も助かるんですよ」と、バズミが皮肉っぽく言った。

アジアやアフリカのどこの大都市もそうだが、カラチの成長も急激に起こった。一九四七年にパキスタンが独立したとき、カラチは人口三十万人ののんびりした港町だった。それがいまや千二百万人近い人口を抱える大都市になり、その人口はさらに毎年、およそ六パーセントの割合で増えつづけている。国勢調査は一九八〇年代初頭に行なわれて以来、一度も行なわれていない。行政機能、予算、地方議会と国会の議員数などは、人口統計学的グループの人数に応じて配分されることになっている。政府は民族間ならびに地方間の闘争のために人口統計をとり直すことができないか、あるいはその気になれないのだ。カラチの急激な膨張にともなう政治的、民族的緊張状態は、夜ごとの拘留者、負傷者、あるいは単純に死者の数――警察が通常〝遭遇殺人〟と呼ぶ、暴力事件の被害者の数――を見れば明らかである。バズミはこの状況を〝下等な内戦〟と呼んでいる。これと似たような状況は、世界のどの大都市にもあるだろう。貧困にあえぐ者や抑圧された者にとって、暴力は最後の砦なのだ。

アフリカや南米で起こっているのと同じことが、ここでも起こっている。農民たちが農業を捨て、割りのよい仕事を求めて都会に出てくるのだ。カラチは商業の中心地だという評判を聞きつけて、中央アジアや東南アジアのみならず、遠くロシアからも人々は押し寄せてくる。何千という不法移民が「侵略地」と呼ばれる一角に、バラックを建て、住み着いている。そうしたバラックは警察の手で定期的に取り壊されるが、そのたびに居住者の手で建て直されている。

これ以上、移民が増えるかこどもが生まれるかして、さらに人口が増大すれば、すでにひびの入りかかった社会の基礎構造は、過重な負荷のために本当にひび割れてしまうかもしれない。カラチの街なかを夜風が吹き抜ければ、蓋のない道路脇の側溝から、下水の悪臭が漂ってくる。下水道の整備が遅れ、市内の多くの地域で汚水がそのまま側溝を流れている。カラチの水道水は飲用に適さないというだけではない。多くの場合、トラックで運ばなければ届かない。水道管が行きわたっていないためもあるが、「修理のために閉鎖中」の水道管が多いためでもある。下水処理施設の不足から、排泄物が水や食べ物に混じり込み、人々はチフスやサルモネラ中毒、赤痢、コレラ、それに大腸菌やそのほかの細菌性、あるいはウイルス性のさまざまな胃腸の感染症にかかる。そしてそうした感染症の治療に、ときとして必要のない、または不適切な、広域抗菌薬が使われる。その結果どういうことが起きるかと言うと、多くの抗菌薬に抵抗力のあるタイプの病原菌が選別されてしまうのである。感染した無数の人々が抗菌薬で治療を受け、その結果、抵抗力のある強い病原菌が選別されて水のなかに帰っていく——この際限のない循環によって、病原菌は氾濫する。カラチではこの十年少しのあいだに、腸チフスの原因菌で、カラチの病院や診療所でもっともよく見つけられた平凡な細菌であり、ごく一般的な安い抗菌薬でも退治することのできた〝サルモネラ・チフス〟が、三種類かそれ以上の抗菌薬に完全に耐性を持つようになってしまった。同様に、カラチを含む南アジアに現われたO１３９と呼ばれるコレラの新種は、通常使用されるスルホンアミドに耐性がある。

さて、それでは砂漠の遊牧民たちはどうしたらいいのだろう？　内戦と飢餓、あるいは得体のしれない感染症による死の危険にさらされながら、もはや伝統的な生活を送ることもできない不毛の谷にとどまるべきか？　それとも、カラチのような都会に出てきて、一か八かやってみるべきなのだろうか？

十二月一日は、世界共通のエイズ・デーである。だがパキスタンは最近まで、これを無視して、国民に対してなんのエイズ対策もとってこなかった。何年ものあいだ、わたしとスー、それに多くの公衆衛生関係者は、聞いてくれそうな人にならだれでも（というのは聞いてくれない人が多かったからだが）、アジアにはエイズが蔓延する危険性がきわめて高いと話してきた。わたしたちはなにも好きこのんでカッサンドラ（受け入れられない予言者）の役割を引き受けたわけではない。だが、エイズの脅威が間近に迫っている証拠は、すでに驚くほどたくさん見られた。わたしはアフリカで起きたことを自分の目で見てきた。ほかの大陸で同じ悲劇が繰り返されるのは見たくない。アジアの国々が迅速に行動を起こせば、それだけエイズの流行をおさえることができると、わたしは言いたかった。実際、一九八五年、テキサス州サン・アントニオで開かれた国際会議の席で、わたしはそれを話した。だが返ってきたのは、祖国への中傷だとわたしを非難する、タイの内科医からの怒りに満ちた手紙だけだった。わたしが、バンコクにおける売春と麻薬中毒の増加を指摘したからだ。わたしや、同様の指摘をしたほかの人たちがいかに正しかったかという悲しい事実にようやくタイの人たちが気づくのは、一九八九年になってＨＩＶ感染者がいきなり爆発的に増えてからである。

今日、エイズがアジア大陸全体に広がっているのは、もはや疑う余地がない。だからこそ、パキスタン政府が腕をこまねいているのは大きな問題なのだ。返ってくる反応はいつも同じである。「そんなことがわが国で起きるはずがない。われわれはほかとは違うのだ」しかし、WHO（世界保健機関）は最近、感染の中心はアフリカからアジアへ移動しはじめていると発表した。世界の人口の六十パーセントを抱えるアジアは、感染者の総数から言ってもHIV感染の臨床地図を塗り替えてしまうだろうと思われている。インドは遠くない将来、感染者数が世界のどの国をも上回るだろうと予想されている（二〇一五年では、インドの感染者数は南アフリカ、ナイジェリアについで第三位）。

パキスタンでは、ほかにも妖怪が野放しになっている。栄養障害、大気汚染、環境破壊、教育制度の不備といった妖怪たちだ。そしてこれらすべての根底にあるのは、人口増加と貧困である。増加する新手の感染症は、ほとんどすべてその二つに起因すると、わたしたちは考えている。そしてそれこそは、わたしたちが公衆衛生に本気で取り組む気なら、まっさきに解決していかなければならない問題なのである。

たしかに人類は、多くの新しい分野で成功を収めてきた。科学者たちは人間を宇宙に送り、ヒトゲノム配列を明らかにし、最小の素粒子の実体の解明を進めている。だが人口増加と貧困の問題を解決しないでは、われわれの得たものはほとんど、あるいはまったく使われないままになってしまうのではないかと、危惧してもいる。もはや唱えているだけではだめである。行動しなければならないときだ。人口増加を抑え、何億という人々の苦しみを軽減する方向にもっていくためには、科学者たちが世界規模で真剣に協力し合わなければならない。同時に、前例のないレベルでの政治的な支援、資金援助も必要になるだろう。そしてもう一つ、筋の通ったビジョンがなければならない。

さあ、遊牧民やパキスタンの山岳地帯から出てきた貧しい人々、この本でわたしたちが訪れた多くの国の貧しい人々に、わたしたちはなにを言えるだろう？　彼らはどちらをとったらよいのだろうか？　エボラやクリミア・コンゴのような、死にいたる出血熱に悩まされる奥地での生活だろうか？　それとも人のひしめき合う、汚染と暴力のあふれる都会で、死の病エイズを広める仲間に入るような生活だろうか？　彼らも、そしてわたしたちも、対立し合う二つの世界のあいだで身動きがとれないでいる。ウイルスの世界では、わたしたちのほうが侵略者なのだ。

出血熱ウイルスの分類

以下は、本書に登場する出血熱ウイルスを解説したものである。

1　フィロウイルス科

一本鎖陰性RNAウイルスのなかのめずらしいグループ。現在知られているのは、マールブルグとエボラの二種類である。この二つのウイルスは、形態は似ているが、血清学的には別物で、自然界における保有宿主はまだ見つかっていない。媒介動物としてコウモリが疑われてきたが、たしかな証拠はない。ほとんどの症例が、赤道から緯度にして南北五度の範囲のアフリカ大陸を起源とする。電子顕微鏡でのぞいたウイルスの形状は細長く、ヘビのようで、しばしば奇妙なねじれや、輪になった部分が見られる。なかには先が枝分かれしているものもある。人間に感染するウイルスのなかでは、きわめてめずらしい形状をしており、この形状のためにフィロウイルスと呼ばれる（フィロとは、ラテン語で紐のこと）。二種ともレベル4ウイルスである。最近の分子レベルの研究で、人間の呼吸器に感染するシンシチアルウイルスとのわずかな類似性が指摘されている。

フィロウイルスに感染してから発症するまでの潜伏期間は、三日から十日。二つのウイルスが引き起こす症状は基本的にはよく似ている。発症は急で、激しい頭痛と筋肉痛、体の痛みに、高熱がともなう。ほかの症状は、激しい痛みをともなう咽頭炎、嘔吐、下痢。症状が進むと血圧が急激に下がり、患者はショック状態に陥って、これが死因となる。出血もよく見られるが、ひどい出血が必ず見られるというわけではない。通常、歯茎や消化器官からの出血があり、白目のなかに点状の出血が見られる。患者は血を吐くこともある。

近年、話題になったフィクションやノンフィクションに書かれているのとは違って、患者の臓器は「融解」したりはしない。実際、解剖してもほとんどの臓器は正常な形を保っている。ただし体腔内に血液のまじった体液が見られたり、肝臓をはじめとするいくつかの臓器に、一部組織の破壊が見られることはある。

致死率は一次感染による発症の場合は高い。しかし、ウイルスが人間から人間へ渡り歩くにつれ低くなる。したがって、二次感染、三次感染の場合は生存率が上がる。現在のところワクチンはなく、有効な治療法はない。だが適切な集中看護を行なうことによって、生存率をかなりの程度まで上げることはできる。また簡単な物理的障壁を設けるだけで、ウイルスの伝播は阻止できる。

マールブルグウイルス

最初に発見されたフィロウイルス。一九六七年、ドイツのマールブルクとフランクフルト、それにユーゴスラヴィアのベオグラードの研究所で、サルの飼育施設から出血熱が報告された。その年、三十一人が感染、うち七人が死亡。一次感染者は全員、ウガンダから輸入されたアフリカミドリザルの血液か組織標本に直接、接触していた。それでこの病気は、一般にはミドリザル病として知られることになった。これら三カ所の研究所の、サルの入手先はすべて同じだった。それらのサルは、ケニア国境に近いウガンダのヴィクトリア湖に浮かぶ小島に飼育されていて、そこから積み出されてロンドンのヒースロー空港を経由し、ドイツに運ばれたものだった。一次感染者と病院で接し、感染した二次感染者六名のなかに、死亡者は出なかった。発症した獣医の妻がのちに感染したが、このケースはセックスによる感染であると考えられた。回復してからすでに数カ月が経っていたにもかかわらず、その獣医の精液のなかから、マールブルグウイルスが分離されたからである。一九六七年以降、ケニアでは散発的なマールブルグウイルス感染の症例が見られ、ジンバブエで感染し、南アフリカで死んだ男性がいたこともわかっている。この男性は、南アフリカで数人に二次感染を引き起こした。ケニアで発症した患者は、全員、ウガンダ国境に近い西部のエルゴン山周辺で感染している。そのうち二人は、同じ場所を訪れていたことが判明した。キタム洞窟である。感染源を突き止めようと、のちにキタム洞窟に調査隊が送られたが、結局わからなかった。これまでのところ、マールブルグウイルスに変異株は見つかっていない。

エボラウイルス

一九七六年、同時に二カ所で、しかしべつべつに、出血熱の流行が起こった。ザイール北部のヤンブクと、スーダン南部のンザーラならびにマリーディである。この二つの流行は、それぞれエボラ・ザイールとエボラ・スーダンという、二種類のウイルスによって引き起こされたものである。ザイールでは三百十八人が発症し、致死率は八十八パーセントだった。一方、スーダンでは百五十一人が発症して、致死率は五十三パーセントだった。どちらの場合も、汚染された血液によって流行が広がり、とりわけ、汚染された注射針の使い回しや、不適切な医療行為による感染が目立った。スーダンでは一九七九年に、二度目の流行が起きた。スーダンのエボラ流行では、二度とも患者第一号（指針症例）がンザーラの綿工場で働いていたことがわかっている。つぎにエボラが出現するのは、一九九四年、まずコートジボアールで一例、翌年ザイールのキクウィトでさらに規模の大きい流行が起きた。キクウィトの大流行は、貧弱な衛生管理と誤った医療行為がもたらしたものである。ウイルスは病院から、周辺社会に広がっていった。以後も西アフリカでは散発的に流行が見られ、リベリアや、一九九六年にはガボンでも流行が起きた。ガボンの流行は、死んだチンパンジーの肉に直接、接触した者からはじまった。おそらく、そのチンパンジーがエボラで死んでいたのだろう。最近、エボラの症例が頻繁に報告され、エボラに感染する人が増えているかのように見える。だがこれは、医療関係者や科学者が以前よりエボラについて知るようになり、エボラであることに気づくようになったためだと考えられる。もっとも、エボラの人間への脅威が増しているという可能性も否定はできない。エボラという名は、ザイール北部を流れる小さな川、エボラ川に由来する。

レストンウイルス
血清学上、エボラに非常によく似たウイルス。一九八九年、フィリピンからアメリカに輸入されたサルのなかに発見された。このウイルスは、人間に感染しても発症しない。したがってレベル４に分類されてはいても、もっぱら獣医学の方面で問題となる。サルがこのウイルスに感染すると、エボラによく似た症状を現わす。ただ進行は遅く、症状もエボラよりいくらか軽い。最初にサルが死んだのがヴァージニア州レストンのモンキーセンターで、そこからこの名がついた。

2　アレナウイルス科

齧歯類に寄生する陰性RNAウイルスのグループ。生まれたばかりの齧歯類に寄生し、そのまま一生棲みつく。これらのウイルスが、齧歯類に病気を引き起こすことはめったにない。齧歯類は尿と一緒に、しばしば大量のウイルスを排泄する。この尿が、人間へのおもな感染源である。ウイルスは、ちょっとした引っ搔き傷や擦り傷から、体内に侵入する。吸い込んだために感染したという例も、いくつか報告されている。アレナウイルスの仲間でもっともよく見られるのは、リンパ球性脈絡髄膜炎ウイルスである。このウイルスは、世界中に分布している普通のネズミに寄生していて、人間に感染すると脳のまわりの膜に炎症を起こす（髄膜炎）。痛みは激しいが、致死的ではない。このウイルスはレベル3に分類されている。

そのほかのアレナウイルスはレベル4である。アフリカや南米のアレナウイルスが起こす出血熱には重篤なものが多く、致死率はときにきわめて高い。潜伏期間は七日から三週間。発症は急ではなく、熱は徐々に上がり、頭痛や体の痛みも少しずつひどくなる。初期の段階では、頻繁に見られるマラリアや、チフスなどの病気と見分けるのが難しい。マラリアやチフスであれば、治療により症状は次第に軽減するが、アレナウイルスによる出血熱ではやがて嘔吐や下痢がはじまり、歯茎から出血して白目にも出血斑が現われる。ラッサ熱ではひどく出血することは少ないが、南米の出血熱では大量の出血が起こることもある（アルゼンチン出血熱はAHF、ボリビア出血熱はBHFとして知られている）。患者は、エボラやマールブルグの犠牲者がそうであるように、急激な血圧低下を起こし、ショック状態に陥る。同時に肺に浮腫を生じ、そのために成人呼吸窮迫症候群（ARDS）に至る。

ラッサ熱では、死因はこのARDSであることが多いが、なかには脳の炎症（脳症）が原因の場合もある。多くの患者が痙攣を起こしたあと昏睡状態に陥り、死亡する。患者が妊娠三期の女性の場合は、とくに症状が重くなる。胎児はしばしば子宮内で死亡する。母親も、早期に適切な産科的処置を受けないと、死亡することが多い。

ラッサ熱には効果的な治療法が存在する。リバビリンと呼ばれる薬剤の投与である。アルゼンチン出血熱の場合は、免疫血清の投与に効果が認められた(ラッサ熱には効果がなかった)。

最近、南米では、新たなアレナウイルスの仲間が発見されている。ベネズエラ出血熱ウイルスと、ブラジルのサビアウイルスである。今後さらに、べつのアレナウイルスが発見されるのは間違いないだろう。アルゼンチン出血熱にはワクチンの製造がはじめられた。ラッサ熱のワクチンはまだ試験的につくられている段階だが、サルを使った実験では効果が確認された。南米の出血熱では、人間から人間への感染、ならびに病院での流行はほとんど知られていない。

ラッサ熱

ラッサ熱が最初に報告されたのは一九六九年、アメリカ人の伝道会病院の看護師がナイジェリアで死亡し、もう一人も発病してアメリカに移送されてきたときである。ラッサというのは、死亡した看護師が働いていたナイジェリアの町の名だ。ニューヨークでは、このウイルスを分離しようとして研究者二人が感染し、うち一人が死亡した。ラッサウイルスは、ナイジェリアからセネガルにかけての西アフリカ地域でしか発見されていない。そのほかのアフリカの地域では、環境はよく似ていても、ラッサ熱の症例は報告されていないのである。ラッサウイルスを媒介するのは、村に普通に見られるチチネズミ、マストミス・ナタレンシスである。毎年、西アフリカ地域では五千人がラッサ熱に感染し、村では二パーセント、病院では十六パーセント、妊婦の場合は三十パーセント以上の死亡率である。これらの地域では、病院での流行が何度も起きていて、ナイジェリア、リベリア、シエラレオネでは多くの医療従事者が犠牲になっている。

3　ブニヤウイルス科

陰性RNAウイルスの大きなグループで、通常は動物や鳥、またはそれらに寄生する動物（とくにダニ）にしか感染しない。

クリミア・コンゴ出血熱（CCHF）

第二次世界大戦末期、穀物の収穫を手伝うため、クリミア半島に派遣された旧ソ連軍の兵士たちのあいだに大規模な出血熱の流行が起きた。それを引き起こしたのが、このウイルスであり、名前の前半はここからきている。しかしウイルスが分離されたのはクリミアではなく、一九五六年、コンゴ（現在のコンゴ共和国）でのことだった。それで名前の後半にコンゴが加えられた。クリミア・コンゴ出血熱ウイルスはレベル4ウイルスである。感染はダニに咬まれるか、このウイルスに感染した動物あるいは人の血液に直接、接触することで起こる。人間がこのウイルスに感染した場合、症状はきわめて重い。だが幸い、めったに感染しない。おもしろいことに、多くの動物がこのウイルスに感染するが、どの動物もなんら症状を現わさない。このウイルスを媒介するのは、アフリカからバルカン半島、コーカサス、中東、パキスタン、中国西部にいたる広い範囲に分布しているカタダニである。病院で流行が起こることもあり、感染した医療従事者の死亡率は高い。

潜伏期間は二日から九日。発症は急で、激烈な頭痛と体の痛み、高熱ではじまる。皮膚に点状出血（皮膚に小さな赤い斑点ができる）や、斑状出血（内出血のため、皮膚が部分的に黒くなる）が見られることも多い。患者は急激に血圧が低下して、ショック状態に陥り、死亡する。消化器官からの出血も激しい。血を吐くこともあり、出血多量のために死亡するケースもある。

特殊病原体実験室《ホットラボ》

一九六〇年代後半に、マールブルグ病やラッサ熱、南アメリカの出血熱の流行が相次いで起こり、それをきっかけにアメリカCDC（疾病対策センター）でも独自のレベル4実験室を備えることになった。だが最初の実験室は、駐車場に停められた移動式のトレーラーのようなものにすぎなかった。一九七〇年代のはじめになると、「一列に並んだキャビネット」の取りつけられた実験室が登場した。換気も、高効率粒子空気フィルターを通して、十分に安全かつ効率よくできるように設計されている。この実験室は、当時としては最先端のものだった。大きなステンレス製のキャビネットは互いにボルトでつながれ、フランジ（輪縁）は内側から開けるタイプのスチール製のドアと連結している。またどのキャビネットも、必要が生じたときにはほかのキャビネットとの間を閉め切ることができるようになっていた。建物の入口には鍵がかかり、合鍵（のちには磁気カード）をもっている者でなければ入れないようになっていた。

実験室に入るには、まず緑色の手術衣に着替えてスニーカーを履き、手術用の手袋をはめて紙の手術帽をかぶる。それから「使用中」のライトを消して、たった一つしかない更衣室を出る。このライトを消し忘れると、更衣室のドアの前に長い列ができることになる。だれとは言わないが、いつも決まって消し忘れる迷惑な人たちがいた。待たされるほうは、結局、ドアをたたいて本当に使用中なのかどうかをたしかめてみなければならない。実験室へは、陰圧式出入口《エアロック》をくぐり抜けて入ることになっていた。

そうしてなかに入ったら、今度は高圧滅菌器《オートクレーブ》のなかにある実験材料を取り出すが、これにはちょっとしたコツがいる。三、四本の万能継手を使って、高圧滅菌器の内側の扉を開けなければならないからだ。しかもこちらの腕は、それぞれのキャビネットに取りつけられた九ミリ厚の黒いラテックス製の長手袋のなかなのである。手袋はわきの下までくる設計になっていて、腕が手袋より短いと、たいへんな苦労をすることになる。

この不自由な手袋を、おもしろがっていたのも最初のうちだけだった。これではどんな実験をするのにも、通常の三倍の時間がかかる。ときが経つうちに、この装置は使いにくいだけでなく、場合によっては安全面でも問題があることがわかってきた。

キャビネット方式の実験室ではうまくいかないという認識が広まると、「防護服式実験室」が開発された。実験室の装置を防護構造にするのではなく、研究者のほうを防護服で包んでしまおうという発想である。研究者は通気管《エアホース》でつながれて、「宇宙服」のような気密服に身を包み、軽いゴムかラテックスの手袋をはめて作業することになったが、それでもキャビネットに取りつけられた手袋で作業するよりは、ずっと自然に、そして自在に、実験器具や動物を扱うことができた。腕の長さを気にしなければならない時代は終わったのだ。一九七〇年代も半ばになる頃には、従来のキャビネット式の実験室が不適当なのは明らかになっていた。そんなとき、カール・ジョンソンは、腫瘍ウイルスの研究のために建造されたが、使われないままになっていた改良型のキャビネット式実験室を国立衛生研究所（NIH）から手に入れた。それから四年間、このキャビネット式実験室をなんとか新しい実験室として使えるように、カールは苦心惨憺《くしんさんたん》した。その結果、この実験室と防護服式の実験室を包含する、金属の壁の煉瓦の建物ができあがった。防護服式の実験室の壁は合板である。防護服式の実験室はL字型をしていて、なかにはエアロックを通って入り、出口には滅菌のためのライゾールのシャワーが据えつけてある。L字型の長いほうの一辺は通常のウイルス実験室で、安全フードのついた排気ダクトと、仕事台があった。この実験室の端にはまたエアロックがあって、そこを抜けるとL字型の短いほうの一辺に出る。

こちらは動物飼育室で、いくつかの層流式の隔離装置が装備されていた。かなり大型の新型キャビネット群は、この防護服式実験室のL字型に沿うようなかたちで並べられた。防護服式の実験室が稼働をはじめるかなり前から、キャビネット式実験室は使えるようになったので、皆はじめはそちらの実験室を使っていた。しかし、防護服式の実験室が使えるようになると、この新式のレベル4実験室に人が集まりはじめた。そして一年もしないうちに、NIHから払い下げられたキャビネット式実験室はまったく使われなくなり、倉庫同然になってしまった。

防護服式の実験室では、室内の気圧はつねに低く保たれている。万が一、漏洩事故が起きた場合にも、空気が室内に流れ込み、外には流出しないようになっているのである。だがそうやって圧力を受けつづけているため、実験室の合板の壁は、一見してすぐにわかるほど、内側に曲がってしまっていた。わたしたちは隙間になにかを貼りつけたり、間に合わせの修理をしたりして、なんとかもたせていた。またこの実験室は、ハロン消火剤が誤って作動するという危険にもさらされていた。そうなったら、大混乱が起きるのは間違いなかった。皆、キャビネットの上に実験器具を積み上げていたが、それがハロン消火剤の噴き出し口の正面だったからだ。もっとも、そんなことを気にしている者はあまりいなかった。厳重に密閉された防護服式の実験室で、いちばん怖いのは火災だからである。ここから迅速に逃げ出すことは不可能だし、われわれの着ている「宇宙服」は厚手のビニールでできていて、火によって簡単に溶けてしまうものだった。

そうしたさまざまな問題はあったが、この実験室では貴重な研究が数多くなされた。ときに危ない場面がなかったわけではないが、CDCではこの実験室でも、ほかのレベル4施設でも、重大な事故は一度も起きていない。レベル4実験室で起きた重大な事故としては、イギリスのポートン・ダウンの研究所で、ジョフ・プラットがエボラ・ザイールに感染した事故が唯一知られているものである（旧ソビエト連邦にもレベル4施設があったが、そこで事故があったかどうかはわからない）。

しかしいくら事故が起きていないからといって、CDCには将来的にもっと充実した設備のレベル4実験室が必要なことははっきりしていた。やがてHIVの出現が契機になって、予算がおり、いよいよ一九八三年、新しい実験室の建設に向けて設計がはじまった。特殊病原体部のスタッフ全員が、なにが必要でなにが必要でないのか検討し、建設的な意見を述べる機会を与えられた。特殊病原体部は、言ってみればこの実験室の「エンドユーザー」の集まりである。皆真剣に、細部までデザインを検討した。その結果、世界でも最高水準のレベル4実験室が設計された。着工は一九八六年、特殊病原体部のドクター・マイク・キリーが監督して、建設された。新しいレベル4実験室では、二つの防護服式の実験室が背中合わせに建っている。それぞれが従来の実験室の数倍の大きさだ。以前の施設に比べたら、宮殿のようなものである。

さて、この実験室のなかで働くというのは、実際にはどういうことなのだろう。これについては、スーに聞いてみるのがよい。スーほど年中ここを使っている人間はいないのだから。

たとえば日曜日、サルに餌をやる仕事で一人で実験室に入るときは、ジョーに実験室まで送ってもらい、まず外側から実験室をチェックする。ライゾール・シャワーのタンク、予備の酸素、そのほかのガスのタンクなど、一通りチェックして、下水タンクも調べる。チェックリストにサインをしたら、キーカードを差し入れて、入室時刻を記録する。それから服を脱いで手術衣に着替え、シャワー室を通り抜ける。

わたしの宇宙服はどこだろう――後ろのほうにかかっているのを引き出し、紐を引いて、滑車で下ろす。つぎに最初の手袋をはめる。これは普通の外科手術用の手袋だ。二番目の手袋は、裾の部分をテープで宇宙服の袖にしっかりと貼りつける。この二番目の手袋は、手術用の手袋よりは少し重いが、細かい仕事も十分にできる。古くなっていないか、傷がついていないかをチェックして――大丈夫。

今度は淡い青色の宇宙服をチェックする。フェイスマスクをきれいにし、空気のコードにひっかからないようにゆっくりと手足をなかに差し入れる。最後に深く息を吸い込んでから、慎重に服のジッパーを閉めていき、完全に密閉されたのを確認して、呼吸装置を肩越しに引っ掛ける。

いそいで敷居をまたいでライゾール・シャワー室に入り、ドアを閉め、カチッと音がして完全に閉まるのを待つ。出るときは、反対側のドアからだ。もう一度敷居をまたいで、フーッ、天井から垂れ下がっている最初の丸く輪になった赤いエアホースをつかみ、宇宙服にはめ込む。ライゾール・シャワーのなかでエアホースをはめたりはずしたりして時間をとりたくはない。一気に走り、自分のブーツを見つけてすばやく履くことができれば、つぎのエアホースをつかまないで、メインの実験室のほうへ入れる。一、二分の節約。問題は、待ちすぎるとフェイスマスクがくもってしまうこと。サルの檻の一列目のそばにあるエアホースをつかみ、宇宙服にはめ込む。冷たく新鮮な空気が流れ込んできて、マスクのくもりが消え、さあ、いよいよ「患者たち」の巡回だ。

長いエアホースから、新鮮な空気が頭の上に流れ込んでくる。このホースは長いから、ホースを取り替えずに一通りの巡回ができる。

今日は、実験室にはほかの人はだれもいない。それでわたしがチェックリストに目を通す。培養器、冷凍庫、温度を調べる。良好。サルもみな元気だ。今日はとくに実験はしない。巡回して、彼らがちゃんと飲み、食べているかを調べるだけだ。水を入れた容器を調べ、上まで満たす。冷蔵庫から、新鮮な果物を出す。どのサルにもオレンジを半分とバナナを一本、それにサル用ビスケットを与える。まずビスケットを餌箱に入れてから、オレンジを切りはじめる。オレンジを切るのはいやな仕事だ。致死的なウイルスに感染する可能性から自分を守ってくれているのが薄いビニール製の宇宙服一枚だということを考えたら、ナイフや鋭い器具を喜んで使う気にはとてもなれない。

餌をやり終わったら、片づけをして、もう一度檻を見回り、器具類の点検をする。大丈夫、異常なし。ライトを消す。ドアを開けて外に出る。エアホースはつけない。時間をとりすぎるから。ブーツを脱ぎ、息がつづくあいだにライゾール・シャワーを浴びてしまおうとがんばる。重い内側のドアが音を立てて閉まり、ボタンを押すと、シャワーが出る。だめ。息がつづかないのでエアホースをつかむ。一通りの消毒が終わる。エアホースをはずす。外に飛び出し、すばやくジッパーを開ける。ようやく外の空気を吸う。宇宙服を脱ぎ、フックにかける。滑車で吊り下げ、また明日使うために乾かすのだ。手術衣を脱ぎ、シャワーを浴びて――日曜のサルの巡回は無事に終わる。

解説

ウイルス・ハンターの闘い

サイエンスライター
渡辺政隆

本書『レベル4／致死性ウイルス』は、一貫して、致死性の高いウイルス病を相手に闘い続け、今も公衆衛生の分野で闘っている研究者夫妻ジョーゼフ・B・マコーミックとスーザン・フィッシャー＝ホウクの、いうなれば従軍記である。書名にある致死性ウイルスとは、主に、ラッサ熱、エボラ出血熱、マールブルグ病、クリミア・コンゴ出血熱という出血熱のウイルス、四種類のことである。この四種類のウイルスの取り扱いに関しては、いずれも最高度の安全対策が要求されるバイオセーフティレベル4に指定されており、ウイルスの増殖作業などを行なうに際しては、もっとも厳重な物理的封じ込め対策を施したP4施設「ホット・ゾーン」内において、しかも感染防護服に身を包んで行なうことが義務づけられている。

エボラ出血熱、ペスト、O157などの感染症に関しては、突発的大流行が発生したときだけ騒がれ、あとは忘れ去られるというのが世間の常である。しかしその陰では、医師、公衆衛生担当者、ウイルス学者、細菌学者らの献身的で地道な努力が繰り広げられていることを忘れてはならない。本書は、その一端を垣間見せてくれる格好の一冊である。しかも幸いなことに、第三の著者として、医学サスペンス小説『二つの連続殺人』（茅律子訳、ハヤカワ・ミステリアス・プレス文庫、一九九二年）ほか多数の作品がある作家レスリー・アラン・ホーヴィッツも参加しているため、均整の取れた読みやすいポピュラーサイエンスブックに仕上がっている。

ジョー・マコーミックとスー・ホウク二人の主戦場は、アフリカ大陸とアメリカ合衆国ジョージア州アトランタ。そこはまた、夫妻の出会いの場でもあった。インディアナ州の片田舎で育ったジョー（一九四四年生まれ）は、平和部隊に参加してベルギー領コンゴに着任し、公衆衛生医を目指す決心をした。イギリス生まれのスー（一九四〇年生まれ）は、結婚して一児をもうけていた二十七歳のとき、自己変革を決意し、医師になるための勉強を開始した。二人は、一九八三年にアトランタのCDC（疾病対策センター）本部で出会い、やがて公私両面のパートナーとなり、今（一九九六年当時）は共にパキスタンのアーガー・ハーン大学医学部ウイルス学科教授として、パキスタンの公衆衛生学振興に貢献している。

CDCとは、合衆国における感染症対策の総元締めとなっている巨大な機関である。CDCの歴史、全般的な活動内容に関しては、エド・レジス著『ウィルス・ハンター――アメリカCDCの挑戦と死闘』（渡辺政隆訳、早川書房、一九九七年、二〇二〇年文庫化）に詳しいので、ここでは繰り返さない。CDC本部がコカ・コーラ発祥の地であるジョージア州アトランタにあるのはなぜか、一九九五年にコンゴ（当時はザイール）で発生したエボラ出血熱騒動に際してCDCはどのように対応し、どのような貢献をしたのかなど、興味深いエピソードが紹介されているだけでなく、日本における感染症対策を考えるうえでも大いに参考となる本なので一読をお勧めする。その本の中でエド・レジスは、本書の著者の一人マコーミックについて、CDC「特殊病原体部の伝説的な部長」と書いている。

感染症と人類との戦いは長い歴史をもつ。しかし病原性微生物をめぐる科学的研究の礎が築かれたのは、パスツール、コッホなど、偉人伝でおなじみの微生物ハンターたちが活躍した十九世紀のことである。動物、植物がかかるさまざまな感染症は、微生物、それもとくに細菌が原因であるというパラダイムが確立され、その原因微生物が次々と見つかった時代である。ただ、いかに手を尽くしても、原因細菌がいっこうに見つからない病気もあった。

そんな状況に突破口が開かれたのは、十九世紀も押し詰まった頃のことである。モザイク病という病気にかかったタバコの葉をすりつぶし、細菌は通過できない濾過器（細菌濾過器）にかけ、その濾液を健康な葉に接種するという実験が行なわれたのだ。細菌を含まないはずの濾液を接種された葉は、モザイク病に感染した。つまりその病気、タバコモザイク病の病原体は細菌ではなく、それよりもはるかに微小な何かである可能性が浮上したのである。

その後、牛の伝染病や狂犬病、黄熱病など、動物や人間がかかる病気でも、病原体が細菌濾過器を通過することが確認され、二十世紀に入ると、それらは濾過性病原体（濾過性ウイルス）という総称で呼ばれるようになった。ウイルス（ドイツ語ではヴィールス、英語ではヴァイラス）とは、本来は毒素という意味で、それが病原体という意味に転用されたものである。初代ウイルス・ハンターたちが活躍し、やがてウイルスという呼称は独立して市民権を得た。

ウイルスの正体に関しては、当初（二十世紀初め）から大きく分けて二つの説があった。細菌よりも小さくて（光学）顕微鏡では見えないくらいの微生物であるという説と、自己触媒作用をもつ酵素（タンパク質）であるという説である。この論争に一応の終止符が打たれたかに見えた研究が発表されたのは、一九三五年のことだった。アメリカ合衆国ロックフェラー研究所の研究員スタンリー（後にノーベル医学生理学賞を受賞）が、タバコモザイクウイルスの結晶化に成功したのだ。結晶化できるのは、整然たる構造をもつ無機物だけである。したがってこれで、ウイルス微生物説は否定された。

スタンリーは当初、結晶化された物質はタンパク質であると発表した。そうだとすれば、ウイルスは生物（宿主）の生きた細胞中で自己増殖する（自己触媒作用をもつ）酵素だということになる。これは、遺伝物質（遺伝子）の本体は自己触媒作用をもつ酵素であるとする当時の考え方ともうまく合致していた。つまり、生物か無生物かは別として、ウイルスは贅肉を削ぎ落とされた（細胞をもたない）遺伝物質なのかもしれなかった。ただし、ウイルスがタンパク質であるという発表には、間もなく、小声で若干の修正が施された。それは単なるタンパク質ではなく、生物の細胞核が多量に含む核酸という物質と結合した核タンパク質だったというのだ。現時点の知識から見れば、この事実から、真の遺伝物質はタンパク質ではなく核酸のほうかもしれないと見当をつけるのは、それほど不自然なことではない。しかし当時は、核酸は構造的に単純すぎて、複雑多岐にわたる遺伝情報の担い手たりえないというのが通説だった。そのため、ウイルスの構造から遺伝物質の正体に迫る道は、いったんここで途切れることになった。

その後、いくつかの紆余曲折を経て、核酸こそが遺伝情報の担い手であることが証明され、その構造も、かつての通説ほど単純なものではなく、かといってタンパク質ほど無定型でもないことが判明した。核酸には、DNA（デオキシリボ核酸）とRNA（リボ核酸）の二種類がある。細胞をもっている生物の遺伝情報を司っているのはDNAであり、RNAは、DNAに組み込まれた遺伝暗号が翻訳されるに際して重要な働きを演じている。それに対してウイルスは、遺伝情報を担う核酸としてDNAかRNAのいずれか一つをそなえている。大ざっぱにいうと、その核酸をタンパク質が包みこんだ粒子がウイルスなのである。タバコモザイクウイルスも含めて植物ウイルスは、ごく少数の例外を除いて、RNAをもつRNAウイルスである。動物ウイルスはDNAウイルスとRNAウイルスの両方を含むが、出血熱ウイルスはすべてRNAウイルスである。

ウイルスは、宿主の細胞中に侵入してそのタンパク質合成装置を乗っ取り、自分自身の分身を増産させる。その過程で、宿主の細胞や組織に不具合が生じ、宿主は発症する。生物体をコンピュータ、遺伝情報をプログラムソフトに喩えると、ウイルスはまさに、既存のコンピュータに侵入して自身のデジタル情報のコピーに励み、コンピュータの本体や情報をだいなしにしてしまう「コンピュータウイルス」そのものといえる。しかし、コンピュータのハードがなければ、デジタル情報の増幅はかなわない。その意味で、ウイルスは生物とはいいがたい存在であり、極限まで研ぎ澄まされた寄生体なのである。

そんなウィルスの起源についてはよくわかっていない。一見すると、今から三十五億年前に原始スープ（太古の海）の中で生じた原始生命体のようにも見える。RNAに遺伝情報を担わせているウィルスが多いことも、地球上に最初に出現した核酸はDNAではなくRNAだったという現在の通説とうまく合致する。しかし、あくまでも寄生体であり、単独では増殖できないウィルスに原始生命体という栄誉を授けるのは寛大すぎるようにも思える。それとは別に、生物のDNAないしRNAの一部が細胞外に飛び出したものがウィルスだという説もある。

単独での自己増殖機能を持たないウィルスの泣き所は、宿主から別の宿主（同じ種の別個体という場合と、異なる種という場合がある）へと渡り歩きながらの感染↓増殖↓伝播↓感染というサイクルを持続させなければならないことである。したがって、宿主となる種を遠からず絶滅させてしまうほど致死率の高いウィルスは、理論的に存続できない。そこまでは致死率が高くなくても、宿主に重い症状を発生させるウィルスが存続するためには、それ相応の規模の宿主集団が必要である。また、いちど感染した宿主が免疫を獲得するようなウィルスにとっても、存続条件はつらいものとなる。むろん、つらい条件というのはあくまでも病原体であるウィルスにとってのことで、われわれ人間の側からすれば、それを逆手に取ることが可能である。弱毒化したウイルスであるワクチンを接種することで、人工的に免疫を獲得してしまえば、ウイルスは感染相手を失うことになる。

事実、世界規模でのワクチン接種を行なうことにより、地球上から根絶させられたウイルスがいる。痘瘡（天然痘）ウイルスである。イギリスの医師ジェンナーが一七九六年に開発した種痘法を徹底的に実施することにより、痘瘡ウイルスは一九七〇年代をもって地球上から根絶したのだ（一九八〇年五月のＷＨＯ総会で最終根絶宣言が出された）。とらえどころのない相手に苦戦を強いられることの多かったウイルス・ハンターたちが大勝利を収めた瞬間だった。痘瘡ウイルスに関して幸運だったのは、宿主は人間だけであり、しかもいちど獲得した免疫は一生涯持続する点だった。

では、たとえば毎冬のように大流行するインフルエンザウイルスの根絶は可能だろうか。残念ながらその見込みは薄い。第一に、インフルエンザウイルスに対する免疫は、あまり長続きしないこと。第二に、宿主は人間とは限らないこと。第三に、宿主である人間、豚、鳥などのあいだを渡り歩きながら、遺伝的性質を変えやすいこと等々である。

根絶は無理としても、昔から人間を宿主としてきたウイルスとのあいだには、ある程度の平衡関係が成立している。ところが、新興ウイルス病、それもとくに出血熱ウイルスが相手となるとそうはいかない。それらのウイルスは、それまではほんの一部地域に限定されていた風土病ウィルスか、人間とはまったく初めての出会いを果したウィルスだからである。

こうした新顔が出現する背景には、原生林（それもとくに熱帯林）の無節操な開発、内戦など（とくにアフリカ）によって発生する大量難民の移動と人口過密、そうした地域での貧弱な医療体制などがある。そのせいで、ウィルス性出血熱の勃発に対しては、「熱帯林の逆襲」などという大仰な表現が使われたこともある。エイズの原因となるＨＩＶ（ヒト免疫不全ウィルス）も、新興ウィルスの一つである。

日本では、一八九七年に制定された伝染病予防法が改正され、一九九九年四月から感染症法が施行された。その後、東南アジアを中心としたＳＡＲＳ（重症急性呼吸器症候群）の発生、高病原性鳥インフルエンザ（Ｈ５Ｎ１）の感染が拡大していること、新型インフルエンザの世界的流行が懸念されることなどを受けて何度か改正されてきた。さらに二〇二〇年には、新型コロナウィルス感染症（ＣＯＶＩＤ-19）が新たに指定感染症として定められた。

日本では、一九八一年に国立感染症研究所（当時の名称は国立予防衛生研究所）村山庁舎（東京都武蔵村山市）にＰ４施設が作られたが、付近住民の反対運動により、レベル４

用の施設として使用されたことはなかった。そのため、たとえば一九八七年にシエラレオネから帰国後に発症し、ラッサ熱の疑いで東京大学医科学研究所附属病院に入院した患者に関しては、診断検査（レベル２）後の検査標本は米国疾病対策センター（ＣＤＣ）に送られた。しかし幸いにも、二〇一五年八月七日に正式な使用許可が出て、稼働している。

（二〇二〇年七月一部改訂）

一九九八年六月

文庫版解説

新型コロナウイルス感染症が世界中で猛威を振るう中での本書の刊行に、思いは複雑である。もちろん、何度読み返しても示唆に富む内容であり、エンターテイメントとしても十二分に楽しめる。そして今こそ読まれるべき本でもある。

しかし、著者たちも新たに寄稿している巻頭の「序――コロナ禍によせて――」で嘆息しているように、世界は、それも特に政治家たちは何も学んでこなかったことに、怒りを通り越した絶望感すら覚えないだろうか。

感染症を抑え込むには、とにかく初動が大切である。感染源をいち早く突き止め、感染拡大を封じ込めなければならない。新型コロナウイルスの震源地となった中国武漢での封じ込めは遅きに失した。中国から飛び火したイタリア北部も、初動に失敗した。封じ込め策を無視したイギリスとアメリカは大変なことになった。そして日本も、海外からのウイルス持ち込みに対する水際対策に手落ちがあった。

感染症対策を担う疫学および公衆衛生学の祖は、十九世紀イギリスの開業医ジョン・スノーとされている。一八五四年、当時は原因不明の死の病として恐れられていたコレラがロンドンで流行した。それを救ったのがスノーだった。スノーは、患者の時系列的な発生状況を地図に落とし込み、発生場所の中心に公共の井戸があることに気づき、そこがなんらかの病源であるとにらんだ。その井戸を使用禁止にしたところ、コレラの拡大が止まったのだ。これが疫学の始まりである。ドイツの細菌学者ロベルト・コッホがコレラの病原菌を突き止めたのはその三十年後、一八八四年のことだった。

一九一八年から一九二〇年に流行したスペイン風邪（後に悪性のインフルエンザと判明）のパンデミック（世界的流行）は、世界中で猛威を振るい、世界で六億人が感染し、死者の数は二千万人とも四千万人ともいわれている。これほどの被害を出したからには、その教訓がその後、活かされたと思って当然である。しかし、そうはならなかった。そもそも、当時はまだ原因が特定されておらず、他にも原因不明で治療法のない疾患が多かったことや、一九一八年十一月に終了した第一次世界大戦——犠牲者数は一千万人——の惨劇の印象が大きかったことなどから、人々の記憶に残らなかったようだ。

スペイン風邪の日本人犠牲者は、公式には三十八万五千人とされているが、記録を洗いなおした歴史学者、速水融《あきら》の推計によれば、国内の死亡者数は少なくとも四十五万三千人に達したという（速水融著『日本を襲ったスペイン・インフルエンザ――人類とウィルスの第一次世界戦争』二〇〇六年藤原書店刊より）。速水はその著書を次のように結んでいる。二〇〇六年に発せられた先見的な警告である。

結論的にいえば、日本はスペイン・インフルエンザの災禍からほとんど何も学ばず、あたら四十五万人の生命を無駄にした。「天災」のように将来やって来る新型インフルエンザや疫病の大流行に際しては、医学上はもちろん、嵐のもとでの市民生活の維持に、何が最も不可欠かを見定めることが何より必要である。つまり、スペイン・インフルエンザから何も学んでこなかったこと自体を教訓とし、過去の被害の実際を知り、人々がその時の「新型インフルエンザ・ウィルス」にどう対したかを知ることから始めなければならない。なぜなら、人類とウィルス、とくにインフルエンザ・ウィルスとの戦いは両者が存在する限り永久に繰り返されるからである。

新興感染症といえば、本書にも登場するエボラ出血熱やマールブルグ病などのウィルス性出血熱を思い浮かべがちである。たしかに症状が激烈なため、恐ろしい印象を受ける。しかしウィルス性出血熱にパンデミックを引き起こすほどの感染力はない。むしろ恐ろしいのは、強毒型の新型インフルエンザや、SARS（重症急性呼吸器症候群）、MERS（中東呼吸器症候群）といった呼吸器疾患である。SARSもMERSも、その病原体はコロナウイルスであり、新型コロナウイルスは、その名のとおりその新型である。

本書で著者たちも述べているように、長年にわたって人類と共生しているウイルスで致死的なものは少ない。しかし、別の生きものを宿主とするウイルスは人類に対して容赦がない。ウイルス性出血熱にしてもコロナウイルスによる感染症にしても、本来の宿主はヒト以外の哺乳類であり、かれらの生息域を人類が侵したことで流行を招くことになる。しかもグローバル化により、一日あれば、無症状の病原体保有者が地球の反対側に移動できる時代である。

人は、どうしても事態を楽観視しがちである。しかしわれわれは、現実を直視すると同時に想像力をはたらかせなければならない。最悪の事態も視野に入れた上で、必要な対策を講じるべきである。それぞれができるところから。

著者のマコーミックは、巻頭の「序――コロナ禍によせて――」にあるように、二〇〇一年にテキサス大学公衆衛生学大学院副研究科長としてブラウンズビルキャンパスの創設に関わり、フィッシャー＝ホウクとともに今も教授の任にあって、教育と地域の公衆衛生の整備に尽力している。

公衆衛生に携わる医師の多くは、海外や地域医療に貢献したいとの思いから、医師免許を取得後に公衆衛生大学院に進み、必要な技能を身につけて活躍している。海外の著名な公衆衛生大学院は学際的な教育内容を充実させている。たとえばジョンズ・ホプキンス大学公衆衛生大学院は、生化学・分子生物学、生物統計学、環境保健医学、疫学、行動科学、保健政策、国際保健学、精神衛生学、微生物学・免疫学、出生・家族人口学などの専門学科を擁している。公衆衛生学は、医学、微生物学の知識から行政や経済開発、住民の行動変容までをもカバーする総合科学なのだ。

医師以外にも、公衆衛生の業務に携わっている人たちは多い。日本でいえば、たとえば保健師である。保健師は国家資格であり、看護師の資格を保有していることが必須である。そして感染症対策の最前線となるのが、保健師が活躍する保健所である。ただ、保健師や公衆衛生医師の数は十分とはいえないようだ。

日本国憲法第二十五条には、「すべて国民は、健康で文化的な最低限度の生活を営む権利を有する。国は、すべての生活部面について、社会福祉、社会保障及び公衆衛生の向上及び増進に努めなければならない」とある。しかし行財政改革により、保健所や、地域のPCR検査などを担う地方衛生研究所の規模は削減されてきた。日本の感染症対策の中枢である国立感染症研究所も常勤職員の数が削減されてきたという報道が記憶に新しい。

先に想像力が必要だと書いた理由はここにもある。目先の経済効率のみを優先するのではなく、国民の安全安心を支える機関や施設の整備は、非常時を想定した上でなされるべきではないのか。

新型コロナウイルス感染症は、発展途上国のみならず、経済大国を含む世界中の公衆衛生の隙を突いて猛威を振るっている。まさに「想定外」の新興感染症だった。しかし、これまでも人類は数々の感染症を克服してきた。なれば今こそが、本書の著者たちのようなウイルス・ハンター、疫学探偵の献身的な活動を知り、彼らや歴史家の言葉に謙虚に耳を傾けるべきときだろう。

二〇二〇年七月

渡辺政隆

本書は、一九九八年六月に単行本として早川書房より刊行された作品を文庫化したものです。

訳者略歴　静岡県生まれ，翻訳家　訳書にドイルほか『サークル・オブ・マジック　魔法の学校』，レン『世界を旅した猫ヘンリエッタの華麗な生涯』，ディリー『砂漠の女ディリー』，ヒッカム・ジュニア『ロケットボーイズ』他多数

HM=Hayakawa Mystery
SF=Science Fiction
JA=Japanese Author
NV=Novel
NF=Nonfiction
FT=Fantasy

レベル４／致死性《ちしせい》ウイルス

〈NF563〉

二〇二〇年九月十日　印刷
二〇二〇年九月十五日　発行

（定価はカバーに表示してあります）

著者　ジョーゼフ・B・マコーミック　スーザン・フィッシャー＝ホウク
訳者　武《む》者《しゃ》圭《けい》子《こ》
発行者　早川　浩
発行所　株式会社　早川書房
郵便番号　一〇一－〇〇四六
東京都千代田区神田多町二ノ二
電話　〇三－三二五二－三一一一
振替　〇〇一六〇－三－四七七九九
https://www.hayakawa-online.co.jp

乱丁・落丁本は小社制作部宛お送り下さい。送料小社負担にてお取りかえいたします。

印刷・中央精版印刷株式会社　製本・株式会社明光社
Printed and bound in Japan
ISBN978-4-15-050563-9 C0130

本書は活字が大きく読みやすい〈トールサイズ〉です。